Medical Yoga professional

Spiraldynamik trifft Hatha-Yoga

Christian Larsen
Theda van Lessen
Eva Hager-Forstenlechner

Copyright © of the original German language edition 2015
by Georg Thieme Verlag KG,
Stuttgart, Germany
Original title: Medical Yoga professional - Spiraldynamik trifft Hatha-Yoga
by Christian Larsen / Theda van Lessen / Eva Hager-Forstenlechner

Illustration: M. Voll and K. Wesker
Photos: Claudia Larsen
Yoga Flow-Photos: Andreas Zihler
Graphic: Karl Wesker
Cover design is inspired by Thieme Publishing Group

人体らせん原理とハタヨーガの融合

メディカルヨーガ

現代人の抱える心身の不調に真に応えるヨーガの叡智

著者
クリスチャン・ラルセン
Christian Larsen

テーダ・ファン・レッセン
Theda van Lessen

エヴァ・ハーガー＝フォルステンレヒナー
Eva Hager-Forstenlechner

監修
木村 慧心

翻訳
長谷川 早苗

監修にあたって

　『Medical Yoga professional』（メディカルヨーガ）という
タイトルは、私たち㈳日本ヨーガ療法学会にとってとても魅力
的な言葉であり、私は本書の監修を引き受けた。それというの
も、私たちは以前日本の特許庁にこの名称の商標登録を申請し
たことがあるが、一般的に使用されている名称なのでという理由
で却下されていたからである。

　私たちは、ヨーガのサイコセラピー分野に特化してヨーガ療法
普及活動を全世界で展開しているが、本書の場合は姿勢分析
に特化しての記述がなされている。骨盤周りの諸筋肉群の理
想型を繊細に記述しているのが特徴的だ。

　また、伝統的ヨーガの培ってきた種々のアーサナ／ヨーガ
ポーズが、解剖学的にもまた生理学的にも非常に理にかなって
組み立てられていることを、著者であるクリスチャン・ラルセンは
随所で感嘆詞つきで賞賛している。そのことから、インド五千年
の智慧が積み重ねてきた肉体の動きとそれに関連する筋肉群の
ありようが、姿勢分析の専門家たちからみても賞賛に値するほど
の智慧の集積であることがわかる。

　本書の著者たちは、ドイツやスイス、オーストリアで骨盤の調
整と筋肉群の調整を主目的にした健康センターを運営してい
る。恐らくイスや柔らかいカウチに座る生活が主になっている
西洋人の生活習慣が、こうした健康センターの需要を高めてい
ると思われる。ひるがえって私たち日本人の最近の生活様式を
考えてみれば、畳の上での生活は少なくなり、自宅でもオフィスで

監修にあたって

も、また車の運転や移動中の電車や飛行機でも、そのほとんどがイスの上での生活になってしまっている。これでは本書で著者たちが嘆いているような骨盤周りの諸筋肉群の弱化を招いてしまっているはずである。

　また、ヨーガ関係者にしても、全身の筋肉群の強化がヒマラヤ山中で培われてきた伝統的アーサナの本質であることを忘れて、単なるきれいなポーズが取れるかどうかを実習目的にさせてしまっている場合が少なくない。これも本書が注意を惹起している種々の問題を引き起こす原因となっているはずである。

　以上、本書は種々の骨格筋に問題を有しているクライアントは勿論、永年のヨーガ指導者たちにとっても一読に値する書である。

　米国由来のアーサナ関連の諸筋肉群分析書籍は、数多く出版されている。だが本書は、ドイツで発行されている極めて緻密な姿勢分析の書である。こうした観点からも、監修者として一読をお勧めしたい。

㈳日本ヨーガ療法学会

木村　慧心

はじめに

　12年（2003-2015年）という歳月をかけ、簡潔にして明確な構成（6の章、18のヨーガテーマ）と素晴らしいイラストの書籍ができた。すべての関係者が惜しみない力を注いだ結果である。

　テーダ・ファン・レッセンとクリスチャン・ラルセンによる細やかで読みやすい文章は、読者をヨーガアーサナの深奥へと導く。美しくわかりやすい比喩は、クラウディア・ラルセンが手がけた。エヴァ・ハーガーは2つの役割を引き受けている。モデルとしてカメラの前に立ち、その後は画像の編集を担当した。アンドレアス・ツィーラーには、一連の流れを写した写真のデジタル処理をしてもらった。プロメテウス解剖学を手がけた名画家、カール・ヴェスカーは、アーサナ中の体内が解剖学的にどうなっているか、本当に細やかに描いてくれた。特に感謝したいのが、トビアス・アムショッフである。彼の現場での知識と経験は、刺激のある会話を生み、本書の大きな力となった。

　なお本書では、以下の用語について、特別な意味合いも含まれていることをおことわりしておきます。

「メディカル」：本書はドイツの医学書を専門に出版しているティーメ出版から出したはじめてのヨーガ専門書である。解剖学と医学が、ヨーガという魅力的な分野に組み込まれている。従ってハタヨーガに興味を持つすべてのメディカル（医療）従事者に最適である。

「ヨーガ」：本書においては、単なるポーズをとるだけのヨーガを意味しない。ヨーガアーサナを解剖学的に理解し、正確な仕事でトレーニングを深めたいヨーガインストラクター向けの内容である。本気でヨーガトレーニング、セラピー、ヨーガレッスンに励む人に役立つ具体的なアドバイスを掲載している。

「スパイラルダイナミック*」：「らせん原理」は人体構造における重要な機能である。そして、運動療法にもハタヨーガにも有効である。そう考えると、「スパイラルダイナミック」によってハタヨーガと運動療法がつながるのは当然だろう。

　本書は**解剖学、治療、ヨーガトレーニング**の間隙をふさぐものである。ヨーガに新たな視点を導入し、インドの伝統と治療の機能性を今までにない形で合体させている。「直立」、「体幹らせん」、「立体的な脚の軸」などを具体的に描写し、ヨーガアーサナトレーニングの方法をわかりやすく伝える。本書の知識は、日常の生活、治療、ヨーガトレーニングにすぐそのまま適用することができる。

ナマステ

テーダ・ファン・レッセン、
エヴァ・ハーガー＝フォルステンレヒナー、
クリスチャン・ラルセン

＊本書での「スパイラルダイナミック」とは、アメリカや日本で使用されている「スパイラルダイナミックス」とは別の意味を持つ用語です。

目次

監修にあたって　　　　　　　木村 慧心 4

はじめに 6

1　直立位：直立と根 10

ポイント：大原則――

重力とらせん原理 14

重力：自分の垂線を見つける 14

ハラ(肚)：自分の中心を見つける 15

スパイラルダイナミック：両極性、直立、らせん原理 ... 15

例外：直立位の胸郭 17

トレーニングの目的：骨盤を起こす――

骨盤で身体を安定させる 18

コーディネーション 19

詳しい解剖学：骨、関節、靭帯 24

詳しい解剖学：筋肉 31

トレーニング 33

トレーニングの目的：頭部を起こす――

茎の上の花のように 39

コーディネーション 39

詳しい解剖学：骨、関節、靭帯 42

詳しい解剖学：筋肉 45

トレーニング 48

トレーニングの目的：脚の軸――

らせん原理のおかげで安定 53

コーディネーション 53

詳しい解剖学：骨、関節、靭帯 58

詳しい解剖学：筋肉 61

脚コーディネーションのトレーニング：

脚らせんの統一性 64

トレーニングの目的：土台――

根を張る足 68

コーディネーション 68

詳しい解剖学：骨、関節、靭帯 73

詳しい解剖学：筋肉 76

足によいトレーニング：足らせんと前足部の横アーチ ... 79

アーサナ&ヨーガの流れ 84

立つ：重要要素を理解する 84

ヨーガインストラクターへのアドバイス ... 87

山のポーズ(ターダーサナまたはサマスティティ) ... 87

2　立位：骨盤-股関節-脚のつながり 91

ポイント：股関節――

骨盤と踊る 93

中心部の踊り 93

股関節：熟すのは遅く、老いるのは早い ... 94

摩耗予防：3つの大きな不足 95

支持脚と遊脚：骨盤の外らせんと内らせん ... 96

トレーニングの目的：骨盤を起こす――

骨盤横軸を中心とする股関節の回転 ... 97

コーディネーション 97

詳しい解剖学：骨、関節、靭帯 102

詳しい解剖学：筋肉 104

股関節伸展のトレーニング：完全な直立 ... 107

トレーニングの目的：片足立ち――

骨盤-脚の負荷軸(ヴリクシャーサナ) ... 112

コーディネーション 112

詳しい解剖学：骨、関節、靭帯 116

詳しい解剖学：筋肉 119

立位のトレーニング：合理性と力 122

トレーニングの目的：骨盤回旋――

縦軸を中心とする回転(ヴィーラバドラーサナⅡ) ... 127

コーディネーション 127

詳しい解剖学：骨、関節、靭帯 132

詳しい解剖学：筋肉 134

骨盤回旋のトレーニング：斜対歩をつかむ ... 136

目次

トレーニングの目的：骨盤コーディネーション──
片足での骨盤ダンス 141
コーディネーション 141
詳しい解剖学：骨、関節、靭帯 144
詳しい解剖学：筋肉 147
歩行時の骨盤の立体動的のトレーニング 149

アーサナ＆ヨーガの流れ 152
立位のセットトレーニング：動く根 152

ヨーガインストラクターへのアドバイス 162
木のポーズ（ヴリクシャーサナ） 162

3　脊柱の回転：動態の本質 167

ポイント：胸郭──活発な万能器官 169
回転は「心を開き」、「呼吸を開く」 169
脊柱：ねじりと直立 170
胸椎：それでも胸椎は回っている！ 171
胸郭：頭部と骨盤の間に統合される 172
横隔膜：呼吸と動きをつなぐ 173

トレーニングの目的：回旋──脊柱全体を回す ... 175
コーディネーション 175
詳しい解剖学：骨、関節、靭帯 179
詳しい解剖学：筋肉 182
脊柱らせんのトレーニング：安定した柱と回る柱 ... 185

トレーニングの目的：胸部──
肋骨の檻を立体的に再生 190
コーディネーション 190

詳しい解剖学：骨、関節、靭帯 196
詳しい解剖学：筋肉 200
トレーニング：胸部──活発な胸郭 205

トレーニングの目的：肩を広げて回転──
肺の端まで解放 210
コーディネーション 210
詳しい解剖学：骨、関節、靭帯 215
詳しい解剖学：筋肉 218
トレーニング：胸部の上開口部──鎖骨領域を開く ... 221

アーサナ＆ヨーガの流れ 226
胸部のセットトレーニング：立体的な可動性 226

ヨーガインストラクターへのアドバイス 234
座位のねじりのポーズ
（アルダ・マツィエンドラーサナ） 234

4　支持位：負荷に強い肩 239

ポイント：体幹安定性：上からまっすぐ 241
体幹：下を固定し、上を動かす 241
肩：上肢帯を固定し、肩関節を動かす 242
進化：自由な動きを発見する 242
腕：活動中のらせん原理 243

トレーニングの目的：上肢帯──
ゆるやかなアーチの背部に乗った大きな天秤棒 ... 244
コーディネーション 244
詳しい解剖学：骨、関節、靭帯 248
詳しい解剖学：筋肉 250
トレーニング：広げた肩と体幹安定性 253

トレーニングの目的：肩関節を軸にすえる──
軽やかな中心 258
コーディネーション 258
詳しい解剖学：骨、関節、靭帯 262

詳しい解剖学：筋肉 264
トレーニング：上腕骨頭を広げた肩の軸にすえる ... 266

トレーニングの目的：強い腕──
らせん原理とアーチ原理 270
コーディネーション 270
詳しい解剖学：骨、関節、靭帯 274
詳しい解剖学：筋肉 277
トレーニング：上肢支持──
腕のらせん、手のアーチ 280

アーサナ＆ヨーガの流れ 285
支持位のセットトレーニング：力強い動き 285

ヨーガインストラクターへのアドバイス 298
下を向く犬のポーズ
（アド・ムカ・シュヴァーナーサナ） 298

目次

5 前屈：伸展張力を解く 303

ポイント：全体の屈曲──
脊柱と股関節を曲げる 305
屈曲と伸展：曲げて起こす 305
全体の動き：強い背部には柔軟性がある 306
前屈：背部はまっすぐか、丸めるか 307

トレーニングの目的：曲げた脊柱──
均整のとれたＣ字曲線 308
コーディネーション 308
医学的な姿勢分析：丸めた座位姿勢 308
詳しい解剖学：骨、関節、靭帯 313
詳しい解剖学：筋肉 314
トレーニング：脊柱──全体の屈曲 317

トレーニングの目的：背部はまっすぐなままで前屈：
自由な股関節屈曲 322
コーディネーション 322
詳しい解剖学：骨、関節、靭帯 327

詳しい解剖学：筋肉 329
トレーニング：股関節の屈曲──
腰を曲げずになめらかに股関節を曲げる 331

トレーニングの目的：ヨーガの前屈──
支配と解放のゲーム 336
コーディネーション 336
詳しい解剖学：骨、関節、靭帯 339
詳しい解剖学：筋肉 341
トレーニング：前屈──
脊柱を伸張しながら安定させる 342

アーサナ＆ヨーガの流れ 347
前屈のセットトレーニング：
静的 - 動的、伸ばして - 丸めて 347

ヨーガインストラクターへのアドバイス 354
ペンチのポーズ（パシュチモッターナーサナ） 354

6 後屈：重力とのゲーム 359

ポイント：全体の伸展──
脊柱と胸郭を伸ばす 361
小児の成長：乳児期の後屈 361
肋骨の檻ではなく胸のカゴ：根気強くとり組む 362
レベルに合った習得：
ヨーガのシステムと個々のレベル 362
伸展：体幹骨格、体肢骨格と物をつかむ器官 363

トレーニングの目的：大きく伸展させた脊柱──
均等な逆Ｃ字曲線 364
コーディネーション 364
詳しい解剖学：骨、関節、靭帯 368
詳しい解剖学：筋肉 369
トレーニング：伸展──
脊柱をコントロールしながら適切に後屈する 371

トレーニングの目的：
胸郭を大きく伸ばして「心を開く」 376

コーディネーション 376
詳しい解剖学：骨、関節、靭帯 380
詳しい解剖学：筋肉 382
トレーニング：上体を後屈して胸郭を広げる 384

トレーニングの目的：負荷なく腕を遊ばせる──
正しい位置での安定性と可動性 389
コーディネーション 389
詳しい解剖学：骨、関節、靭帯 393
上腕骨頭を軸にすえる：正しい方向へ回し、すべらす 395
詳しい解剖学：筋肉 397
トレーニング：肩を広げ、腕を浮かせ、心を開く 400

アーサナ＆ヨーガの流れ 405
後屈のセットトレーニング：
静的 - 動的、まっすぐ - ねじって 405

ヨーガインストラクターへのアドバイス 416
コブラのポーズ（ブジャンガーサナ） 416

参考文献 420

索引 421

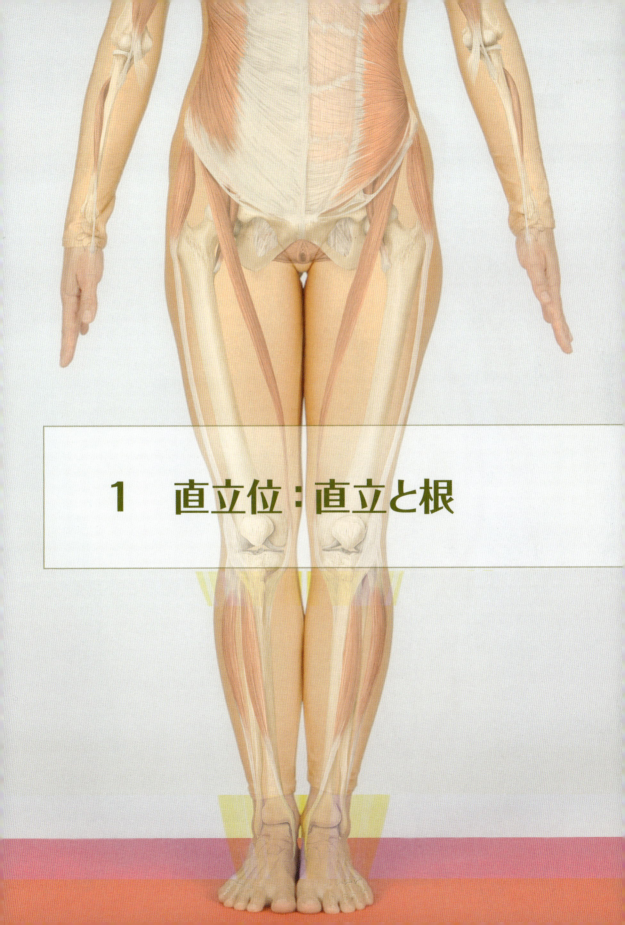

1　直立位：直立と根

1 直立位：直立と根

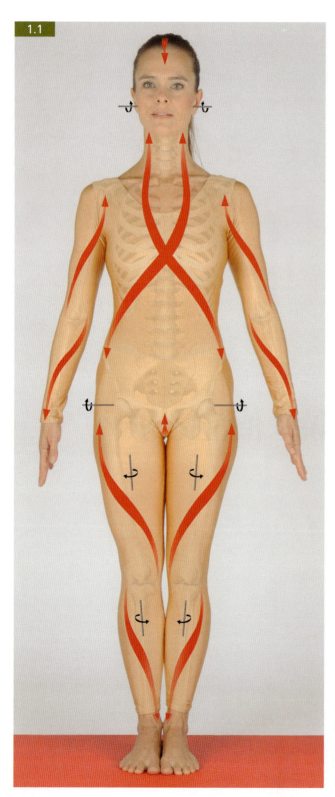

1.1

<立つ> 静態とは、立体的な動態が静的に平衡した状態である。人間の運動器系はらせんから成り立っている。脊柱は左右同等の2重らせんを描く。腕と脚は1重で一定方向のらせん構造。

1　直立位：直立と根

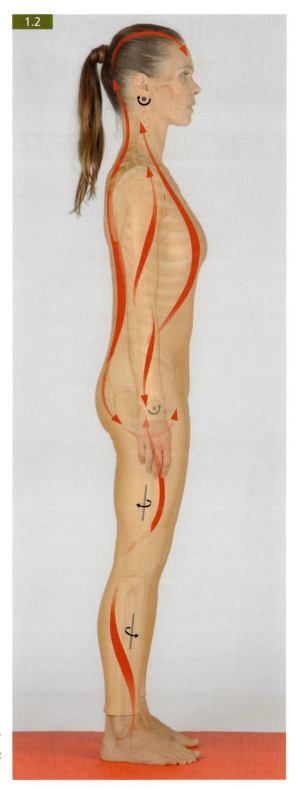

<山のポーズ（ターダーサナ）> 垂線のバランスがとれた状態。脊柱と四肢のらせん構造のおかげで力みなく直立できる。

ポイント：
大原則——重力とらせん原理

重力：自分の垂線を見つける

ヨーガでは直立位を「山のポーズ」ともいう。力まずしっかりと山のように立つポーズである。立つことは誰にでもできるし、そうでなければ倒れてしまうのだから、直立など当たり前のことに思える。しかし、垂線に向けて完璧に統合され、重力を受けながらも逆らわずに立つのは、実際とても大変なことなのである！ 山というものは裾野は広く、上に向かって幅を狭めていく。ピラミッドと同じである。重心は低い位置にあり、バランスが安定している。対して、人間の直立位はバランスが不安定である。支持面となる足は小さく、重心がかなり高い。純粋に物理的に見れば、簡単な姿勢でない。だから小さな子どもはじっと立つよりも歩くのを先に身につける。それからずっと経って、片足に重心をかけて立つことを学ぶ。

本当にきちんと立つことは、本書の全章をとおして行ってはじめて可能になる。それがトレーニングの最重要課題と考えてもよい。なぜなら、きちんと立つには、体重を支える関節連鎖に包括的な伸展可動性が必要だからである。筋肉バランスは各章の運動トレーニングで的をしぼって身につけていく。人間は理想形では重力を「利用して」直立する生き物で、重力に抗う必要はない。また、屈服させられることもない。直立は見えない基本線にからみつくようにするとうまくいく。関節が直立に必要な可動性を有したときに、直立位からはじめて無駄な力が抜ける。それにはそれぞれの身体部位が垂直に並び、できるかぎり垂線の近くに沿わなければならない。感覚的

には、ほとんど骨だけで体重を支える。この基本的な可動性がないと、垂線のバランスがとれた直立はできない。重力が各身体部位にかかり続け、円背、ストレートネック、腰椎過前彎になっていく。直立を続けるには、筋肉で支える作業を増やさなければならない。重力への抵抗は凝りを生む。

全体の統合ができているかは、筋肉の「覆い」から離れ、同時に安定と浮揚を感じられるかでわかる。どっしりとしていながら軽いのである。モーシェ・フェルデンクライス(1978)は、この最小筋緊張を直立位でもっとも重要な指標としている。当然、お尻は硬く、お腹がへっこみ、胸が突き出た状態ではない。靭帯や関節で何とかしているわけでもない。直立のトレーニングは、自分の体内を感じ、垂線からのずれを補正し、不必要な硬直をやわらげることにある。どこに中心を置くか？ まっすぐ立つにはどうする必要があるか？ 頭部は胸郭の上方で浮遊するように置かれているか？ 胸郭は頭部と骨盤の間に統合されているか？ 骨盤を重心かつ安定した中心として感じているか？ 膝は押されて変形し、可動域に制限のかかった過伸展にならずに身体を支えているか？ 足アーチに身を任せられるか？ 地からの浮遊力を感じるか？ 静止状態に柔軟性があり、呼吸のかすかな振動でくりかえし静止状態が解かれるか？ 内部の垂線を中心にした身体の微細なバランス反応を知覚し、一見すると静的な直立の立体動態を感じとれるか？

ポイント：大原則―重力とらせん原理

ハラ（肚）：自分の中心を見つける

大地にすっくと立つには、骨盤の姿勢が重要である。骨盤が直立していることが力みのない直立の鍵となる。これは頭頂から足底まで影響する。骨盤がきちんと起きていれば、脊柱は上へ向かって自由に動き、足は根を張ることができる。骨盤腔で、臍の何センチか下方には、人体の重心がある。デュルクハイム伯は日本の専門用語「ハラ（肚）」を「人間の重心」と翻訳した。肚は、精神の光が生じる暗い根源とされる。「上にあるものは下から支えられる。下にあるものは自然と上へ向かおうとする。下から上への形態は木のように育つ。樹冠は垂直な幹の上でそよぎ、幹は広く深く根を下ろしている。この正しい姿勢が示すのは、天と地の間で身を伸ばし、両極に生きる総体であることを肯定する人間の姿だ。地にしがみつくのではなく、身体を預ける。天へ向かいながらも地を忘れない」（Dürckheim, 1981, p.71-）

骨盤を起こすことで人類の誕生は始まった。骨盤は四つ足動物の水平位から垂直方向へと起きあがってきた。こうして人間の上体は地から離れ、頭が「天極」へ向いた。人間は「2つの世界の住人」といえる。イマヌエル・カントのいう、現世の物質世界と精神世界である。小さな子どもはこの進化の過程を再現する。這うことから始め、立って歩くようになる。そして、直立するようになる。この発達は一生をかけて学ぶことだろう。解剖学的に見れば骨盤を直立させることであり、形而上学的に見れば天と地の仲立ちである。精神的なものは、それが根づいているときのみ世界への贈り物となる。ヨーガの精神性には地に立つ両足が欠かせない。そうでなければ、現実逃避や希望的観測にとらわれてしまう。逆にいえば、ヨーガとフィットネス、流行りのスポーツ類の違いはまさにこの点にあり、ヨーガでは人間の精神次元をはっきり認め、適宜、ヨーガに組み込み、育んでいく。

スパイラルダイナミック：両極性、直立、らせん原理

脊柱が能動的に自己延長した状態は、解剖学的に健康な運動工程の基本であり、ヨーガアーサナ、日常、治療、スポーツの基本といえる。そのため、本書では第1章に「直立位」を置いた。ここで次章以降に向けた基本をしっかり行い、多様な運動が可能になることを目指す。脊柱にまず必要なのは長さである。長さがあるから調和のとれた動きが生まれ、脊柱の各部位が過負荷から効果的に守られる。ドイツ語の脊柱（Wirbelsäule）は、動きと安定の組み合わせ（Wirbel-＝渦、-säule＝柱）を表している。柔軟な可動性、合理的な安定性、持続的な「長さ」があってはじめて、立位など、脊柱の理想的な静止平衡が実現される。

こうした可動性、安定性、長さの原理は、頭から足まで働く。骨は筋肉の力をほんのわずか借りるだけで、ほぼ独力で自重を支える。下へ向かう重みは上へ浮揚する力を生む。

重力を利用して逆らわずに直立するとはどういうことか？　その意味や達成方法を具体的に説明しよう。とくに重要なのは、先ほど述べた脊柱の能動的な自己延長、それから脚と足の回転方向といえるものである。直立位の重要事項は少ないので憶えやすい。細かなことは考えなくて大丈夫である。

両極性原理については古代中国哲学で聞いたこ

とがあるかもしれない。昼と夜、男と女、北極と南極。すべての生命は両極である。脊柱、脚と足、腕と手も例外ではない。両極性原理は人体解剖学の主要モチーフである。具体的に脊柱でいうと、骨盤と頭部が脊柱の両極となる。頭頂と尾骨がその最端である。西洋における人体理解のパイオニア、アイダ・ロルフの言葉を借りれば、「人間の効果的なエネルギーフィールドを作り上げるには、脊柱の両端である頭部と骨盤の位置が重要である」(Rolf, 1989, p.227)

2つめの原理、直立原理は、1つめの原理と関係している。頭部と骨盤が解剖学的に正しく直立すると、脊柱を延長させる「張力」が生じる。このとき、頭部と骨盤は対称の動きをし、両極がゆるいカーブを描く。骨盤は脊柱が過前彎の状態から、頭部は項部が短縮して過前彎の位置からきちんと起きた姿勢になる。それぞれがわずかに直立するこの動きこそが脊柱に長さを与え、これにより上と下へ向かう動きが達成される。「長さ」という言葉には説明が必要である。これは別に頭頂が引き上げられるわけではない。脊柱を上へ伸ばして天につなげる筋肉はない。脊柱は自身の中に長さを見つけなければならない。そして、これを達成するのは、両極のゆるやかなカーブだけなのである。

脊柱を直立して伸ばすことには矛盾が内包されている。延長すると、必ず両端が曲がるのである。このとき、伸筋の緊張を強めてはいけない。腹部と骨盤の深部にある「肚」の筋肉は、屈筋である。同じく、頭部と頸部の深層支持筋も屈筋である。こうした深層筋を軽く緊張させると、脊柱の能動的な自己延長が始まる。腰部と項部で硬直し短縮した筋肉が伸ばされ、気持ちよく伸張するのが感じられる。専門用語で縦軸張力ともいう。自己延長と縦軸張力は同じ現象を表す。縦軸張力では主観的な感覚が強調

され、対となる自己延長では脊柱直立の客観的な結果のほうを述べている。脊柱を直立して伸ばすというのは、彎曲を減らすということである。脊柱は伸展され弧を描き、調和のとれたゆるやかなS字の形になる。

直立位の3つめの原理は、らせん原理である。この原理を知ると、脚を安定させ、足の根を張る方法がわかる。これには脚らせんと足らせんを利用する。らせん原理は直立原理と似ているが、非対称なところが違う。脚と足、それぞれの回転方向でらせんは生じる。大腿では外側に、下腿では内側に回り、後足部でまた外側、前足部で内側に向かう。脚と足の静態は、脊柱と同じく、これから行うヨーガアーサナ、日常の動き、治療、スポーツの基本である。

両極性、直立、らせん原理からわかるのは、内外部の動きの成り立ちである。3つの原理は動きの「核」を作り、そのまわりで筋肉の「覆い」が必要と目的に応じて活性化する。

ポイント：大原則—重力とらせん原理

例外：直立位の胸郭

　胸郭は本来、直立にかかわる一部である。しかも、胸郭や胸椎では、目で見てわかるほど直立に問題があることが多い。丸まっていたりまっすぐだったりして、典型的な円背や平背などになっている。肋骨は後ろに下がっていたり、前に突き出ていたりする。ひとまず胸郭と胸椎を除外しておくのにはきちんとした理由がある。一番の理由は、胸郭が体幹という全体の一部で、独立したユニットでなく、頭部と骨盤の極の間をまとめるものだからである。「間の部分」なので、極が正しく回転することできちんと並んで整えられる。いいかえれば、まず頭部と骨盤を起こす。そうすると、自然と胸郭や胸椎が元の位置に戻り、全体の動きの流れに組み込まれるのである。胸椎は縦軸張力で自動的に下や上へ伸展し、延長する。ひどい彎曲はすべて補正される。過伸張になった構造が緊張し、短縮した構造が延長する。頭部と骨盤の直立で胸郭はぶらぶらと吊り下げられる形になり、上部肋骨は前上方へ、下部肋骨は後下方へ向かう。

　直立と縦軸張力で、効果的な身体の自己調整が始まり、それが自然治癒をもたらす。身体は適切な刺激を受け、進化史そのままの解剖学論理に従いながら、いわば自分で自分を調整していく。「身体の理性」（Nietzsche, 1971）が働き始める。自己調整と変化は時間のかかるプロセスである。とくに、何十年もよくない姿勢で座ったり歩いたりしてきた場合は時間が必要になる。子どもは身体と身体意識の形成がまだ柔軟なので、変化がすぐに現れることが多い。大人では時間と忍耐が要る。うまく動かない関節、短縮した筋肉、硬くなった靭帯は、じっと立っていたり座っていたりしてはどうにもならない。とにかく動くことが肝心である。可動性は何といっても動くことで得られる。胸郭が適切かつ効果的な運動刺激を受けとるのは、回転の流れがあるときである。これについては第3章（p.167）で扱う。

17

1　直立位：直立と根

トレーニングの目的：骨盤を起こす——骨盤で身体を安定させる

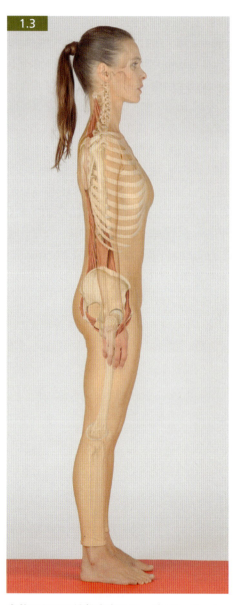

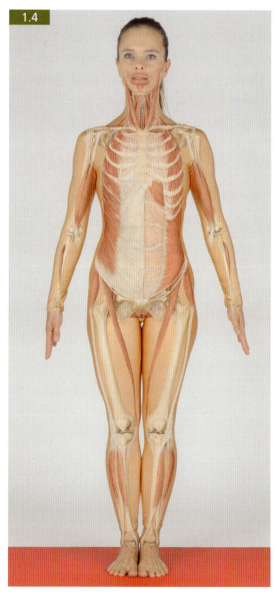

立位における骨盤直立のコーディネーション。重要なのは、下背部に長さがあり、骨盤底が刺激を与え、深層の腹筋群が緊張していること。

腹側のらせん回路筋。腹側の筋連結の中央が正中で直立し、頭方に続いている。四肢の協調はそれぞれのらせん回路筋によって行われる。

コーディネーション

骨盤の直立：恥骨は高く、仙骨は下方へ流れる

直立の骨盤姿勢で重要な細部
- 前は高く、後ろは下方へ
- 下背部は弛緩して長さがあり、地に向かって下方へ流れる
- 恥骨は上方へ向かい、下部腹壁は軽く緊張している
- 骨盤底に、底が満ちた感覚がある
- 骨盤を起こすと、中心で身体が支えられている感じがする
- 上腹部に力みがなく楽に呼吸できる

医学的な姿勢分析：立位での骨盤直立

直立位と骨盤直立：足はほぼ平行で腰幅に広げて立つ。骨盤に意識を集中する。骨盤で腹部の内臓を支える（水盤と同じように。だからこそ骨盤という）。お腹を出して内臓をこぼれ出さない。恥骨が上方へ軽く引っ張られるのが感じられ、前方では寛骨が大腿と一列に並ぶ。骨盤は後方が下がり、前方が高くなる。下背部が気持ちよく伸びるのを感じる。

片手を後ろの仙骨に、もう一方の手を前の下腹部にあてる。仙骨に置いた手で下方への流れを、恥骨側の手で前方高く向かう動きを補助する。この直立運動をゆるやかなリズムでいくらか行ってみるとよいかもしれない。今度は骨盤底に意識を集中させる。骨盤底は左右の坐骨、前後の恥骨と尾骨の間でぴんと張っている。脊柱の最下端である尾骨は軽くカーブし、フックのように曲がって、恥骨のほうをまっすぐ指す。2つの坐骨結節は体幹についた小さい足のように並び、お互いに近寄る。こうして骨盤の下方が閉じる。軽い筋緊張は、深層の下方と前方で起こる。後ろの殿部や下背部は弛緩していてよい。

メディカルエラーパターン

下方からの脊柱過前彎

骨盤が前傾した典型的な脊柱過前彎。下方からの過前彎とは、原因が下方、つまり骨盤にある状態である。骨盤とともに脊柱の基底部も傾く。急な山腹で曲がって育ったモミの木のように腰椎が過前彎してしまう。骨盤は途中から直立方向を向いている。下背部は伸びずに短く、腹壁は過伸張しており、内臓は前方に「こぼれて」いる。骨盤そのものではなく下背部に力を感じる。この力は前下方へ向かっているので、もはや支えにならない。浮遊はな

い。骨盤の前傾により必然的に鼠径部が狭くなる。前方では、大腿から寛骨にかけて長くまっすぐ続くラインが見られなくなり、折れ曲がっている。寛骨は十分に立ち上がることができない。以上が前傾した骨盤の主な問題である。原因はたいてい、短縮した股関節筋にある。股関節の伸張が足りないヨーガインストラクターが骨盤を直立させようとすると、バランスを補うために膝が曲がってしまう。

上方からの脊柱過前彎

骨盤が前に押し出され、上から背部が垂れかかり、同じく脊柱過前彎になっている。ただし、こちらは原因が下方でなく上方にある。下方からの過前彎では、脊柱は斜面のモミの木のように彎曲している。上方からの過前彎では脊柱は平らな地に立っているが、上方にすらりと伸びず、後方に傾く。前突した骨盤はまっすぐではあるが、身体の前方に出ている。このバランスを補うために胸郭が後置し、問題の脊柱過

前彎が上方から生じる。原因は上方、つまり胸椎の形状と位置にある。腰椎にとっては下方からの過前彎よりも始末がわるい。数の少ない腰椎に上体の荷重がかかり、無残に腰椎を押しつぶして、下背部が短くなる。また、後置した胸郭のために頭部が前方に押しやられ、横から見るとジグザグのラインを生む。静態はクエスチョンマーク「?」のようになる。

トレーニングの目的：骨盤を起こす ― 骨盤で身体を安定させる

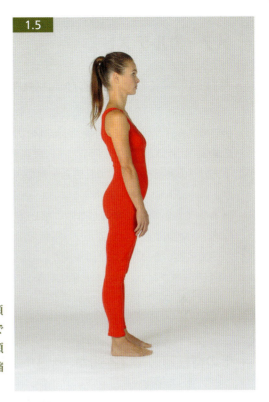

エラーパターン：下方からの脊柱過前彎。骨盤が前傾して、下方から過前彎になっている：下腹部は不活性で前方に反っており、膝は過伸展している傾向がある。頭部の姿勢は美しく、上方へ伸びているので、腰椎が圧縮して折れ曲がることからは免れられている。

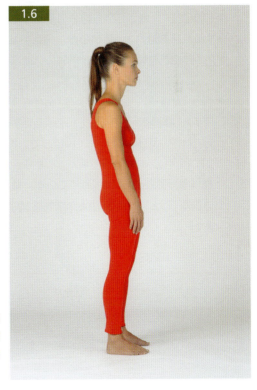

エラーパターン：上方からの脊柱過前彎。骨盤が前突して胸郭が後置し、殿部がつぶれている。下背部は圧縮し、上部胸椎の丸みは増している。写真ではそれほどひどくないが、首が前突する。

メディカルテスト

脊柱過前彎になっているか、いないか？

過前彎かどうかをチェックする。横向きで鏡の前に立ち、脚から骨盤、骨盤から胸郭の状態を見る。可能性としては、直立した骨盤姿勢、下方からの過前彎、上方からの過前彎の3つがある。以下をしっかり観察する。

● 前方で触診可能な寛骨が垂直な線となり、伸展した脚に続いているか？ 下背部は力みなく長いか？ この2点を満たしていれば過前彎でない。きちんと正しく立っている。おめでとう！

● 寛骨が前下方、大腿のほうに傾いているか？ 下背部が短く、圧縮して見えるか？ 骨盤が前方に倒れているか？ 以上は、典型的な下方からの過前彎の目視基準である。

● 胸郭が後傾し、出っ張っていれば、骨盤は前突している。筋力を使わず脊柱で立っているので完全に弛緩して感じられるだろうが、力みのない直立位と間違えてはいけない。

その脊柱過前彎は本物か、偽物か？

再び横向きで鏡の前に立つ。立位から膝を曲げて身体を前屈する。背部を均等に丸め、手を膝に置く。横から見た自分の姿を鏡で観察する。腰部は丸まっているか、平たいままか？ 脊柱過前彎には本物と偽物の2種類がある。ここではそれをチェックする。

● 真性の過前彎：腰部は少しくぼんだ直立のラインのままで、大きく前方に丸まるC字曲線とは逆の反りになる。このくぼみで、構造的に固定した本物の過前彎だとわかる。腰椎は曲げて丸められなくなっている。背筋は腰部でひどく短縮し、小さな椎間関節はまともに動いていない。

● 仮性の過前彎ではそうならない。脊柱はきちんと伸び、腰椎も含めて均等なC字曲線に丸まる。この状態であれば問題ない！ 過前彎に見えるだけである。立位では過前彎だが、下背部の筋肉はそれほど短縮しておらず、前屈すると腰椎がひとつひとつ正常に動いて丸くなる。「本物でないのに過前彎の姿勢」という、この一風変わった所見には、2つの原因が考えられる。股関節の屈筋が短縮して、骨盤の直立を妨げているか、単に姿勢の習慣の問題である。

トレーニングの目的：骨盤を起こす ― 骨盤で身体を安定させる

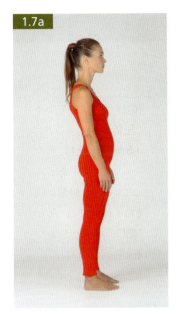
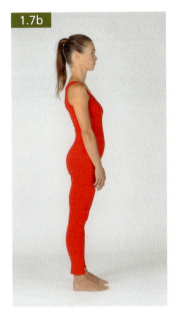
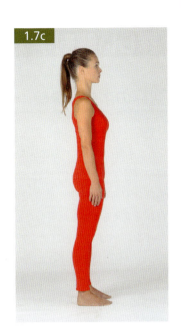

メディカルテスト：脊柱過前彎になっているか、いないか？
a) 上方からの過前彎。b) 下方から。c) 直立した骨盤。

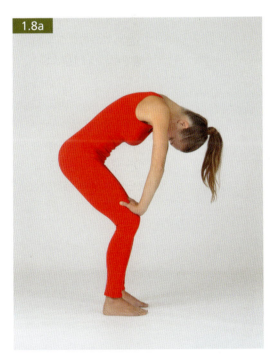
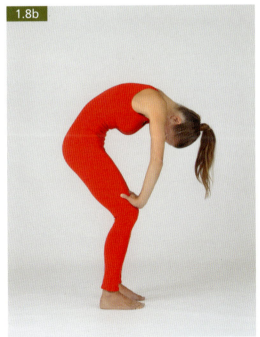

メディカルテスト：その脊柱過前彎は本物か、偽物か？
a) 下背部の筋群が短縮していると、C字曲線の腰部にくぼみが生じる。
b) 脊柱は前方に丸まり、きれいなC字曲線を描く。

23

1 直立位：直立と根

詳しい解剖学：骨、関節、靱帯

聖杯のような骨盤：上が大きく、下が小さい

骨盤は脊柱の下部極、安定極である。聖杯の形をした水盤と同じで、上方が大きく、下方が小さい。後壁は骨でできており、底と前壁は骨の部分と筋肉の部分がある。骨盤の直立で大事なのは、骨盤が脊柱を支える安定した土台だと知り、土台として働かせることである。再びアイダ・ロルフの言葉を借りると、「揺り椅子に座る人間のように、脊柱は骨盤でくつろぐ」（Rolf, 1989）。もし子どもが積み木でしっかりした塔を作ろうとすれば、一番分厚いブロックを下に置く。縦に傾けず、できるだけ水平な支持面を作る。骨盤は体幹の重みを受け止められるよう頑丈にできている。しかし、前に傾いていたり、斜めになっていたりすれば、この「水平」の支持力はなくなる。積み木の塔ならすぐに倒れてしまうだろう。

脊柱は椎間円板、靱帯、筋肉で支えられているので倒れはしない。けれど変形し、不必要に曲がったり圧縮したりしてしまう。年をとるにつれ、彎曲や変形は増していく。重力はつねにかかっているので、脊柱が長さと内部の浮揚力を失えば勝ち目はない。

骨盤にきちんと働いてもらうには、2つの動きを区別する必要がある。

● 骨盤全体の動き：骨盤が直立し、股関節と腰椎が動く
● 骨盤内の動き：寛骨と仙骨の間にある仙腸関節が動く

トレーニングの目的：骨盤を起こす — 骨盤で身体を安定させる

骨盤全体の動き：鼠径部が開く

　股関節を横軸として骨盤全体が回転する。股関節のところに左右横に棒が入っているとイメージする。股関節は骨盤直立の基点である。ということは、脊柱全体の基点でもある。骨盤の前部、つまり恥骨と前部股関節は上方へ回る。それに対応するように、後部の仙骨と尾骨は下方へ向かう。鼠径部は前上方に開いている。鼠径部の開きについてはp.146を参照。

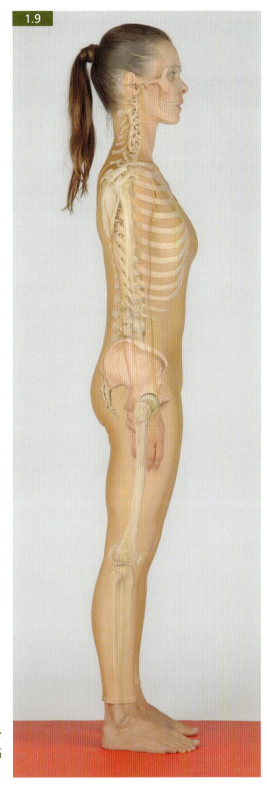

1.9

<骨>　直立を全体から見ると、骨盤は身体の横軸を中心にして回転する。下背部は下方へ伸び、恥骨は高くなり、鼠径部は開く。

25

骨盤内の動き：仙腸関節を安定させる

　骨盤はそれ自体の中に動きがある。寛骨と仙骨の間の仙腸関節、そして恥骨結合があることで、骨盤の動きにちょうどよい小さな遊びができ、負荷がかかると底部が閉じて上部が広がる。直立位で骨盤下口が大きく開いていてはいけない。別に卵を産むわけではないのだから。聖杯の底部に当たる骨盤下口は、4つの特徴的な骨でできている。坐骨が2つと尾骨、恥骨である。陰部であるこの部分をきちんと感じとれている大人は少ない。骨盤底を再発見し生き返らせることは、大きなアハ体験である。聖杯の形状を安定させるため、双方の坐骨結節が近づき、骨盤についた小さな足のように並ぶ。恥骨は高く掲げられ、尾骨はフックのように曲がって恥骨のほうへ向かう。ちなみにこれは出産時には逆になる。骨盤下口が最大に広がり、骨盤底が完全に弛緩する。産褥期になると、骨盤をできるだけ早く元の形と構造に戻すことが一番の課題となる。

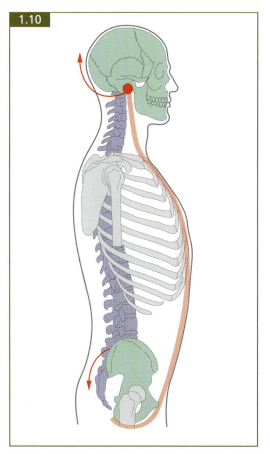 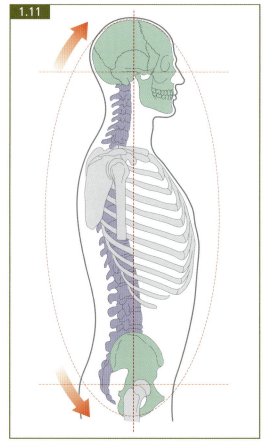

頭部と骨盤が体幹に方向性を与えて長くする。脊柱は安定した軸で、腹側の筋連結は可動部である。

直立とは、頭部と骨盤が対称の動きで少し丸まることである。脊柱は伸びる。

トレーニングの目的：骨盤を起こす ― 骨盤で身体を安定させる

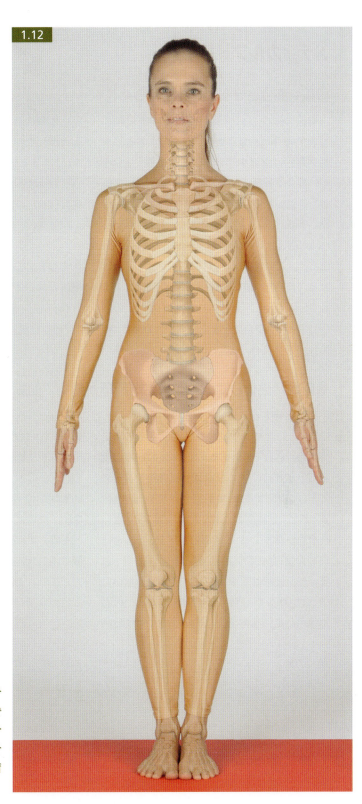

1.12

＜骨＞　くさび原理のおかげで骨盤は安定する。骨盤底は筋肉でできた動的な留め具として働き、寛骨は下部でひとつにまとまる。寛骨の間にある仙骨は固定され、負荷に強い。

メディカルアドバイス

骨盤を直立させると腰痛が和らぐ！

　骨盤の直立には、非特異的腰痛、また一部の特異的腰痛に対する重要なヒントがある。整形外科医は腰痛を「直立歩行の代償」というが、腰痛の原因で一番多い所見は極度に前傾した骨盤であり、最適な姿勢であれば問題ない。腰痛の起こりやすい個所は、腰仙移行部、つまり最下部の第5腰椎と仙骨をつなぐ部分である。この個所はよく「脊柱の弱点」と呼ばれる。椎間板ヘルニアのほとんどはまさにここ（L4-S1）で起こる。弱点になりやすいこの個所が曲がり、つねに一面に負荷がかかると、確実に本物の弱点になる。もし胸郭が後置して動きがわるかったり、骨盤が大きく前方に倒れていたりするせいで、腰椎が短く圧縮して前彎しているなら大変である。長く伸びた軽い前彎ならまだよい。この場合、負荷はなるべく多くの部分にできるだけ均等に分散される。

　骨盤を起こすと、ちょうど腰仙の弱点である個所が開いて負荷から解放される。仙骨は下方へ向かい、腰椎全体に気持ちのよい「縦軸方向の張力」が生まれる。

骨盤が活性化していると、くさび原理が働いて仙腸関節性腰痛が和らぐ！

　次に腰痛が起こりやすい個所は仙腸関節、つまり、仙骨と寛骨をつなぐ2つの平らな関節である。ここで体幹の重みが骨盤の左右と両脚に分散する。「くさび原理」は動態ではじめて正しく機能する。「骨盤底がきちんと活性化することで仙腸関節が機能的に安定する」という原理が基本にあり、そのおかげで、歩・走行時の骨盤の構造的な可動性と安定性が得られる。仙腸関節は転がり・すべり運動をしないので、強い靭帯でも固定され、関節面は凹凸の面で接合している。可能なのは小さくずれる動きのみである。仙骨はくさびで固定するように寛骨の間に挟み込まれている。これは本当に見たままの表現で、仙骨はくさびの形をしている。よいくさびには下部に厚みがあるように、仙腸関節の下部もきっちりはまらなければならない。そのためには骨盤底が活性化することである。すると、双方の坐骨結節が近づき、必要な留め具効果が生じる。留め具によって下方が閉じ、上方が開く。寛骨同士の幅は上方で広がり、下方で狭まる。

トレーニングの目的：骨盤を起こす ― 骨盤で身体を安定させる

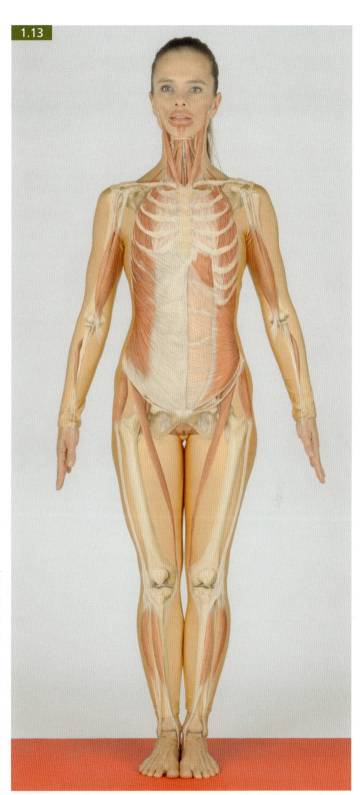

1.13

骨盤底はほとんど見えない形で胴中の中央にあり、縦の筋肉で腰仙移行部を開き、横の筋肉で仙腸関節に食い込む仙骨のくさびを安定させる。

腹側の筋連結には、腹直筋、腹斜筋、肋間筋、頸部の椎前筋があり、体幹の可動性前軸になっている。

腕のらせん回路筋は上腕二頭筋と母指外転筋で、脚では縫工筋、前脛骨筋、長腓骨筋である。

1　直立位：直立と根

解剖学的に正しく動けば、椎間関節からしっかり負荷を減らせる！

　ここでいう椎間関節とは、腰椎の小さな関節のことで、椎体に挟まれた部分である。ごく小さな関節なので、骨盤の姿勢がちょっと変われば、負荷の質と量も大きく変わってくる。たとえば脊柱が過前彎の場合、腰椎の小さな関節は体幹の重みを部分的に担う羽目になる。しかし、そういった用途では作られていないので、関節面が垂直に立ってしまう。よく考えれば当たり前のことだが、垂直な関節面は、水平になっている関節面と異なり重みを支えられない。椎間関節は動きの軌道となるもので、荷重を受けるものではない。さらに、脊柱が過前彎だと、腰椎の関節を支える靭帯すべてが弛緩する。引張り応力のない靭帯は風のない帆のように役目を果たさなくなる。靭帯が腰椎を固定しないため関節が不安定になり、過可動になる。そして、痛みや早期摩耗が起こる。要するに、骨盤を直立し、寛骨が広がれば、腰椎の椎間関節に解剖学的にちょうどよい負荷がかかり、圧力が張力に変わる。靭帯はぴんと張り、関節を安定させる。

トレーニングの目的：骨盤を起こす ― 骨盤で身体を安定させる

詳しい解剖学：筋肉

肚の筋群：下腹部と骨盤底

骨盤の底部と前壁が適度に緊張していれば、水盤は直立を保つ。中身の内臓がこぼれでることもない。こうした筋肉は骨盤ループの一部である。ループの後部（腰伸筋）は適度に弛緩しているが、下と前（骨盤底と下腹部）は緊張している。下背部が張りつめて固くなっているのは強い背中とはいえない。本当に強い背部とは、動的に伸びる柔軟性を持ちながら力を発揮するものなのである。

ここで重要な言葉は「前を高く」である。前部を高くすると、骨盤底の活性と骨盤の直立が同時に促される。とくに、深層にある横の腹筋（腹横筋）がこの安定機能を担当する。恥骨縁の上方の下腹部を

少し緊張させれば十分である。腹部を圧迫したり、引っ込めたりする必要はない。腹壁が過伸張しているときは、本来の適切な状態よりも腹筋群の軽い緊張がはっきり感じられる。

骨盤を直立させようと、意識して大殿筋を活性化する必要はない。つまり、気持ちよく力を抜いたままにし、緊張させたり左右を押しつけたりしない。殿部を固める必要はない。しかし、物事には例外がある。股関節の屈筋がひどく短縮して（p.418を参照）鼠径部がまったく開かず骨盤が直立しない場合は、殿筋を使って、骨盤がさらに前傾するのを防ぐ必要がある。

骨盤底：直立するための刺激

骨盤底は構造においても多様な機能においても非常に複雑である。排泄、性交、産道のほか、姿勢と動きに決定的にかかわっている。その役割は骨盤の刺激センターである。深部にある骨をまとめあげ、有効な形で方向に特化した動きの刺激を与える。これは力の問題というわけではない。力は殿筋にある。正しい方向に正しいタイミングで筋肉を使うことが大事になる。では、骨盤底は立位でどう働くのか。一番内側の縦の層（PC筋として知られる恥骨尾骨筋）では尾骨を恥骨のほうへ引き、腰仙移行部を開く。横の層では坐骨結節を会陰に近づけ、「留め具効果」を生み、仙腸関節を安定させる。

骨盤底が安静時緊張の状態になっていれば、直立には十分である。緊張が足りなくても過剰でもいけない。緊張が不足すると失禁や脱出現象に、過剰なときは痔や便秘につながる。そのため、骨盤底筋群にもほかの筋肉と同じトレーニング原則が適用される。つねに緊張と弛緩の両方をリズミカルにくりかえすことである。

31

1　直立位：直立と根

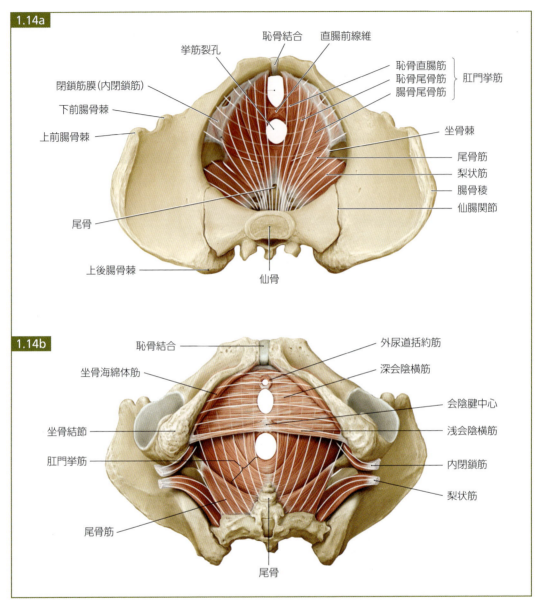

<筋肉>　骨盤底：ここでは2つの筋ループが交差している。a)上面図：肛門挙筋と尾骨筋は「骨盤底の縦ループ」の一部で、尾骨から恥骨の間にある。股関節の深層外旋筋(梨状筋と内閉鎖筋)は、「骨盤底の横ループ」に属する。b)下面図：「骨盤底の横ループ」は会陰横筋と、わきから伸びる股関節外旋筋が作る。

トレーニングの目的：骨盤を起こす ― 骨盤で身体を安定させる

トレーニング

感知トレーニング――骨盤ブランコ：股関節の横軸を中心に直立する

目的：腰筋の弛緩を学ぶ。尾骨を前方へ適切に動かし、第5腰椎と仙骨底の間の腰仙移行部が開くことを感じとる。

スタート：仰臥位。足を立てて置く。骨盤を横軸で回転しやすいように股関節は曲げておく。両手は腸骨稜に置く。

アクション：骨盤を前方へ回転させて脊柱過前彎にする動きと、逆回転させて腰部を長くする動きをくりかえし行う。

- 始めは過前彎で、骨盤を前方に傾ける。意識的に腰筋を緊張させ、そのまま数秒保つ。このとき、骨盤底と下腹部が不活性になっていることを感じる。
- 腰部を弛緩させ、下ろす。意識は尾骨に向ける。尾骨が糸で恥骨のほうへ引っ張られるのをイメージする。この感覚はたいていすぐにはわからないので、何度かくりかえす。骨盤は力を入れなくても後方へ回転し、仙骨と腰部が床に近づく。
- さまざまな筋群に力を入れて同じ動きを試してみる。骨盤を後方に回転しながら殿部や腹部を緊張させる。または、腹部をへこませて思いきり息を吐く。あるいは、臍をへこませる。こうした動きの質の違いを感じる。力を入れても腰部は床のほうへ押しつけられる。ただし、動きの合理性や美しさはなくなる。骨盤の動きはなめらかか、カクカクしているか？ 腰仙移行部は動いているか？ そのあたりの背筋群がきちんとゆるんでいることを感じられるか？

- 今度は骨盤の動きを小さくし、目で見てわからないくらいかすかな動きで行う。腹部をへこませたり、殿筋に力を入れたりしない。ただ腰部を沈めると、骨盤底がやさしく尾骨を引く。下げたときに下腹部の奥でかすかな緊張を感じ、その一方で腹部は力まず、腰仙移行部は気持ちよく開いていれば成功である。
- 骨盤が内部でかすかに動く感覚がわかったら、次は腰仙移行部に取り組む。骨盤底が尾骨を引き、下腹の深部が軽く緊張し、腰部が沈む。仙骨が後方へ開くのが感じられる。最下部の腰椎には、下方の床へ向かうかすかな張力が生まれ、踵のほうへ長くなる。押しつけるのではなく、ただやさしく引かれる。力を抜いて深呼吸しながらこの張力を維持する。息を吸うと、下腹部のあたり一帯が満たされ、広がる感覚があるか観察する。あたり一帯ということは、後方もである。吸気が内側から脊柱が伸びるのを助け、呼気がやさしく腰椎を戻す様子を感じとる。

1　直立位：直立と根

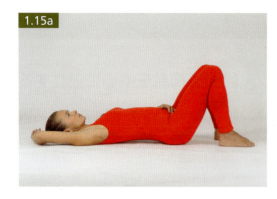

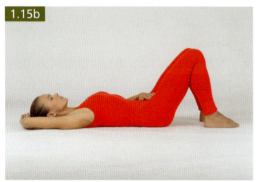

＜骨盤ブランコ＞　股関節の横軸を中心とした直立。a）骨盤を前傾して過前彎にする。b）骨盤を静かに戻す。

応用：
- ボールを使う：応用として骨盤の下に半分空気を抜いたビニールボールか風船を入れてもよい。
- 手で補助する：片手または両手を恥骨に置き、その動きを感じる。骨盤を前方へ傾けるように回転させ、過前彎にすると、恥骨もいっしょに前傾する。骨盤を戻して腰部が伸びると、恥骨が高くなる。このとき、下腹部の腹筋は軽く緊張してよいが、固まってはいけない。あるいは、片手を下腹部に置き、もう一方の手を腰部の下に入れる。骨盤をリズムよく前傾させたり戻したりして、腹筋群と腰筋群が緊張と弛緩をくりかえすのを感じる。
- パートナートレーニング：パートナーが横にひざまずき、両手を腰部の下に入れる。手背を床につけ、指先で腰部に触れる。指先が触れていることでマッサージをしたように腰部がゆるみ、床のほうへ引き寄せられる。トレーニングする本人は、広げられた指に腰部を沈める。

トレーニングの目的：骨盤を起こす ― 骨盤で身体を安定させる

可動性トレーニング──骨盤底トレーニング：緊張と弛緩

目的：坐骨結節と尾骨の動きを感じる。骨盤下口が開いたり閉じたりする様子を感じとる。

スタート：側臥位で、両脚を身体に引き寄せ、股関節と膝を曲げておく。上の手を骨盤下口に置き、左右の坐骨結節をつかむ。

アクション：

1. 今回も骨盤を前方へ動かしたり戻したりする。p.34の骨盤ブランコを側臥位で行う。前傾のときに坐骨結節が広がり、尾骨が後方に来るのを指で触知する。戻すときは、坐骨結節が互いに近づき、尾骨が会陰のほうへ入り込む。
2. 指で両方の坐骨結節を「つかんで」少し押しつけあい、またゆるめる。骨盤底の横の層をイメージし、近づくと緊張し、広がったら弛緩するのを感じとる。
3. 次は指を使わずに同じ動きをする。坐骨結節はひとりでに動く。近づいて離れる。殿筋に力を入れない。
4. 片手を下腹部、つまり恥骨縁のすぐ上方に置く。今度は、尾骨と恥骨を結ぶ骨盤底の深層縦筋をイメージする。骨盤の直立を補助しながら腰部を伸ばす。このとき尾骨は糸で引かれたように恥骨のほうへ向かっていく。恥骨縁の上方の下腹部は引っ張られるように軽く気持ちよく緊張してよいが、腹筋は収縮してはいけない。尾骨のかすかな張力が下背部を伸ばして開くのを感じるか？ その後、力を抜くと、骨盤は元々の伸張力から前方へ回転し、尾骨がそっと後方に戻る。リズムよく動きをくりかえす。

応用：立位でのトレーニング：坐骨結節が触りやすいよう、過前彎の姿勢で体幹を前方に傾ける（膝も曲げておく）。坐骨結節の広がりを触って確かめる。身体を起こすと、膝と股関節が伸展し、坐骨結節が会陰へ向かい、体幹についた小さな足のようになる。骨盤が聖杯のような形に落ちつく。杯の底が安定しているのが感じられる。

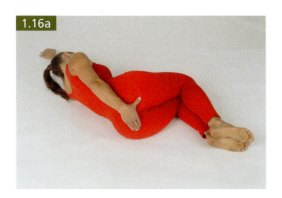 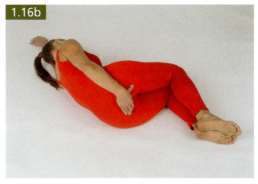

<骨盤底トレーニング＞ 緊張と弛緩。指で横の骨盤底を補助し、a) 弛緩させ、b) 緊張させる。

強化トレーニング──肚：自分の中心の力

目的：条件の難易度を上げて骨盤を直立する。

スタート：仰臥位。両足を立てて置く。項部が伸びているよう注意する。場合によって頭部にクッションをあてる。トレーニングの始めは、両手を拳にして殿部の最下端に入れる。こうすると、骨盤を丸め込んで直立させる動きを重力に邪魔されずに行うことができる。のちに拳なしでトレーニングする。

アクション：
1. 片脚を床から高く上げ、膝を曲げて胸のほうへ持ってくる。下背部が少し丸まり、骨盤は後方へ回転する。骨盤底は活性で、骨盤下口が閉じ、恥骨が臍のほうへ向かう。
2. 脚を曲げたままスローモーションのようにゆっくりと下げていき、足を床につける。恥骨は高い状態を保つ。下腹部と骨盤底の緊張の高まりを感じる。
3. 脚を上げ、また下げる動きを数回くりかえす。恥骨が安定して高い位置を保てると確信できるまで続ける。もう片方の脚も行う。
4. ひととおり行ったら拳の助けなしにトレーニングする。

応用：
- パワートレーニング：両脚を下げながら膝を伸ばす。長く伸ばした両脚をスローモーションのようにゆっくりと床のほうへ下ろしていく。注意：このとき過前彎にならないこと！　恥骨を高く保ち、仙骨と腰椎を床につけたまま行う。今回も始めは殿部の下に拳を入れ、あとで拳を外す。何度かくりかえしてから、伸ばした脚を床に置く。鼠径部は開いたように感じるか？　下背部は前より平らになっているか？
- 区別化：床との接触と、押圧力を実験する。腰椎をやさしく、しかししっかりと床に密着させる。このとき下背部は自然と少し丸くなる。下腹部が緊張する個所をつきとめる。もっとも感じられるのは恥骨のすぐ上方で、とくに腹直筋が活性化する。これと異なるのが、仙骨のほうを床に密着させ、腰椎は押しつけない場合である。軽く過前彎させるため、腰椎の下に小さな空気の隙間ができる。下腹部の緊張が違うのを感じるか？　こちらでは双方の股関節の間が広い範囲で緊張する。とくに活性化するのは腹横筋である。

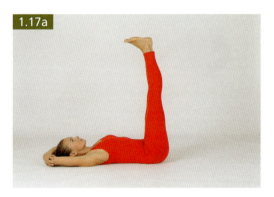
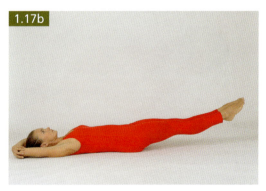

肚：自分の中心の力。a) 開始肢位。b) 最終肢位。

トレーニングの目的：骨盤を起こす ― 骨盤で身体を安定させる

動的トレーニング――骨盤底からの刺激：スイングして直立位になる

目的：骨盤底の刺激力をしっかり感じとって、日常に活用する。動態における骨盤底と深腹筋群のコーディネーション。

スタート：直立位。

アクション：
1. 両腕を上げ、息を吸う。息を吐きながら背部を丸め、膝を曲げて、腕を後下方へ振り抜く。息を吸いながら、骨盤底の刺激を使って直立位に戻りつつ、腕を前方へ振り上げる。好きなだけくりかえす。
2. 大事なのは、正しいタイミング、つまり、上へスイングする最初と最中に骨盤底の刺激を得ることである。上へスイングしたときにぴったりと自分の垂線を見つけることも重要である。身体を起こしてから胸郭が不安定に後置したりせず、いってみれば完璧な直立位にたどり着く。
3. 骨盤底の刺激なしに上へスイングしてみる。動きはずっと大変になる。

応用：椅子に座って同じように起立をトレーニングする。重心を少し前方に置き、骨盤底の縦と横をきゅっと収縮させる。上へ向かう刺激を感じるか？緊張させ、上へ向かう刺激を受けとり、それを手がかりに身体を起こす。できたと思えるまでくりかえす。最後に骨盤底の刺激を使って立ち上がる。動きの刺激は骨盤底で起こり、力は殿筋から来ることを区別する。まずは刺激で、次に力である。

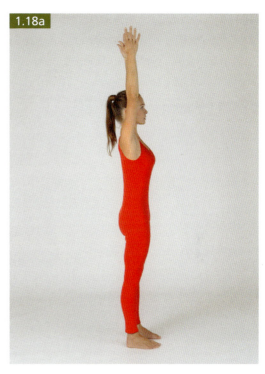

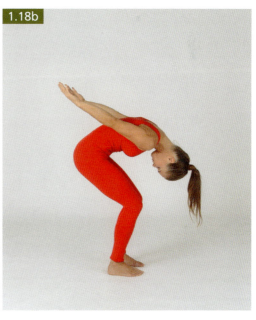

＜骨盤底からの刺激＞　a) スイングして直立位になる。b) 骨盤底の刺激を使って上へスイングする。

37

1 直立位：直立と根

日常トレーニング──起立：頭頂から尾骨まで

目的：脊柱の自己延長と縦軸張力。刺激センターである骨盤と頭部を同時に動かす。下背部が後下方へ、項部が後上方へ相補的に延長する。

スタート：身体を起こし、力を抜いて椅子に座る。

アクション：

1. 骨盤底の刺激はすでに前ページのトレーニングで行っている。

2. 今度はそれに頭部をまっすぐに立てる動作が加わる。体幹を頭部といっしょに少し前方へ動かす。頭頂点を（顎ではない）、起立する方向である前上方に引き上げる。頭部が動くと、身体がついてくる。

3. たいていの人間は立ち上がるときに自然と頭部を後ろにそらし、項部が短縮したまま立つということを知る。この習慣を変える。立つ前に意識して項部を弛緩、延長させる。このトレーニングの大変さは、身についたことをやめることにある。よくいわれるとおり、新しく学ぶより学び直すほうが難しい。

トレーニングの目的：
頭部を起こす —— 茎の上の花のように

コーディネーション

頭部の直立：頭頂が天に向かうと、項部が伸びる

頭部姿勢の協調で具体的に重要なこと
- 頭部は、頸部と胸郭の上方でまっすぐ立つよう置く
- 後頭部は転がり・すべり運動で後上方へ回転する

- 項部は後ろが伸び、気持ちよく上方へ向かう
- 顎は軽く下がるが、そのまま前方にある
- 顎から頸部は直角を描く
- 頭部は重みなく浮いているような感じ

医学的な姿勢分析：立位の頭部姿勢

　直立位と頭部姿勢：頭部は私たちの思考や感覚器の中枢であり、解剖学的には骨盤の対となる脊柱の上部極である。ゲーテを引用すると、「我々の頭蓋が、頭上の天空のように弧を描くのは、果てしなく広がる純然たるイメージを巡らせるためであろう」。頭部姿勢で大事なのは、頸椎を軸にすえることである。頭部が軸にそって体幹にのり、頭頂点が天に向かっているとき、頭部は中心をとれている。伝説では、はるか昔、人間には頭頂点に眼があり、この太古の感覚器はのちに松果体として内部に入り込んだといわれる。頭頂点は左右の耳から頭部にそってラインを引いたところに見つかる。きちんと中心がとれていれば、なんと最大8kgもある頭の重みを感じなくなる。頭部は茎の上の花のように重みなく浮いて感じられる。細かくて面白い話をひとつ。脊柱は頭部の下方で終わらない。椎体の形を変えながら頭蓋底まで入り込み、力強く頭頂点の「頭頂眼」までつながっている。

　イメージとしてはたしかにきれいだが、頭頂点を天に向けて引くような筋肉なり、よく例えに使われる絹糸なりは頭上に存在しない。上へ引くこの力はどうやって生まれるのか？　重い頭部を浮かせるのは何か？　答えは驚くほどシンプルである。これはすべりとうなずきの運動による。頭部は後方にすべって垂線に向かいながら、うなずく動きをする。後ろが高く、前が下がり、ちょうど骨盤と正反対になる。イメージのために、ボールを両手で持って、顎が下がり項部が伸びるようにボールを回してみるとよい。筋肉の活性化は項部でなく、頸部の前方深くでほとんど気づかない程度に起こる。頭部の直立の第一段階は、項筋の硬直を解くことで、頸筋を緊張させることではない。どこかに力が入っていれば、頭部が浮く感覚は得られない。咽喉や項部に緊張が感じられるうちは、まだ直立できていない。

39

メディカルエラーパターン

項部が折れ、顎が高く伸びている

　誇らしく起きた頭部というのは、私たちの暮らす今日の文化圏ではあいにくあまり見られない。インドやアフリカで水を運ぶ女性の姿を見ると、どこが伸びているかわかる。問題のある姿勢でとくに多いのが、頭部が項部にめり込んだような形である。つまり、項部が折れ曲がり、顎が高く伸びている。頭部はほぼ垂線にあるが、後ろより前が高くなっている。後方は多少なりとも折れて短縮した過前彎で、前方の顎は突き上げられている。顎から頸部の角度は大きく、直角でない。眼の位置は耳より高い。眼と耳のラインは水平でなく、後方へ向かって下がっている。

頭部姿勢——亀首

　亀のように頭部と頸部が前方に突き出ている。頭部が体幹の上方で垂直に立っていない。項部の上部は短縮し、下部は太く曲がっている。頭部もおかしな傾き方をして、後方で項部にめり込み、前方で顎が高く伸びている。顔を上げなければ地面ばかりを見ることになってしまうので、亀首では必ずこの形になる。

　過剰な矯正には気をつける。問題のある頭部姿勢にはもうひとつあり、亀首を矯正するつもりが過剰矯正になった場合に生じるものがある。顎を咽喉に押しつけ、頸部を無理やり伸展させて、過伸展になる。項部はかなり長いが、弛緩していない。自然な前彎は失われる可能性がある。頸部も緊張している。デリケートな頸椎は拘束衣に押し込まれ、本来は後ろの部分が前へ、前の部分が後ろへ押しやられる。これは頸椎によくない。

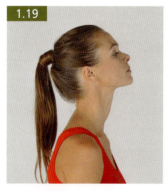

エラーパターン：項部が折れ、顎が高く伸びている。

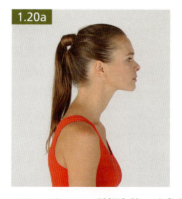 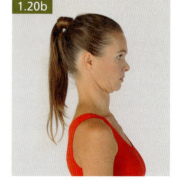

エラーパターン：頭部姿勢。a) 亀首。頭部が前に押しやられ、亀首で、顎が突き出ている。b) 過剰な矯正：顎が咽喉に押しつけられている。

トレーニングの目的：頭部を起こす―茎の上の花のように

メディカルテスト

頭部はきちんと直立しているか？

　壁に背中をつけて立つ。後頭部も無理なく壁につくか？　もしついていれば、頭部は直立している。後頭部を壁にあてるのは大変か？　この姿勢がつらいなら、頭部は前に出ている。もしくは、頭部を項部に引き寄せなければ、壁に後頭部の上部がつかないか？　この場合、頭部は前に出たうえに後傾しており、それに合わせて項部も折れ曲がっている。

　ほかに、鏡に写った姿や、横から撮った写真を観察してもよい。同様の基準で頭部姿勢をチェックする。頭部は垂線にあり、頸部と体幹の上方で垂直になっているか？　それとも、前に出ているか？　耳と眼のラインは水平か？　または、頭部は後方へ回転して、項部は折れているか？

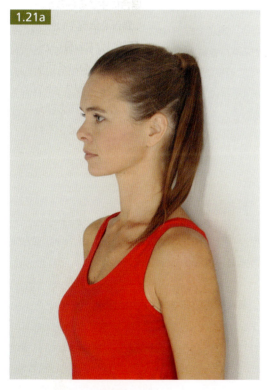 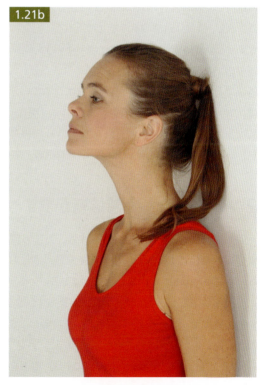

メディカルテスト：頭部はきちんと直立しているか？　a) 完璧な頭部姿勢：頭部は身体の上方にあり、後頭部は壁につく。項部は長さを保ち、目線のラインは水平。b) 頭部の前置：壁に触れるために頭部を項部に引き寄せる必要がある。項部は短くなり、目線のラインは後方が低く、視線を下げなければならない。

1 直立位：直立と根

詳しい解剖学：骨、関節、靭帯

環椎と後頭部：ティタン神族と人間

　頭部が中心をとるには、環椎後頭関節が起点となる。これは、最上部の頸椎（環椎やアトラスと呼ばれる）と後頭部をつなぐ関節である。ティタン神族のアトラスが天空を手で支えたように、椎骨のアトラスは頭部を関節面で支える。ティタン神族は古の巨神で、オリンポス神族以前にずっと世界を支配していた。しかし、ゼウスに敗れ、その支配下に置かれた。環椎もまた私たちの天空に仕えている。再びゲーテを引用すると、「環椎はその形から鉢のよう、何かを入れる器のようだといえる。環椎とはいわば花の萼である」。骨盤は聖杯のような形の大きな鉢で、環椎は同じような形状の小さな鉢である。骨盤は体幹の重みを、環椎は頭部の重みを受け止める。直立に欠かせない骨の構造それぞれに、受容という女性原理のシンボルである聖杯が存在するのは、ひどく不思議である。実際のトレーニングにあてはめていえば、この個所では解放と信頼を学べばよい。「男性」的な伸展力はそれぞれの極を直立させない。キリスト前の時代に「大いなる母」と崇められた自然は、賢明にこの点を作り上げた。そう、直立を助けるのは重力である。重力は直立を求め、同時に促す。その仕組みを細かく見ていく。

　頭蓋骨の重心は頭関節の少し前で、下垂体が収まるトルコ鞍にある。後頭鱗はこのあたりで鞍の形をとりながら前方に少しくぼむ。こうして重みが分散されるおかげで、重心が頭部を自然と正しい方向へ運んでいく。ただし、それにはきちんと項部が弛緩していなければならない。サルの場合はだいぶ違う。顎が突き出ているので、重心が頭関節よりもずっと前にある。そのため、後方の筋肉が太く力強いのである。頭部と骨盤は明らかに類似しているといえるだろう。骨盤の重心は股関節の後方にあるため、下背部が後「下」方に伸びやすい。頭部の重心は関節の前方にあり、項部を後「上」方に伸ばす助けをする。どちらも前提となるのは、正しい個所、つまり深層の腰筋と項筋を弛緩させることである。

2つの頭関節：上部は転がりすべり、下部は回旋する

　頭関節はほぼ耳朶の高さに位置する。上部の環椎後頭関節は第1頸椎（環椎）と後頭骨の間にある。環椎の「骨の鉢」上には、ソリのブレードのように後頭部の関節面（顆部ともいう）が乗っている。環椎後頭関節が開くのは、左右の耳朶を横軸にして頭部を軽く後上方へ回転させたときである。「はい」とうなずこうとして、頭部を少し後方にやり、項部を伸ばした状態に似ている。そのとき顆部は丸く後方へ転がり、環椎のくぼみに沿ってやや後上方へすべる。すると（たとえていうなら）後頭部がわずかに環椎から持ち上がり、求めていた重みのない頭部姿勢の感覚が得られる。

　環椎後頭関節を開くと、項部が直立し、上方へ伸びるかすかな張力が生まれる。重要なのは、項部が力みなく伸びていることである。腰仙移行部が開けば、反対方向の張力が生じ、脊柱は下方へ長くなる。こうして脊柱は上下へ伸び、全体を縦軸張力がつかさどる。長さのほかに、深さにも余裕が生じる。顆部は後上方へすべって、後頭部はさらに後方へ移動

トレーニングの目的：頭部を起こす―茎の上の花のように

する。しかし、顎はそのまま前方にあり、咽喉に押しつけられない。すると、顎から後頭部の間隔が広がる。頸部に余裕ができ、気管、食道、脊髄、リンパ、血管内の血流に十分なスペースができる。

下部の環軸関節は車軸関節で、第1頸椎と第2頸椎の間にある。第2頸椎は独特な形をしており、大きくまっすぐ立つ「軸」を前部に有している。第1頸椎は大きな骨のリングのようにそこにはまっている。この構造のおかげで、頭部は左右に回転運動をすることができる。2つの頭関節がともに働き、頸椎の上の頭部がうなずきや回転の繊細な運動を行う。「はい」とうなずく動きを上部の環椎後頭関節が、「いいえ」と首を振る動きを下部の環軸関節が担当する。

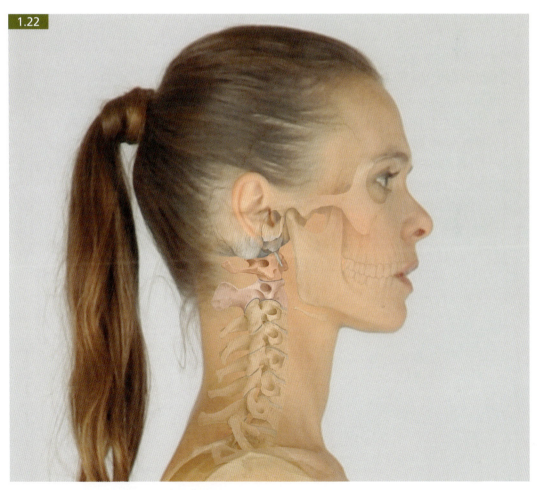

1.22

<骨｜環椎・後頭部｜頭関節>：項部が開くとは、頭蓋底が環椎の上で後上方へ転がりすべることである。うなずき、つまり「はい」の動きは、上部の環椎後頭関節で行われる。縦軸を中心とした回転運動、すなわち「いいえ」の動きをするのは、環椎と軸椎の間にある環軸関節である。

43

メディカルアドバイス

頭関節の可動性 VS 緊張性頭痛

　環椎後頭関節にとって大問題なのは、可動性を失った状態である。伸展姿勢だけに固定され、そのせいで顎がずいぶんと高く上がってしまう。こうした問題のある姿勢をとっていると、項筋群はつねに硬直する。すると、何が起こるだろうか。筋肉の凝りに痛みがともなって、後頭部に広がっていく。いわゆる、緊張性頭痛である。デリケートな頸椎にも被害が出る。とくに下部頸椎は慢性的に過負荷になり、摩耗し、関節症や不安定性が現れる。横から観察したときによく見られるのが、第5頸椎のあたりで脊柱が折れ曲がっている様子である。ここに項部の深い折り目があるので、いつも同じように頭部を動かしていると、折り目はどんどん深くなる。

項筋の弛緩 VS めまいと視力障害

　項部は神経系の中央窓口である。眼、耳、脳がここで多くの反射を介してつながっている。項筋、靭帯、関節には、多数の神経終末が通っている。項部は、繊細な神経終末が集まる密度がとびぬけて高く、内耳、平衡器官、眼、脳幹、その他の神経構造と直接つながり、影響を与える。脊髄、特定の脳領域、聴覚器官で起こる反射性や機能性の血行障害が問題になる。頸椎におかしな負荷がかかっていれば、めまいや耳鳴り、視力障害に直接関連してくると医学者が主張するのは当然である。

詳しい解剖学：筋肉

深頸筋：深部から来る直立の力

環椎から後頭部が屈曲するすべり・うなずき運動は、頭部直立の鍵である。直立にかかわる筋肉は頸部の深くに存在し、気管や食道の後ろ、頸椎の前にある。短く小さい深頸筋は環椎のすぐ前にあり、あくまでも後ろの項部にはない。活性化するのは、前方の深層屈筋で、後方の伸筋である項筋ではない。ここから、直立とは、頭部がわずかにおじぎ・屈曲・「はい」の動きをすることだとはっきりわかる。後頭鱗は頭蓋底の大きな部分である。これは後方だけにあるわけでなく、頭部の前方にも大きく入り込んでいる。後頭鱗の前部には小さな頭部支持筋がつき、頭部を環椎のほうへ引き下げる。現在わかっているところでは、頸部の前方深くが緊張すると、後方で移行部が開く。頭部は後上方へ振り戻され、頭頂点が一番高くなる。

頭筋には響きのよい名前がついている。そのうちのひとつが、前頭直筋である。この名前は忘れてしまってもかまわない。大事なのは、筋肉を活性化することである。しかし、これが難しい。頭筋は深層にあって、ほとんど感知できない。このあとのトレーニングで頭筋への道を開いていこう。そうすることで、頭筋が項部の深く、咽喉の後ろに走行しているのが自分の感覚でわかってくる。また、顎を胸骨のほうへ押し下げて頭筋を固めてはいけないこともわかってくる。実際はまったく逆で、咽喉は自由にしておかなければならない。いつでも支障なく鼻歌を歌ったり、歌声を上げたり、息ができたりする状態が正しい。舌にも力を入れない。深層の小さな屈筋こそが頭部の支持筋で、浮遊の感覚を生じさせる。

項筋：対戦相手でチームメート

今度は、深頸筋の対となる項筋を取り上げる。項筋の役目は、長さを保ち、支えて制限しながら「解放する」ことである。もし制限なしに解放すると、コクリと居眠りしたときのように頭が前に落ちてしまう。別のいい方をすれば、頭部姿勢を安定させ、中心に持ってくるのに、項筋は深頸筋とチームとなって働いているのである。そのとき、傾向として頸筋は短くなり、項筋は長くなる。問題のある姿勢でよく見られる亀首や項部の折れ曲がりでは、項筋が短縮し、硬直している。たとえ仰臥位で弛緩して感じられても、項筋は固まったままである。間違いなく見わけるポイントは、顎が高く上がってしまっているかどうかである。

頭筋群と項筋群の連係プレーには、「スケジュールの決まり」がある。まずは後ろを解放し、それから前を活性化させる。同じことは骨盤にもいえる。まずは腰仙移行部をゆるめ、それから骨盤底と深腹筋を緊張させる。こうした同期は、仰臥位が一番トレーニングしやすい。仰臥位だと、頭部を重力で床のほうに沈ませ、項部をすべらせて長くすることができる。項筋が伸展張力で頭部を固めているかぎり、小さな深頸筋の出番はない。

口をすぼめる：直立の刺激、弛緩、フェースリフト

もうひとつ直立に大きくかかわるのが、リング状をした口の括約筋（口輪筋）である。乳児が乳を吸うところを観察したことがあるだろうか？　吸おうとして口を動かすと、頭が自然に起こされ、項部が延長する。乳児は全身で口になる。唇をすぼめる動きは上から下へ行われる。上唇が下唇を探して伸びる。乳児は下顎を動かして口を閉じるのではなく、上顎を下顎に持っていく。すると、頭全体も軽く回転する。上顎は下顎のように頭部にぶら下がっておらず、その一部だからである。上顎が下へ向かえば、頭部もついてきて直立する。項部は延長し、環椎から後頭部にかけての移行部が開く。

上唇の探す動きは頭部直立のきっかけとなり、口や唇の刺激を受けることで深頸筋が活性化し、促進される。そのため、口は頭部の刺激センターといわれる。また、咀嚼筋が支持の機能を引き受ける必要がなくなるので、咀嚼筋の弛緩につながる。代わりに口輪筋が下顎を支える。元々、咀嚼筋の役目はかむことで、そのために力を使うものである。つねに下顎を持ち上げていたり、上下の歯を押しつけたりしていると、顎筋と咀嚼筋が慢性的に緊張し、とくにこめかみあたりで頭痛がしたり、おかしな形で歯が摩耗したりする。下顎が閉じて上がっていることで、咀嚼筋が硬直してこわばった表情になる。

頭部直立には、うれしいことに、重力に対抗する自然のフェースリフト効果もある。口輪筋と項筋、深頸筋の連係プレーのおかげで、肌はぴんと張る。眼は自然な輪郭線を描き、額は引き上げられてしわが伸びる。これは額が頭皮を介して項部につながっているからで、項部が延長すると頭皮が引っ張られ、さらにそこから額が引かれる。そのため、上瞼も持ち上がる。上唇からは反対の動きが起こる。口輪筋は頬の上方の肌をぴんと張るので、下瞼が少し下がる。おかげで眼が開いて、ぱっちりした目つきになる。さらにもうひとつ特典がある。頭部が直立すると、「舌骨の手綱」が動き出す。これは頭蓋底と項部から舌骨にかけて走行する筋肉で、喉頭のちょうど上方にある。舌骨の手綱は、舌骨を後上方の耳に向けて引く。これにより頸部が引きしまり、二重顎が解消される。顎と頸部がきれいな直角になっていく。

トレーニングの目的：頭部を起こす―茎の上の花のように

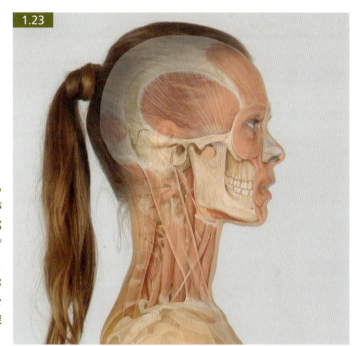

1.23

＜筋肉＞　深頸筋は、深部から来る直立の力である。この筋層で転がり・すべり運動が始動、協調し、頭部が直立する。平衡器官は片寄らずにまっすぐ立ち、目線は水平になる。唇は上下が別に動く輪筋でできており、刺激センターとして補助の働きをする。頭部ループは、項部が長く、深頸筋が緊張している。

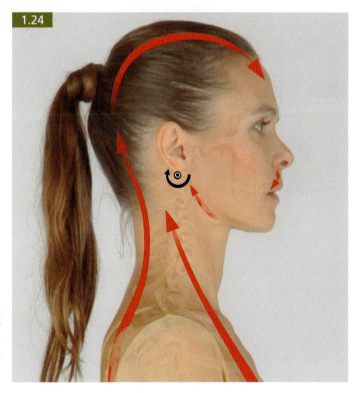

1.24

頭部の直立で眼がぱっちり開く。上唇が伸びて下唇へ向かい、頭皮を介して額のしわが伸びる。また、後方の舌骨筋が緊張し、頸部を引きしめる。

47

1 　直立位：直立と根

トレーニング

感知トレーニング――頭のゆりかご：仰臥位で完璧な頭部姿勢に

目的：頭部の正しい回転と直立を訓練する。重力を利用して項筋を弛緩させ、項部を伸ばす。まずは後方を解放して延長させ、次に前方を活性化させるという項部直立の「タイムスケジュール」を身体に覚えさせる。

スタート：リラックスした仰臥位。両足を立てて置く。項部を伸ばし、両手を頭部の下に入れる。円背になっていたり、頭部が前に出ていたりすると、仰臥位で頭部が後方に倒れて項部に食い込む。この場合は、後頭部に小さなクッションか、折りたたんだタオルをしいて、顔面を床と平行にする。

アクション：

1. はじめは、わざと項部を曲げて、頭部が前に出た姿勢にする。項部が過前彎になるように頭部を回転すると、顎は突き出て、項筋は短縮する。後頭部の顆部が転がり、前方高くにすべって、環椎後頭移行部の後方が閉じる。また、両手で頭部を天井のほうへ押し上げ、少し浮かせてやってもよい。移行部の後方がさらに閉じるのが感じられる。

2. 今度は力を抜いて、協調のとれた姿勢に戻る。後頭部をゆっくり床に戻しながら回転させ、やさしく後方を伸ばす。このとき、項筋を観察する。どのくらい伸ばせるか？　項部の後方は無理なく延長できるか？　それとも、強い抵抗があるか？　後頭部にソリのブレードがついているとイメージし、それが床に下がり、頭頂のほうへ伸びる様子を思い浮かべる。抵抗を感じたら、その分、動きを弱める。動きの範囲と強さを半分にする。決して乱暴にしてはいけない！　必ず繊細に行う。

3. 前方へ出して戻す動きを何分かやさしく続ける。

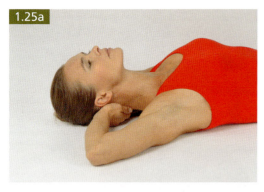

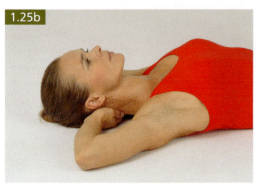

＜感知トレーニング＞　頭のゆりかご：仰臥位で完璧な頭部姿勢に。a）はじめは意識的に誤った姿勢をとる。b）項部を沈ませ、頭部を後上方に持っていく。

応用：
- ボールを使う：ほんの少しふくらませた風船かビニールボールの上に頭部を置き、動かす。両手を使うよりやりやすい。
- パートナートレーニング：後頭部の下にパートナーが両手を入れ、動かす。パートナーに痙攣が起きないよう、軽くふくらませた風船をしいておいてもよい。
- 座位での応用。できればパートナーと行う：後ろに立ったパートナーに、耳朶と顎の間のくぼみに左右から示指をあててもらう。そこに横軸があるとイメージして頭部を縦に振り、項部が気持ちよく伸びて弛緩するのを感じる。

可動性トレーニング──首のライン作り：美しく表情ゆたかに

目的： 頭関節の可動性を促進する。舌骨の手綱である筋肉を活性化する。顎からの角度が90°になるきれいな首のラインを作るのを助ける。

スタート： 直立座位。両手を後頭部にあて、母指を顎と頸部の角に置く。

アクション：
1. 自分が頭関節になったと想像してみる。どのように頭部が環椎の上で動いて回転するかを思い浮かべる。少し後上方へ動かして、また戻す。この揺れる回転運動を両手で補助する。
2. 今度は母指で舌骨をとらえ（押せば動く軟骨の出っ張りが喉頭のすぐ上で触診できる）、後上方に持っていく。顎と頸部の角度が小さくなり、直角になる。項筋は伸張し、頸筋は緊張する。顎は前方のままで、胸骨や咽喉のほうに押しつけない。
3. 両手で髪、頭皮、顔の肌に触れ、すべてを束ねてポニーテールを作るようにやさしく後上方へなで上げる。

応用：
飲み込みトレーニング：舌骨の同じ動きは、ゴクンと何かを飲み込むときにも感じることができる。舌骨は高く引き上げられる。項部を伸ばしたときと曲げているときで、飲み込みのしやすさと質を比較する。

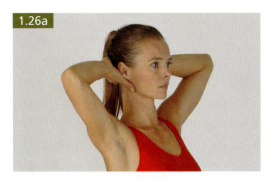

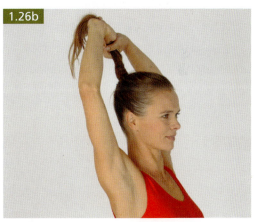

＜可動性トレーニング＞ 首のライン作り：美しく表情ゆたかに。a) 母指で舌骨を後上方へ持っていく。残りの指で後頭部を後上方へ回転する。b) 頭皮と髪をポニーテールのようにまとめて後上方へ引く。

安定性トレーニング――頭部の支持：小さな深頸筋を活性化させる

目的：意識できない深層の小さな頸筋を探りあて、活性化する。

スタート：仰臥位。指を頭頂点に、もう一方の手の母指を顎の下にあてる。

アクション：

- 頭部を後上方へ動かす。指でそっと頭頂点を押さえておくと、この圧力に向かって項部が伸びていく。注意！　このとき顎を咽喉のほうへ押しつけるのは、よくある間違いである。絶対にしてはいけない。顎は力を入れず前方に向けたままにする。母指を補助にして、顎を前に固定しておく。
- 短い休憩を入れながら、何度もくりかえす。
- しばらくくりかえすと、頸部の深く、咽喉の後方に、あまり感じたことのない、気持ちのよい筋緊張がかすかに感じられる。深層の頭筋と頸筋が疲れたような、筋肉痛になったような感覚である。咽喉自体は自由なままで、支障なく歌を口ずさめる。口底も同じく弛緩している。自己感知ができていれば、新たにスペースができたことに気づくだろう。顎はそのまま前方にあり、項部は力が抜けて床のほうへ下がる。咽頭は前後に広がり、奥行きと体積が増える。

応用：

- 座位または立位：ひとによっては、横になっているより身体を起こしているときのほうが深頸筋の活性を感じやすい。
- パートナートレーニング：パートナーに、指を頸部の両側にそえ、示指で軽く耳朶の後ろのくぼみを押さえてもらう。環椎後頭関節でそっとうなずき運動をすると（前方の頸筋に力を入れず、声を自由に出せる）、示指がくぼみに入り込むのを感じる。深頸筋は活性化している。
- 腹臥位：うつぶせになり、額の下に両手を置く。額をやさしく両手に押しあてる。頸部の深くがかすかに緊張するのを感じられるか？　力を抜いて、また押しあてる。これを交互に続ける。

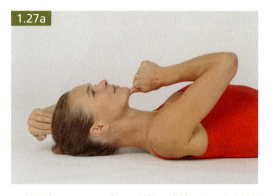 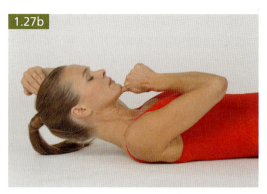

＜安定性トレーニング＞　頭部の支持：小さな深頸筋を活性化させる。頭部の直立を指で補助する：**a)** 母指で顎をやさしく前方で固定し、指を頭頂点にあてる。小さな深頸筋が動き始めるのが感じられる。**b)** 頭部を挙上すると筋肉の活性が高まる。

トレーニングの目的：頭部を起こす—茎の上の花のように

動的トレーニング——刺激センター：口を活発にして、顎の力を抜く

目的：口・唇をすぼめる動きが刺激センターとしてどのように頭部の直立を促すかを学ぶ。また、口輪筋が活性化すると、こわばった咀嚼筋が弛緩する様子を学ぶ。

スタート：直立位。指を口に入れる。

アクション：
- 指を吸う。まずは頭部を項部に引き、次に直立させる。吸う力の違いを比較する。
- 頭部が直立した状態で吸い始めると、自然とさらにまっすぐ立つので、こちらも観察する。
- 骨盤底に意識を向ける。吸うことで骨盤底の一番内側の層も引き上げられる。下方で底が満たされる感覚が得られる。

応用：
キスの口：頭部を起こす。キスのイメージで唇を突き出すようにして、上唇を下唇に向かわせる。このとき、「うー」と長く伸ばして音を出す。

顎の弛緩：キスの口の応用をもうひとつ。今度は顎に集中する。吸うときは上下の歯を接触させず、顎は浮いた状態。咀嚼筋は弛緩して、下顎を固定しなくなる。さらに、耳が開くのが感じられ、外耳道は大きくなる。

比較：顎を高く上げ、項部を短くすると、口が自動的に開き、ゆるむ。下顎を動かして口・唇を閉じる。咀嚼筋が緊張する。

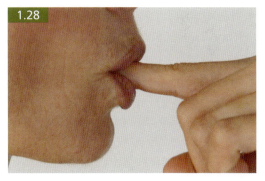

1.28

＜動的トレーニング＞　刺激センター：口を活発にして、顎の力を抜く。吸うことで口の刺激センターが活性化し、項部が伸展する。

1　直立位：直立と根

日常トレーニング——フェースリフト：手術の要らない自然な方法

目的： 顔筋群の弾力アップ。「項部を開く／上唇を伸ばして下唇を探す／眼が開く／額のしわが伸びる」というコーディネーションを身につける。

スタート： 直立座位。片手を額の髪の生え際にあてる。もう一方の手の指で上唇を伸ばす。

アクション：
- 口にあてた手で口輪筋を刺激する。上唇を伸ばすと、口は軽くキスの形になる。
- 別の手で頭皮をつかみ、後方へ引っ張る。口はすぼめたままにしておく。額はぴんと張り、眼は大きくなる。
- 今度は口を手の補助なしで活性化させる。上唇で下唇を探す。
- 引っ張り、ゆるめる動きを頭関節の小さいうなずき運動とあわせて行う。引っ張るときに項部は後上方へ伸び、ゆるめるときは元の姿勢に戻る。

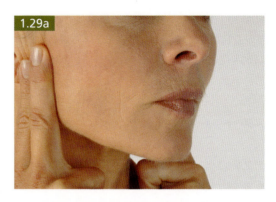

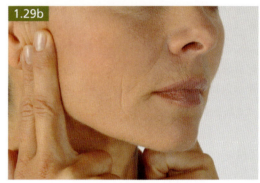

＜日常トレーニング＞　フェースリフト：手術の要らない自然な方法。a) 口輪筋を活性化させて、口を軽くキスの形にする。b) ゆるめた状態。

トレーニングの目的：
脚の軸──らせん原理のおかげで安定

コーディネーション

膝は「みずみずしく」、足の「中心」上に立つ

重要ポイント

- 垂線：膝は足の上方にまっすぐ立っている
- 回転方向：大腿は外側へ、下腿は内側へ回る
- 足：踵にまっすぐ荷重がかかり、母趾球がしっかり根を下ろしている
- 連係：大腿が軽く外側に回転すると、足の外縁の負荷が増す
- 殿部：下方が軽く緊張して、殿部が持ち上げられているような感覚がある
- 膝：外側に広がりを感じ、内側には浮揚感がある
- 膝は伸展しているが、強く押し込まれてロックした状態になっていない

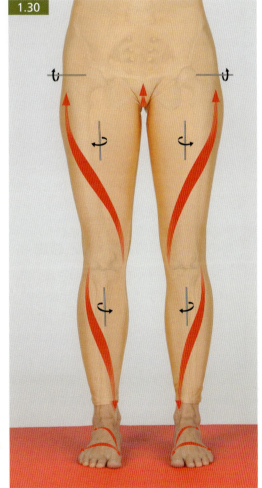

＜コーディネーション＞　脚の軸。大事なのは、解剖学的に備わっている回転方向で脚の軸がまっすぐになり、安定することである。

医学的な姿勢分析：立位の脚の軸

メディカルエラーパターン

膝が強く押し込まれ、回転がおかしい

　強く押し込まれた膝：おかしな姿勢で直立しているひとは多い。膝を押し込むことで脚を伸展させている。場合によってはヨーガインストラクターが誤解して、それで脚が安定すると指導していることもある。これはまったくの間違い。脚を伸展するときに全体を垂直に伸ばそうとせず、膝を後方へ水平移動するのは誤った身体像である。膝を後ろに押しやるのは、2つの意味で間違っている。まず、進化史でも運動生理学でも、膝の伸展とは、脚を縦方向にぐいと突っぱねることである。膝を押し込んで過伸展させることは、複雑で繊細な関節によくない。たとえ膝蓋が「引き上げ」られたとしても、前方に大きな圧がかかる。後方は過伸張になる。2つめに、脚伸展の全体の流れが失われてしまう。膝を伸展しすぎて股関節や足位と機能的なつながりがなくなると、たいていは膝の回転方向が逆転する。膝のらせんが逆方向になって、大腿は外側でなく内側へ回る。膝関節の半月板と靭帯は必然的におかしな負荷を受ける。過伸展の膝関節には、もうひとつマイナスの影響がある。多くの場合、骨盤の直立ができなくなる。要するに、脚と膝がまっすぐで強ければらせん原理で統制がとれるが、ロックしていたり後方へ押されていたりすると問題が生じる。

骨の軸に問題のあるX脚とO脚

　脚の軸がまっすぐでないひとは少なくない。女性ではX脚、男性ではO脚が比較的多い。どちらの場合でも、膝は股関節と足関節の中心になく、股関節から足の垂線上にない。軸のずれた膝がどんな問題を起こすかは決まっている。膝の片側に負荷がかかり、関節の早期摩耗が引き起こされる。これには法則性があり、X脚傾向であれば膝関節の外側、O脚傾向なら逆の内側にとくに負荷が生じる。力と荷重のかかり方は中心でなく片寄っている。脚軸のずれには運命的な部分がある。ひとによっては、脚の骨が遺伝的に反張膝やX脚の方向に成長する。これは骨性のずれなので、変えることはあまりできない。しかし、生まれつきのX脚・O脚傾向は、誤った姿勢で慢性的に片側に負荷がかかることで強まることが多い。それは何としても避ける必要がある。

トレーニングの目的：脚の軸―らせん原理のおかげで安定

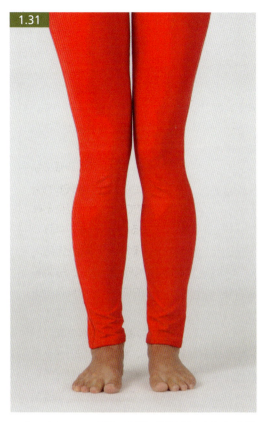

1.31

エラーパターン：X脚。大腿の回転がおかしく、内旋している。

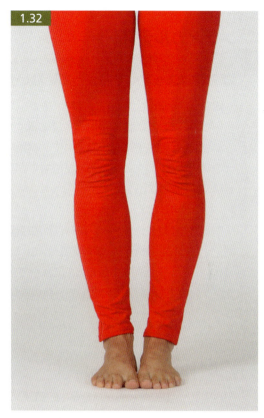

1.32

エラーパターン：O脚。同様に回転がおかしい。

機能的に問題のあるX脚とO脚

　機能的に問題のある脚軸姿勢は、本物の脚軸不良よりもずっと多い。これは姿勢や脚の使い方が原因で起こる。一番の要因は、大腿と下腿の回転方向が逆転していることである。大腿は外側でなく内側に、下腿は本来とは逆の外側に回る。脚らせんが反対になる。こうした現象はX脚ではほぼ必ず、O脚でもよく見られる。回転方向を変えるということは、植物の蔓を無理やり逆向きに巻かせるようなものである。膝で回転ストレスが生じ、内側半月板が引っ張られるが、内側半月板は側副靱帯と一体なので外側半月板よりずっと可動性が低い。たいていの膝の痛みやオーバーユース症候群はここで起こる。さらに、曲がって回転のおかしくなった膝はとても怪我をしやすい。サッカー選手はこれを直感的にわかっている。接近戦でボールをとりにいくときはひどくO脚の姿勢になる。

メディカルテスト

脚の軸はまっすぐで曲がっていないか？

脚軸：脚を伸展したときに、膝とくるぶしの内側が触れていれば脚軸はまっすぐである。くるぶしは触れるが、膝の内側は離れている場合は〇脚である。反対に、膝だけが接触する場合はＸ脚である。

回転方向：立位の静態と、跳びはねる動態でチェックする。静態だけでは証明として十分でない。むしろ、動態でも回転方向を保持できるかが大事である。脚を伸展して、鏡の前に立つ。

はじめは静態：鼠径部は開いているか、それとも「上下が寄った」感じがするか？　大腿の内側は長く伸びているか、短縮した感じか？鼠径部の前方に、丸い大腿骨頭を触知できるか、大腿骨頭は少し出ているか、鼠径部の中に隠れているか？　殿部は下から持ち上げられているか、垂れているか？　膝蓋はまっすぐに見えるか、内側か外側に傾いているか？　足はまっすぐに見えるか、ひどく外側にねじれているか？　踵は垂直か、内側に折れ曲がっているか？

次は動態：鏡を見ながらその場で跳びはねる。

着地のとき、膝は内側に折れてＸ脚位になるか、ちゃんと足の中心上にあるか？　膝が曲がる場合、足も折れ曲がるか？　両方をきちんと見る。

回転可動性：最後に、屈曲した膝の回転可動性をチェックする。座って脚を曲げる。両手で下腿の膝のあたりをつかみ、下腿と足を内側・外側に回転させる。平均的には、外旋のほうが明らかに回る。内側へは最低でも10-15°回旋するのが普通。下腿が慢性的に外旋してしまっていると、ほとんど内側へは動かなくなっている。

トレーニングの目的：脚の軸—らせん原理のおかげで安定

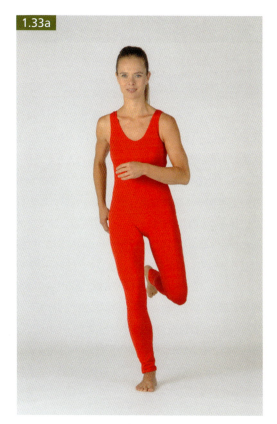 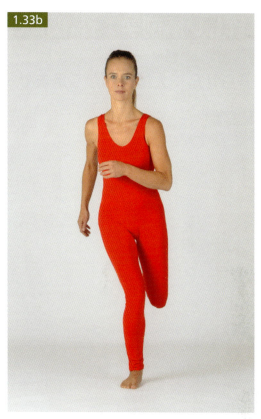

メディカルテスト：脚の軸はまっすぐで曲がっていないか？　a) まっすぐな脚軸。膝と足の中心が前を向いている。b) 曲がった脚軸。膝が内側に折れ曲がり、足が外側に回転する。

1 直立位：直立と根

詳しい解剖学：骨、関節、靭帯

骨らせん：大腿骨頭から足まで

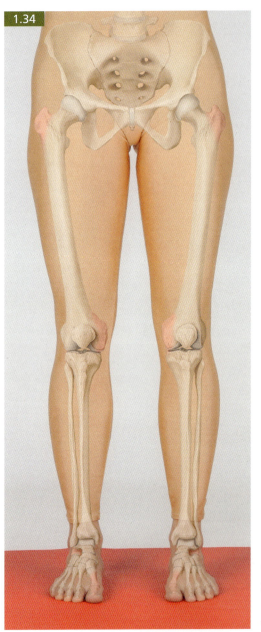
1.34

　脚の骨格はロウソクのように直線でなく、大腿骨頭から足にかけて見えない中心線のまわりを（たとえその動きが直線的に見えても）行ったり来たりしている。大腿骨は外側の大転子のほうに厚みがある。上外側から膝に向かって下内側へ斜めに走行し、骨そのものもねじれている。股関節の端では外側に、膝の端ではいくらか内側にねじれているが、膝蓋骨はまっすぐ前を向いている。対して膝は内側のほうが厚く、負荷と力の多くは内側を通ってそのまま脛骨に流れ込む。踵になると負荷に強いのはまた外側で、前足部は母趾の中足骨がとくにがっしりしている。すなわち、負荷に強い脚の骨格は、何度も曲がりくねってらせん状に、見えない支持軸のまわりを上から下へ走行するのである。

　乳児や幼児はまだ筋肉で脚のらせんを支えられないので、骨でらせんが補強されている。大腿骨は大人よりもずっと外側へのねじれが強い（いわゆる前捻角）。下腿骨ももっと内側にねじれている。

＜骨＞　脚の骨格：らせん原理は、脚骨格の解剖学の大原則である。負荷に強い脚骨格は外側から内側へのらせんをくりかえす。大転子で外側、内側顆で内側、踵骨で外側、母趾の中足趾節関節で内側。

トレーニングの目的：脚の軸―らせん原理のおかげで安定

らせん関節：2本の長いレバーを動かす

膝は大腿と下腿という2本の長いレバーの間で酷使されている。ほんの少し軸がずれたり、おかしな方向へひねったりするだけで損傷する可能性がある。整形外科の疾患で膝の故障が一番多いのは偶然ではない。繊細な膝には、動きの可動性と安定性のバランスが大事である。股関節と前足部の両極に問題がなければ、基本的に膝も良好である。脚らせんにゆがみはなく、正しく回転している。

膝はらせん関節である。主な動きは、屈曲と伸展の蝶番運動である。このほかにらせん回転という重要な要素もあることを知っておこう。これは膝の隠れた要素である。

半月板：正しい脚らせんで可動性と安定性が両立

膝関節の複雑なメカニズムを生むのは「回転方向」である。膝の屈曲には、大腿で外側、下腿で内側という脚らせんが関係する。脚らせんが正しい場合、らせんの「支点」は膝の少し内側にある。ここで膝関節は脚の縦軸を保ったまま回転する。内側半月板は内側側副靭帯としっかり一体化しているため、前にすべって戻る動きはあまり得意でなく、決まった回転軸で屈伸運動するしかない。膝関節の外側のほうには広がりがあり、こちらでは主に転がり・すべり運動が行われる。外側半月板はすべり運動ができるし、またできなければいけない。この機能のとおり、外側半月板は内側の場合と違って、側副靭帯と一体になっていない。以上をまとめると、上方で外側、下方で内側へ向かう脚の回転方向によって、膝の複雑な関節運動は単純化できる。膝関節は内側で回転し、外側ですべるのである。脛骨の関節面（高原）もまた、それに合った形状になっている。内側では平たい球関節、外側では平たい鞍関節のような形をしている。

十字靭帯：らせんが正しければおおよそクリア

十字靭帯は膝関節の内部にある。膝を屈曲すると、2本の十字靭帯がぎゅっと互いに巻きつき、押さえ合って、引き出し運動を防ぐ。膝は内部から支えられる。これは、膝の屈曲時にはとくに役立つ機能である。膝は屈曲していると怪我をしやすい。骨の接触面が小さいので安定性が低く、側副靭帯も弛緩している。そのため、膝は屈曲時のほうが伸展時よりも可動性が高い。反対に伸展時にはずっと安定性がある。関節面が合い、側副靭帯と十字靭帯が緊張し、半月板は圧縮バネのような働きをする。脚は歩くためにできているので、これは当然のことである。足を蹴り出す瞬間は、後ろの脚が伸展し、力の移行に対して最大に安定した状態でなくてはならない。続く遊脚相では、脚は屈曲し、負荷がかかっていない。注意すべきは接地期である。今度は膝関節は屈曲したまま負荷を受けて衝撃をやわらげる。この瞬間、多くのひとは膝が折れ曲がってX脚位になってしまう。そのため脚らせんを能動的に支えるトレーニングを行う。ターダーサナを膝を曲げて行ったり、さらにジャンプと組み合わせたりする。膝の過伸展の反対をトレーニングするのである。これは膝関節を機能的に使うのに役立つ。

59

メディカルアドバイス

脚を能動的に延長しよう──強く押し込まずに、膝蓋を引き上げる！

安定した脚はらせん原理で統制がとれる。それには、両極の回旋筋を活性化する。股関節の深層外旋筋は大腿のらせんを外側へ回し、母趾がしっかり接地していれば下腿でかなり内側へ回る。膝のらせんが正しければ、膝蓋はまっすぐ前方を向き、そこに付着する大腿四頭筋に力が入らない。らせんのメカニズムは足と股関節の極を明確に導き、ゆるやかなねじれとともに長さを与える。イメージしやすいようにいえば、膝を後方へ「水平に押し込む」のではなく、「脚の縦軸方向へ垂直に伸展張力を働かせる」のである。「膝蓋を引き上げる」かどう

かはどちらでもよい。膝蓋を引き上げるとは、大腿前部の伸筋である四頭筋を緊張させることで、力を抜いた直立位には必要がない。山のポーズで能動的に立つときには、膝蓋を軽く「引き上げる」のは意味があるかもしれない。ただし、このときに活性化するのは四頭筋のうち最深層の中間広筋だけである。中間広筋は単関節筋で、膝蓋をまっすぐ引き上げるが、四頭筋でも2つの関節をまたぐ大腿直筋のように股関節を屈曲させることはない。つまり、大腿の前部が最大緊張することなく膝蓋が上がる。

強い膝関節ではらせんがきちんと回っている！

屈曲・伸展時の脚らせんが正常ならば、半月板は健康を保ち、屈曲の動作はやわらかくなめらかで「みずみずしく」なる。屈曲時では脚らせんは強まって、スプリングのようになる。伸展時は弱まるが、消えたり逆回転したりはしない。もしも回転方向が変わって、大腿で内側、足で外側になったら、膝関節の運動関係は逆転する。すべてが逆さまになって、らせんの支点が外側に来る。内側の転がり・すべり運動が急に増えるわけだが、半月板と側副靭帯がしっかり一体化しているので、解剖学的に無理である。支点はやはり内側になければいけない。

膝で起こるたいていの問題は、屈曲・伸展運動のときに「膝関節でらせん回転が足りていない」ことと関連している。たとえば、X脚、内側（鵞足）の筋肉の過負荷、外側の短縮、ランナー膝、膝蓋骨背面の関節症がある。数は少ないが、まったく逆に「膝関節で回転しすぎている」例もある。股関節の内旋に制限のある本物のO脚、凹足（ハイアーチ）など。

トレーニングの目的：脚の軸—らせん原理のおかげで安定

詳しい解剖学：筋肉

刺激センター：股関節深部の筋ループ

　脚-膝-足の軸を主にコントロールするのは、上方の股関節である。横に走行する骨盤底筋は坐骨を体幹の下方へ引き、近くの股関節深層筋を活性化する。そして、この筋群が大転子を後方へ引く。こうして大腿は自然と少し外側へ回転する。横の骨盤底筋と股関節深層筋でできているのが、股関節ループである。これは、その中にある坐骨結節も含めてひとまとまりの筋系と考えるとよい。以上の股関節深層筋は、股関節の刺激センターである。解剖学的に見れば、股関節の外旋筋で6つある。屈曲位であろうと伸展位であろうと、脚軸の外旋を確保する。対して、股関節の内旋筋は数も力もほんのわずかである。骨盤底筋と外旋筋は、脚の知られざる「反重力筋」である。重力は大腿を内側へ引いてX脚位に持っていくが、それにしっかり対抗する。

脚のらせん回路筋：斜めの力線

　股関節の刺激センターは、斜めの力線の上部にあたる。力線は下方の縫工筋に続き、さらに長腓骨筋につながる。どちらも細長い二関節筋で、らせん状に脚に巻きついている。いわゆるらせん回路筋として、関節をまたいで回転方向を協調する。縫工筋は股関節と膝関節を屈曲させながら、股関節で外側、膝関節で内側へらせんを回す。長腓骨筋は、膝外側の下方にある腓骨頭から腓骨にそって走行している。その腱は長く、外くるぶしの後下方を通って、足底を横切り、母趾の中足骨に停止する。母趾球を地に根づかせ、下腿のらせんを内側へ回す。

　脚を斜めに走る力線がつかめたら、3つめの重要ポイントは自ずとついてくる。膝内側の上方に浮揚感が生まれ、膝蓋の内端が少し持ち上がったように感じる。これは内側広筋、つまり内側にある膝伸筋によるものである。この筋によって、膝蓋骨は傾くことなく溝にそってまっすぐ動く。もし膝が強く押されたり、内側にねじれたりしていると、膝蓋をいくら引き上げようとしても内側広筋は機能しなくなる。こうなると、外側の膝伸筋のほうに負担が増す。

61

1　直立位：直立と根

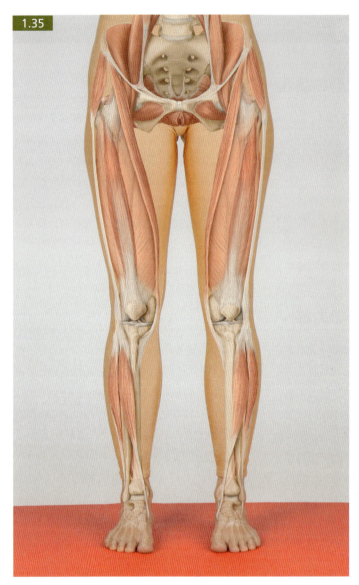

1.35

<筋肉>　脚の筋肉のらせん原理。脚らせんの回路筋は、母趾球から膝外側を、膝内側から外側にある大転子を走行する。回転方向は解剖・機能的にはっきりしている。大腿は外側へ、下腿は内側へ回っている。股関節の外旋筋が数、力ともに優位であること、縫工筋と単関節の膝窩筋がらせん状に走行していることがその証拠である。

トレーニングの目的：脚の軸―らせん原理のおかげで安定

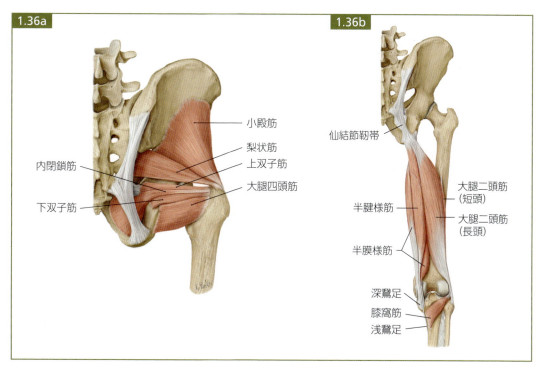

骨盤部の筋肉：a) 股関節の外旋筋（中殿筋を除いたところ）。b) 大腿後面の坐骨下腿筋群と膝窩筋（右脚の後面図）。

脚コーディネーションのトレーニング：脚らせんの統一性

感知トレーニング──股関節ループ：刺激センターをつなぐ

目的：骨盤底と深層の外旋筋の連係プレーを感じとる。骨盤を起こすと脚軸がまっすぐになりやすい。反対に、骨盤が前傾していると、大腿は内旋してしまう。

スタート：直立位で、膝を軽く曲げる。手を殿部の下方に持っていき、中指を坐骨に、母指を大転子にあてる。

アクション：骨盤を前傾して過前彎にする（坐骨が離れる）と、大腿はいくらか内旋する。指に坐骨の動きが伝わる。大転子が前方に動くにつれて大腿が内旋するのもわかる。

　意識的に骨盤底を刺激して骨盤を直立させる。坐骨が会陰に近づく。膝と股関節が伸展し、脚が長くなる。大転子が後方の殿部へ向かうのと同時に、大腿が外旋していく。殿部が持ち上がるが、このとき大殿筋は緊張しない。

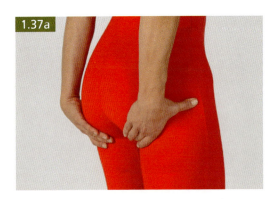
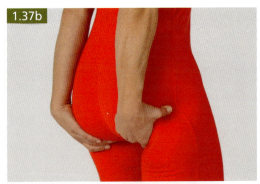

＜感知トレーニング＞　股関節ループ：刺激センターである骨盤底と股関節外旋筋が同時に活性化する。a）骨盤が過前彎で、骨盤底が弛緩している。b）意識的に骨盤底を刺激すると、骨盤底と深層の股関節外旋筋が緊張する。

トレーニングの目的：脚の軸—らせん原理のおかげで安定

可動性トレーニング——膝内側：内側広筋を感じてX脚傾向を防ぐ

目的：膝蓋内側の上方にある内側広筋の活動を感じて、脚らせんとのつながりをつかむ。脚の斜めの力線を感じとる。短縮した膝関節の外側構造を伸張する。

スタート：椅子の前に直立する。左脚を椅子に乗せる。

アクション：ゆっくりと右の支持脚を曲げて、また伸ばす。足ができるだけまっすぐで、その中心上に膝が来るようにする。はじめは支持脚の脚らせんに意識を向ける。母趾球がしっかり根を張り、大腿骨頭が軽く外旋した状態。右手を大転子にあて、後上方へ少し押す。次は、母趾球と膝内側のつながりに注目する。膝の屈曲時、母趾球は安定してさらに根を下ろし、膝の外側はO脚のような感覚で広がる。伸展時は脚のらせん構造を能動的に維持すると、内側広筋が自動的に緊張する。脚を交代してくりかえす。

応用：セラバンドを母趾球の下に入れ、もう一方の端を膝内側にそわせて股関節外側まで引き上げる。屈曲・伸展時は膝をつねに足の中心上で立たせ、X脚位に曲げない。

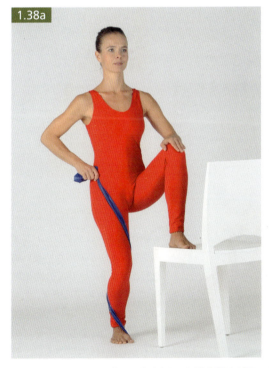 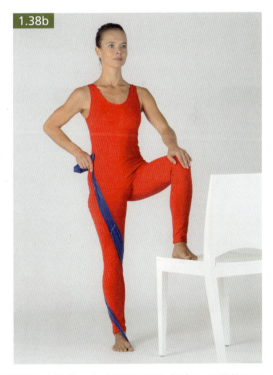

<可動性トレーニング> 膝内側：内側広筋を感じてX脚傾向を防ぐ。a) 支持脚の膝を曲げる。X脚位にはしない。b) 膝を伸展させる。このとき膝は前方を向いて直立したまま。セラバンドで内側広筋の活性化を補助する。

65

強化トレーニング──バレエのプリエ：ゆがみのない長い脚を目指す

目的：深層外旋筋の力とコントロールを学ぶ。膝が足の中心からずれなくなる。

スタート：バレエのように脚を外旋して立つ。足と足をほぼ直角にして、踵をつける。指を大腿外側、大転子にあてる。

アクション：まず骨盤を直立させる。脚をゆっくり屈曲・伸展する。このとき、上方の股関節が適度に外旋する。大転子が外旋し、後方へ動いていくのが指に伝わる。膝は股関節の動きに従い、きちんと足の中心上にある。殿部のすぐ下方で、小さな深層外旋筋に強い緊張が感じられる。大腿についた乗馬ズボンのような贅肉が引きしまる。今度は足に意識を向ける。股関節を外旋すると、踵が直立し、荷重が外側のほうに多くかかる。

注意：足の向きを広げすぎてチャップリンのようにならないこと。この状態だと、大腿がいくらか内旋する。また、アヒルのようにお尻を出さない。尾骨は垂直に下方へ引き、恥骨は上方へ。

応用：開脚立位でのプリエ（屈曲）。この動作では内側の大腿筋の伸張が感じられる。屈曲時、膝は大きく外側へ広がり、軽いO脚感覚がある。屈曲するときに膝関節の回転要素、つまり大腿で外側へ、下腿で内側へらせんが回ることを意識する。プリエは動的にジャンプを入れながら、肢位を変えて行ってもよい。たとえば、踵をつけたプリエから跳び、次に開脚立位でプリエを行う。

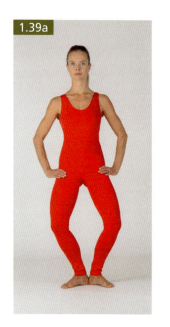
1.39a

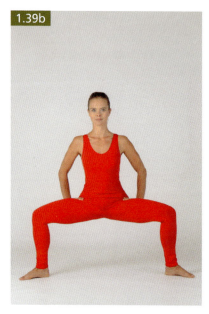
1.39b

＜強化トレーニング＞　バレエのプリエ：ゆがみのない長い脚を目指す。a）プリエの開始肢位では指を大転子に置き、大腿の外旋を感じる。b）外旋を強めて膝を屈曲する。膝を足の中心から絶対にずらさない。骨盤を垂直に下げる。

動的トレーニング──「椅子のポーズ」：立ったまま座る（ウトゥカターサナ）

目的：膝の屈曲を骨盤の直立、長い下背部と協調させる。

スタート：直立位。足をそろえて平行に並べ、腕を高く上げる。

アクション：ゆっくりとやさしく膝を曲げる。骨盤は垂直に下げ、突き出さない。腕を高く伸ばし、骨盤を深く沈め、下背部を長くする。以下のことを意識する。膝の屈曲時は脚らせんが強まる。膝の外側に軽いO脚感覚とともに広がりが生まれ、膝の間には少しの間隔が保たれている。母趾球がしっかり地についている。骨盤底は活性化し、坐骨結節は寄せ合わせたように互いに近づいている。大腿は外旋傾向を保つ。

　比較するとわかりやすい。骨盤を前傾して過前彎にする。膝を曲げると自然とくっつき、X脚になって、お尻が突き出る。

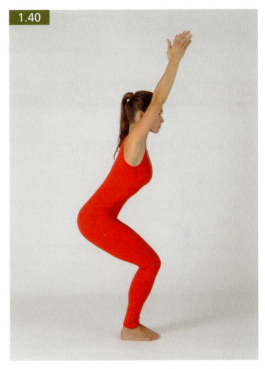

＜動的トレーニング＞　椅子のポーズ：立ったまま座る。骨盤が直立し、脚軸がまっすぐ。

日常トレーニング──立ち上がる：日常の起立装置

目的：今度は膝を意識して立ち上がる。今度だけでなく今後も続けて毎回の習慣にする。

スタート：椅子に座る。左足を右足よりもいくらか後方に置く。右が支持脚になる。

アクション：いつものように立ってみる。たぶんX脚になるのではないだろうか。次は、正しい脚らせんを利用して、協調した起立を学ぶ。具体的には、重心を右脚の前方に移し、母趾球を地につけ、骨盤の刺激を使って──ここでストップ。このとき右脚に内側広筋を感じているか？　以前のトレーニングで内側広筋の感覚は身につけたか？　内側広筋はすでに熱くインパルスを発しているか？　右側に股関節の外旋筋も感じているか？　以上を感じられれば椅子から立ち上がってよい。その後また座り、動きをくりかえす。内側広筋感覚と股関節外旋筋が自動的に反応するようになったと思えるまで続ける。

応用：内側広筋と外旋筋の組み合わせを動的に応用する方法は山ほどある。階段をのぼる、歩く、自転車に乗るなど。

> 1　直立位：直立と根

トレーニングの目的：土台——根を張る足

コーディネーション

足アーチ：自立し、負荷に強い

重要ポイント

- 足アーチは「自分で自分を支え」、らせん構造の平たいドームである
- 距骨は直立し、アキレス腱は垂直になっている。踵の外縁にしっかり荷重がかかり、内側には上方へ向かう力が働く
- 母趾球はしっかりと地に根を張っている

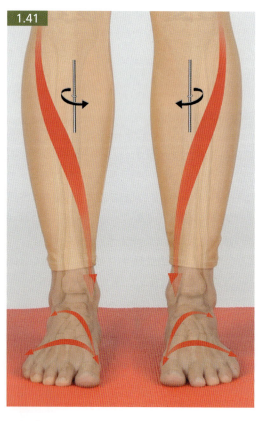
1.41

- 踵の外縁から母趾球にかけて、弧を描いた斜めの力線が感じられ、これが足のらせん状の縦アーチになっている。子どものいい方を使えば「下にネズミが住んでいる」イメージ
- 小趾側の足の外縁はしっかりと地についている
- 負荷のないときは母趾球から小趾球にかけて丸みがあり、前足部の横アーチを作っている。足趾のつけ根の関節（中足趾節関節）が5つ見え、趾球の活性が感じられる。子どものいい方なら「下にアリが住んでいる」
- 足趾は長く、触角のように力みなく関節の先にぶら下がっていられる
- 後足部から前足部の間に荷重が均等に分散している

＜足のコーディネーション＞　重要ポイント：解剖学的な回転方向とくさび原理のおかげで、足は負荷を受け止めながら軽やかに動くことができる。踵にはまっすぐ負荷がかかり、中足部は可動的で、前足部は動的。

トレーニングの目的：土台―根を張る足

医学的な姿勢分析：安定した足

メディカルエラーパターン

外反足からアーチの虚脱などが起こる

　現代の足は苦労が多い。形のよい足は少なくなった。立っているだけで踵が内側に折れ曲がっている様子はよく見られる。外反足の傾向は、歩く、跳ねる、走るなどの動態でさらに強まる。外反足はたいていX脚につながり、股関節の外旋が減って、骨盤が直立しなくなる。緩衝役がなくなれば、膝や股関節、脊柱が大地に足がぶつかるときのエネルギーをやわらげようと働くしかない。もし車に緩衝材がついていなかったら車内はどうなるだろう。前足部が活性でなければ、膝関節や股関節の貴重な軟骨層にも同じことが起こる。

　外反足はたいてい、足の長い受難の第一歩である。静態の足変形の多くは、たいして害のなさそうに見える外反足から始まる。典型的には、外反足-垂下足-開張足と、時間をかけて発展していく。後足部が折れ曲がると、縦アーチがくずれ、その下の「ネズミ」がつぶれる。前足部は、上方が丸くなった柔軟な板バネから、下方が丸くなった固いスタンプ台に変形する。開張足はアヒルの足のように広がってつぶれ、緩衝材の機能も、反応的に蹴り出す力も失っている。中足趾節関節への荷重が増え、圧迫過負荷で痛みが生じ、かぎ爪趾になる。

　外反足の縦アーチは時間とともに平坦になっていくことが多く、その結果、垂下足に発展し、さらに進むと扁平足になる。縦アーチは完全に崩壊し、足の内縁に指を差し込むことも難しくなる。すべての体重が内側にかかり、外縁が地との接触を失ってしまうことも珍しくない。すると歩くのが困難で、足を引きずるようにして歩くことになる。

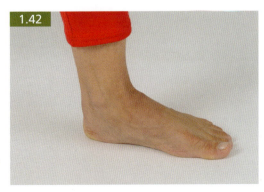

1.42

エラーパターン：外反扁平足。縦アーチが完全に失われ、体重は足の内側にかかっている。

69

まったく別の発展形が凹足（ハイアーチ）である。外反足は外反凹足になる場合がある。凹足は片寄った負荷に対する神経的な過剰反応である。いってみれば足が負荷に抵抗したもので、中足部の筋肉や腱が強く収縮し、最終的に重力や誤った負荷を打ち負かす。この勝利にはもちろん代償が必要で、中足部の可動性が失われる。さらに、中足骨は傾斜する。前足部は開き、足はまるでハイヒールをはかされたような状態になる。踵が内側に折れた外反凹足はよく見られる症状で、仮性凹足、擬似凹足ともいう。本物の凹足では踵が外側に折れ曲がり、症例数はずっと少なく、たいていは神経学的な要因によるものである。

開張足は（垂下足・扁平足や凹足を併発しているかは問わず）、ほとんどの場合で、母趾が突出してＸの形になる外反母趾へと発展する。母趾は他の足趾に向かって明らかに傾く。このとき、母趾は外側へ向かって曲がっていくが、第1中足骨は内側へ曲がる。母趾の中足趾節関節そのものが肥大化し、足の内側ラインから飛び出す。こうして突出したふくらみができ、圧迫痕や、痛みをともなう炎症を起こすことが多い。さらに開張足だと足趾が曲がり始める。足趾のすべての関節が屈曲している状態をかぎ爪趾、第1関節が伸展し、第2関節が屈曲している状態をハンマートゥという。

メディカルテスト

フットプリントから足の負荷を見わけられるか？

　足を湿らす程度に濡らして、床でも紙の上でもよいのでフットプリントをとる。中足部の幅は、健康な足では前足部の約1/3になる。1/3よりも明らかに細かったり、フットプリントが前後にわかれていたりするのは、凹足の特徴である。1/3より太ければ、垂下足となる。中足部と前足部の幅が同じ場合は扁平足を表す。数か月なり、年単位なりの間隔でフットプリントをとって比較するといろいろなことがわかる。時間とともに前足部の幅が大きくなっている場合、どんどんと前足部が広がってつぶれており、開張足になっている。外反足は直接はフットプリントに表れないが、真性凹足を除いたすべてのケースで外反足を併発している可能性は高い。直立位では踵が折れ曲がっておらず、荷重がきちんと踵外側にかかっていると感じられても、動態で曲がる可能性は高く残されている。よくあるのが、踵が接地してすぐの完全に負荷がかかっているときである。走るスポーツでは、まさにこの現象をハイパープロネーション（過回内）と呼んでいる。

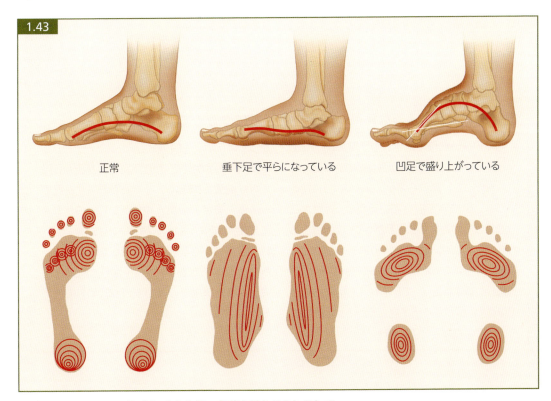

1.43

正常　　　垂下足で平らになっている　　　凹足で盛り上がっている

メディカルテスト：フットプリントから足の負荷を見わけられるか？

1　直立位：直立と根

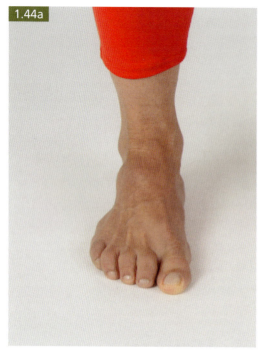 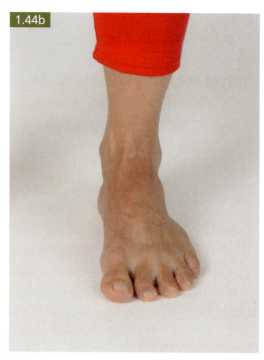

メディカルテスト：具体的にはどのような負荷が前足部と足趾にかかっているか？　a）開張足でかぎ爪趾。b）形の整った前足部

具体的にはどのような負荷が前足部と足趾にかかっているか？

　力みのない立位で足趾と中足趾節関節を上から見てみる。5つの中足趾節関節は上方に丸みを作って、真珠のネックレスのようにゆるやかなC字曲線を描いているか？　足趾はこの曲線から力みなくぶら下がっているか？　これをクリアしていれば正常である！　または、曲線が平らになったり、スタンプ台のように下方に押し込まれたりしているか？　足背に関節ではなく、腱が浮き出て見えるか？　足趾は曲がっているか？　もし前足部の横アーチがなくなり、腱が浮き出て、かぎ爪趾なのが上から見えれば開張足である。下から趾球もよく見てみよう。前足部の真ん中に深いしわの代わりにタコができていれば、横アーチは踏みつぶされ、足底の小さな筋肉は機能していない。局所に圧迫負荷がかかりすぎており、前足部が失った緩衝機能をぶ厚いタコが代わりに果たそうとしている。

トレーニングの目的：土台 — 根を張る足

詳しい解剖学：骨、関節、靭帯

足の骨格：安定性を内に持つアーチ

　計算では、走り幅跳びで6m跳ぶと、足に1トンに相当する荷重がかかるという。どうやってそんな荷重に耐えて折れずにいられるのか。これは、極めて優れたアーチ構造、そして靭帯と筋肉の高度な連係プレーのおかげである。

　足はスパイラルダイナミックの粋を極めた部位である。ほかのどこでもこれほどコンパクトにらせん原理が実演されるところはない。足骨格は脚よりもずっと小さい範囲で、ずっと強くねじれている。踵は垂直で(回外)、前足部は地面と水平である(回内)。これは足骨格内でなんと90°もの回転になる。唯一「二足歩行する動物」である人間にだけ、こうした優れた足らせんが備わっている。類人猿では前・後足部の骨の配列はまだ平面で、完全に足の外縁だけで歩いている。ここから、化石で見つかる古代の足跡がすでに先行人類のものか、まだ猿に近いのかを分類することができる。らせん原理は足骨格の秩序をつかさどる根本である。らせん原理によって、負荷に耐える力ができもすればなくなりもする。イヌイットが氷で作る丸屋根のように、らせんは中足部の楔状骨を足背のすぐ下に食い込ませる。この固定でらせんは自然と負荷に強くなり、「体重を持ち上げて」、重力をいわば浮揚力に変える。楔状骨は直接は見えないが、そこに「ネズミ」が入れるくらいの縦アーチが

あるかどうかは見たり感じたりできる。具体的に、直立位で足のらせんのねじれを整えるには、前足部をしっかり地につけ、母趾球の根を張らせる。加えて、踵内側を少し持ち上げると、上方へ向かう力が働き、荷重がまっすぐ踵にのる。もしこの足のねじれが達成できないのなら、中足部が傾斜しすぎている可能性がある。ここはちょうど楔状骨が位置し、抵抗の場となる個所である。必要な場合は、中足部に手をあてて足をねじり、可動性を鍛え直すこともできる。

　足で一番大事なのは、踵の直立である。踵は垂直でなければいけない。理由はその構造にある。踵骨は内側がへこんでおり、突き出たバルコニーのような形をしている。外側は垂直に切り立った岸壁に似ている。要するに、負荷は踵骨がまっすぐ立つ中・外部にかからなければならないのである。内側のバルコニーではいけない。幼児や小児では外反足がよく見られる。しかし、子どもに対する定番の言葉「転んでも自分で起きる」がいつも通じるとは限らない。ここでは年齢が重要な要素になる。幼児であればたいていのことはなんとかなり、外反足も治る。5-6歳を超えた子どもになると、治るのは少数である。小さなころに身につかなかったことは、大人になっても身につかない。外反足のほとんどは大人になっても続く。

前足部：アーチ原理とＣ字曲線

　らせん原理は足全体の機能原理だが、アーチ原理は前足部のものである。ここからは、いわゆる前足部の横アーチに話を移す。地にしっかり根を張った母趾球は、らせん状の縦アーチと前足部の横アー

チをつなぐインターフェースといえる。対になる極は小趾球で、同じくしっかり根を下ろしている。前足部がほとんど負荷を受けていなければ、両方の極は地にねじ込むようにしながら床の上で平たい曲線を作

73

る。これによって中足趾節関節は上方が丸いC字曲線を作り、母趾と小趾の関節がこの橋を支える柱となる。第2中足趾節関節はその頂点に来る。負荷のかかっていない健康な足では、C字曲線がはっきり見える。前足部に負荷がかかると、C字曲線は板バネのように平らになって地に押しつけられる。アーチの名残がほんのかすかにあり、「アリ」の入る隙間もほんの余韻程度になる。このとき、中足趾節関節は屈曲している。足趾は触角のように力みなくわずかに床のほうに垂れ下がっている。

開張足ではこうした横軸張力がなくなり、すべての中足趾節関節がぺったりと床にくっつく。平たく開いているせいで深層の趾球筋群が活性化せず、関節が過伸展になる。足趾は天に向かう。足趾が引き上げられて地との接触を失ったら、前足部にとってはまったく致命的である。

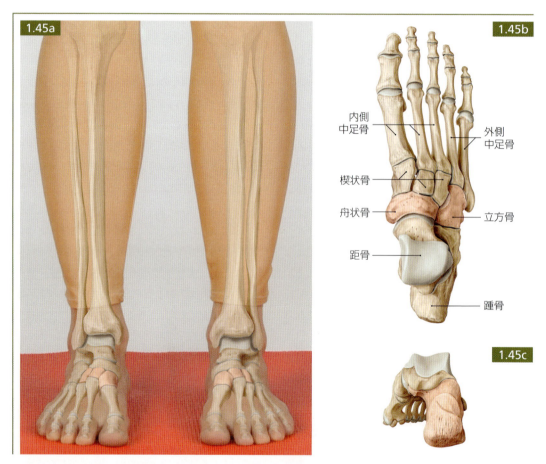

<骨>　足骨格のらせん原理とくさび原理。a) 楔状骨は足アーチを助けて負荷に強くする。b) 踵骨は垂直で、足趾は水平。c) 後足部で回外し、前足部で回内する逆方向の運動は、距骨と舟状骨の間、および踵骨と立方骨の間で行われる。

トレーニングの目的：土台―根を張る足

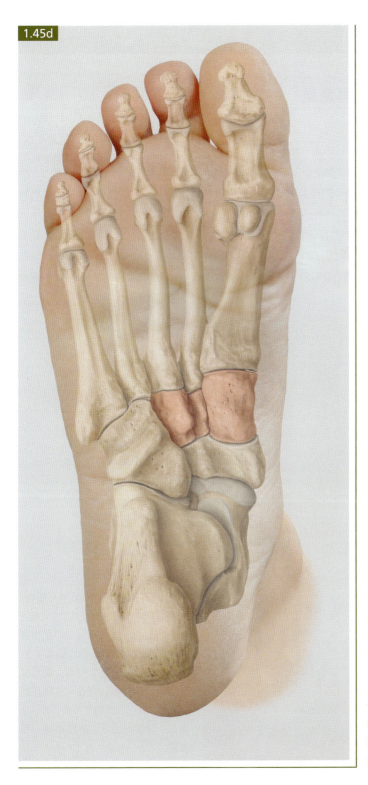

1.45d

骨：続き。d）足骨格の下面図：舟状骨と立方骨が前足部と後足部の間を回転させ、楔状骨は足アーチを安定させる。

詳しい解剖学：筋肉

足底：軽やかな足どりの再発見

　足の力は足底にある。足背の伸筋ではない。これは当然のことで、なぜなら軽やかに歩いたり走ったりするには、アーチを広げて足を蹴り出す動きが欠かせないからである。足底は豪華なリムジンのようにスプリングがきいている。踵の後下方には特別にしつらえた脂肪のクッションがあり、前方では筋肉のバネを備えた前足部がスプリングとして働く。もしつねに足をがちがちに固めて地面から上げたり叩きつけたりしているのなら、足底は働かないままである。

　足背には伸筋が走行し、足趾や足全体を持ち上げる（背屈）。足底の深層には長屈筋の腱と、短屈筋のかたまりがある。これらが一緒になって縦アーチを安定させ、中足部をひとつにまとめ、足趾をかぎ爪のように丸めることなく屈曲する。長屈筋と短屈筋はたいていバランスがとれておらず、短く小さい筋の

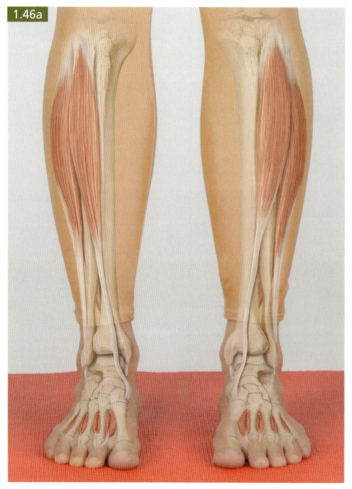

1.46a

＜筋肉＞　足の筋肉のらせん原理。脛骨筋と腓骨筋（併せてアブミ筋ということも多い）によって、足の解剖・機能的な回転方向は協調する。回転方向は後足部で回外、前足部で回内。前足部に内在する趾球筋が一体になって、横アーチを作り上げる。負荷を受けて筋群が伸張性収縮すると、蓄えられていたエネルギーが解放され、アーチを広げる動的刺激になる（前方推進）。

トレーニングの目的：土台―根を張る足

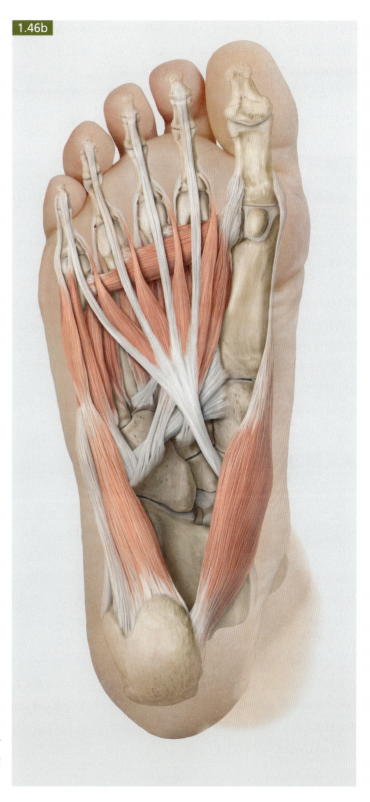

1.46b

内在する足筋群：縦と横に走行する短筋が前足部の横アーチを安定させる。

ほうが不利である。わかりやすくいうと、現代人は歩行時に足のアーチをきちんと伸ばせなくなっている。深層の趾球筋群は深い眠りにつき、足趾は足を蹴り出すことを忘れてしまった。さらにひどいのは、足を生命のない木靴のように地面から持ち上げ、足趾を丸めたまま天に突き立てるひとが多いことである。すんなりと伸びた足趾はいまや珍しい。活力のある足のためには、足底の筋肉を再生し、前足部の刺激センターを再活性化して、山猫のようにしなやかに足音のない歩きを手に入れることが欠かせない。

下腿筋：アブミ筋と足らせん

脛骨筋と腓骨筋が内側または外側を下方へ走行し、長く伸びた腱はくるぶしの前後をぐるりと通って、足の下側に付着する。この足底で、長い腱同士が重なって、アブミに似た腱膜になる。腱膜は縦アーチを支えながら、前足部を後足部に固定する。以上を行う筋肉は、長腓骨筋、前脛骨筋、後脛骨筋である。長腓骨筋は母趾球を地面にしっかりとつけ、前・後脛骨筋は折れ曲がりやすい踵を直立させて、負荷がまっすぐかかるようにする。長腓骨筋は外くるぶし、前・後脛骨筋は内くるぶしにそって進む。足がらせんのねじれを保てるよう、この筋ループはバランスが

とれていなければいけない。足らせんをいくらか強調してやれば、アブミ機能をターダーサナで感じることができる。母趾を地面に押しつけ、同時に、踵内側に上方へ向かう力を働かせる。腓腹の外側、および脛骨の前とすぐ後ろに緊張を感じるか？ 足アーチの真ん中が明らかに持ち上がるのがわかったか？ 以上の動きはヨーガ、とくに立位のヨーガでよくトレーニングできる。足らせんの再構築は、前足部の再生ほど難しくない。前足部では数年かかることもある。

前足部の筋群：趾球の刺激センター

足の力の中枢（刺激センター）は趾球の深部にあり、横アーチの頂点の下方に位置する。中国医学では「涌泉」といい、生命エネルギーを呼び覚ます大事なツボである。ここの泉がきちんと湧くには、母趾と小趾の中足趾節関節につく足底の短筋、および中足骨部にある支持筋もきちんと働く必要がある。こうした筋肉は横、縦、斜めの方向に走行して、前足部の天井を丸く張り、筋肉のバネでできた横アーチを作る。完璧な緩衝材である。足の縦アーチは楔状骨と多数の靭帯でできており、このくさびの役割が主となって靭帯を安定させている。前足部の緩衝と刺激の機能を担うのは、主に筋肉である。筋肉が働かなければ、開張足になってしまう。

前足部の仕組みを詳しく説明しよう。負荷を受けると、趾球筋はぴんと張った柔軟なバンドのようにしなやかにたわむ。前足部の横アーチは完全に平らになり、負荷圧は地面に均等に分散される。筋肉は伸張・弛緩しながら働く。着地という最初の段階が終わったら、次に来るのはアーチを広げ、蹴り出す動きである。すでに伸張している筋肉は、負荷がかからなくなった瞬間、押し込まれた板バネのように開始位にはね戻る。前足部は地を「つかみ」、筋肉がぎゅっと集まる。ここで気をつける小さいけれど重要な違いは、つかんで曲がるのは足趾ではなく、趾球だということである。

トレーニングの目的：土台―根を張る足

足によいトレーニング：足らせんと前足部の横アーチ

感知トレーニング──足らせん：能動的に足をねじる

目的：足のねじれを感じとる。中足部の可動性と安定性のバランスを整える。

スタート：座位のねじりのポーズのように床に座る。左脚を伸ばし、右脚を交差させる。対象となる右足を両手でつかむ。左手を踵にあて、右手を中足部、母指を足背に置く。

アクション：左手で踵を軽く外側へ回転すると、踵外側が長くなる。左手ではとにかく踵を安定させ、絶対に内側に折れ曲がらせない。右手で前足部を反対方向の内側へ回転し、同時に縦に引っ張る。この方法で何秒か足をねじり、また力を抜く。動きをくりかえす。中足部のねじれにどのくらい遊びがあるかを感じる。しかし、注意。踵や膝が一緒に内側へ回ったらだめである。ねじれて動くのは中足部だけである。難しいときは片手を腓骨頭に置き、下腿をやさしく内側へ回す。膝外側に広がりができ、中足部をねじりやすくなる。

応用：逆向きの力を加えながら母趾球を押し下げる。母趾球の下に指を1本入れて、母趾球を持ち上げる。筋力で押し返す。このとき使われているのはどの筋肉だろうか？ そう、長腓骨筋と深層の趾球筋群である。

垂下足や扁平足では、ねじったときに足の長さが短くなることに注意する。凹足では逆に、ねじった足が長くなる。

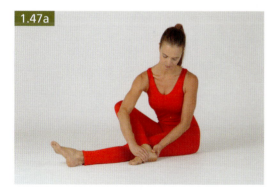

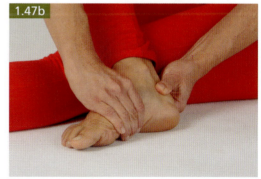

感知トレーニング：足らせん：a）能動的に足をねじる。座位のねじりのポーズで足らせん。踵を指で直立させたままにする。b）部分。

1　直立位：直立と根

可動性トレーニング──趾球：弓を引き絞る

目的： 足を力ませずに前足部の横アーチを作る。趾球の深層筋を活性化する。

スタート： リラックスして座り、右足を両手でつかむ。右手の母指を小趾の関節の上に置き、残りの指は下から関節をつかむ。左手も母指側で同様にし、母指を関節の上に、四指を下に持っていく。両手の指球は足背にそえる。

アクション： 母趾と小趾の中足骨を巻くようにして丸め込む。足背の上部を広げ、下部を寄せる。両手の母指で補助して、両端の中足趾節関節を弓状に丸くする。残りの指は下からやさしく足底を押す。母趾と小趾の中足骨頭がそれぞれの軸になるように丸め込み、前足部の幅を完全に保つ。横に引いたり無理に押しつけたりしない。

応用： 何度か丸め込む動きをしたあとに手を離すと、趾球は現在の状態を保とうとする。手を使わずにC字曲線を作ってみる。

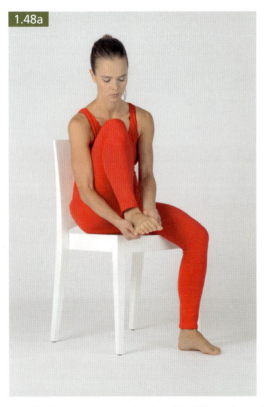 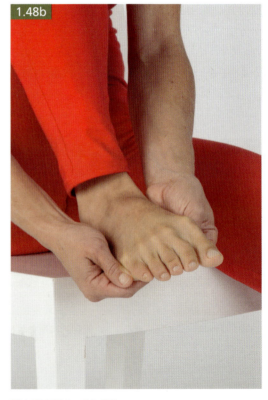

＜可動性トレーニング＞　趾球：a) 前足部の横アーチで弓を引き絞る。b) 部分。

トレーニングの目的：土台―根を張る足

安定性トレーニング──足底のくぼみ：塩をひとつまみ

目的：趾球の筋肉を狙って働きかけ、緊張させる。

スタート：リラックスして座り、左手を右の足底に持っていく。

アクション：左手の指を趾球にあてる。四指は足趾の方向に、母指は踵へ向ける。5本の指で趾球から塩をひとつまみとるような動きをする。指は星を描くように集まって、見えない塩を趾球からつまみ上げる。このときに、足趾が自然と中足趾節関節のほうへ曲がって、趾球の中央に小さなくぼみができるといい。指を離し、趾球のくぼみをもうしばらく活性化させたままにする。

応用：そのまま脚を伸ばし、くぼみがある状態を保つ。足はどこを向いていてもよい。趾球は活性化させたままにし、足や足趾は持ち上げない。

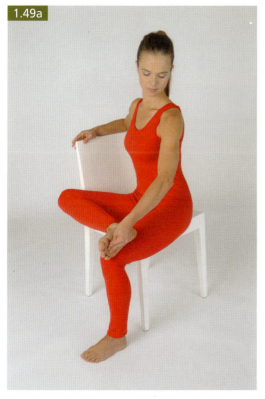 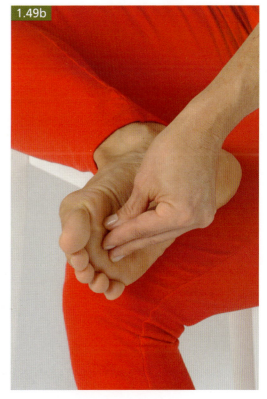

＜安定性トレーニング＞　足底のくぼみ：a）塩をひとつまみ。足の刺激センターを再生する。チャレンジ：前足部を脛骨のほうへ引くと、踵と腓腹が伸びる。b）部分。

81

動的トレーニング――プリエ・ジャンプ：緩衝材を使った跳躍

目的：骨盤底の刺激、外旋の刺激、足の刺激を同時にあやつる。3重の緩衝材を使って跳ぶ。

スタート：直立位。

アクション：両膝を軽く曲げ、ジャンプして着地する。まず、膝を曲げるときは、母趾球と踵外縁をしっかり地につけ、足らせんを作る。膝はつねに足の中心上で、X脚にもO脚にもしない。股関節の深層外旋筋と骨盤底に意識を集中する。足趾は絶対に丸めてはいけない。次は、前足部の力強い刺激を使って踏み切る。脚は空中で伸ばす。踏み切る瞬間は趾球を寄せるようにし、膝を曲げて着地する。この着地の瞬間が一番難しい。一瞬にしてすべてが協調する必要がある。深層の趾球筋群と骨盤底が、2重にバネのきいたトランポリンのように働き、衝撃をやわらげる。外旋筋が膝を中心に保つ。バネをきかせて着地し、ドスンと落ちないのが目標。

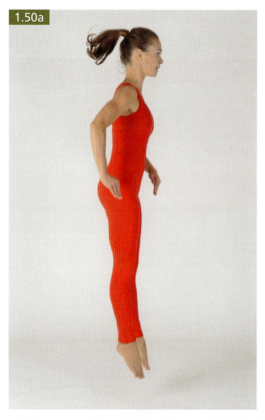 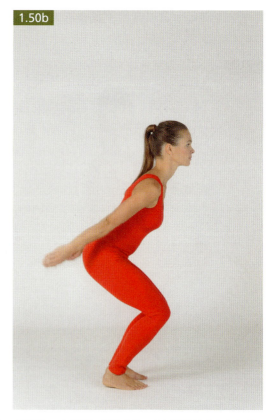

＜動的トレーニング＞　プリエ・ジャンプ：緩衝材を使った跳躍。a) 動的に踏み切り、b) 着地はやわらかく。

トレーニングの目的：土台―根を張る足

日常トレーニング―――前足部の力：力いっぱい前へ

目的：足のアーチを広げて、前足部を力強く蹴り出す練習をする。日常にも取り入れる。

スタート：直立歩行。

アクション：少し大きめの歩幅で歩く。最初はスローモーション、次にゆっくりで、だんだん速くしていく。意識して足を踵からつけ、やわらかな着地と踵骨が丸く転がるのを感じる。次は立脚相になって、それから、アーチを広げる動きである。このときは意識して踵の接地をいくらか「長めにとる」。踵を上げるのが早すぎても高すぎてもいけない。上げるのをちょっと遅らせることで、アキレス腱が少しずつ伸びていく。腓腹筋群が伸張するのを感じる。アーチを広げるときは、中足部から趾球、足趾へと、荷重が前方に移る様子を意識して感じとる。その後、趾球と足趾で力強く蹴り出す。歩行するときは足趾も使い、足を鉄のかたまりのようにがちがちに固めて持ち上げない。前足部に大地を味わわせる。後ろ足で地面を蹴り出すたびに、地球をほんの少し蹴り転がしているようなイメージを持つ。

83

1 　直立位：直立と根

アーサナ＆ヨーガの流れ

立つ：重要要素を理解する

ヨーガの流れ——直立する：頭部から足まで

- 足らせんを整える：母趾球がしっかり地につき、踵内側には浮揚感がある
- 脚らせんを感じる：斜めの線が、母趾球から股関節外側の大転子までをつなぎ、そこから骨盤底を通って坐骨結節まで続く
- 膝が長く伸び、活力がある：後方に押し込まれていない。膝蓋は脚らせんで持ち上げられる
- 腓腹に力を入れず、踵は地へ下ろす

- 骨盤を起こす：骨盤底は軽く緊張して、少し吸いつくような感じ。恥骨がかすかに上を向き、下腹部がわずかに緊張する。「肚」の感覚。殿部はできるだけ力まず、深層の外旋筋だけで下から持ち上げられる。下背部は後下方に流れて長くなり、尾骨がほんの少し前下方を向く
- 骨盤から足のつながり：骨盤が直立し、大腿が外旋すると、踵骨にもうひとつ直立の刺激が加わ

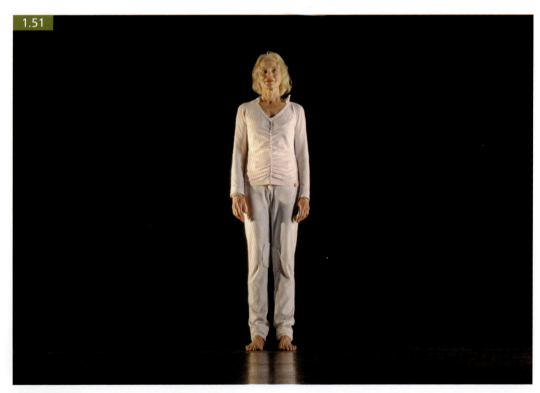

1.51

＜ヨーガの流れ＞　直立する：頭部から足まで。

84

アーサナ＆ヨーガの流れ

る。外反足でなくなる。縦アーチの下方に「ネズミ」が入れる場所ができる

● 頭部を起こし、項部を後上方へ伸ばす。項部は開いたままにし、頭部を項部にめり込ませない。頭部前方位姿勢の場合、後ろに戻すのに時間がかかる

● 胸郭を斜めに伸張する。上部肋骨は前上方へ、下部肋骨は後下方へ伸張する。上体を軽く前傾

させ、荷重が足の真ん中（縦アーチの頂点の下方）にかかるようにする。荷重はここから前足部と後足部に均等に分散される

● 緊張調節：筋肉の「覆い」から緊張を解く。体重が身体の中央で立体的に骨を伝わっていくのを感じる。内部にある垂線を感じる。極の回転方向のおかげで身体が垂線に引き寄せられ、力みなく直立できる

ヨーガの流れ——自己体験：自分を使って実験する

● 組み立てを学ぶ：立位は足、骨盤、または頭部を起点にして組み立てることができる。試してみよう。たいていはまず下の基盤から、つまり足か骨盤から整えるとよい。それぞれの姿勢がどう関連しているかを感じる。組み立てる順番はどちらからでもよい

● 目で見る様態：鏡の前でもトレーニングしてみる。前と横から観察する

● 運動感覚による様態：目を閉じたままトレーニングして、運動感覚を磨く

● 空間定位：ときには壁を使う。背部と後頭部を壁にあて、足を少し壁から離し、ごくわずかに膝を曲げる。壁というのは平たくて垂直なものである。これを使うと、静態を2つの手順で調べることができる。まず、骨盤を動かして殿部を壁につける。難しいのは、骨盤を直立させるのと同時に下背部を伸ばすことである。下背部は壁に押しつけない（お腹をへこませない）。「骨盤ループ」のことを思い浮かべる。尾骨を軽く引き、下腹部がわずかに緊張し、腰椎がゆるやかに伸びる。これができたら、今度は頭部に意識を向ける。頭と首が、習慣によって無意識のうちにずいぶん前へ突き出ていることに驚くかもしれない。壁と後頭部の距離が前傾の程度である。最後は胸郭。努力しないと、浮くように頭部と骨盤の間に統合され

ないか？　問題なく2つの極から引き伸ばされているか？

● 筋緊張の応用：余分な緊張が残っている個所を感じる。いったん身体に力を入れ、筋肉の覆いを緊張させる。殿部を固く締め、腹部をへこませ、膝蓋を持ち上げ、胸部を突き出し、腕を完全に伸ばす。その後、比較のために、極の回転だけに意識を向けて立つ。緊張を解き、能動的に極を回転させることで、長さと直立を得る。骨盤の直立とともに下背部は後下方へ伸び、頭部の直立とともに項部は後上方へ長くなる。頭部と骨盤の極が回転すると、頸部と腹部の筋連結が軽く緊張する。同様に、股関節と前足部の極が回転して、膝が後方へ押されずに活力があると、脚は長くなり、安定する

● 抵抗しながらの成長：サンドバッグか本を頭に乗せる。昔からあるマネキンメソッド。そのまま立ったり歩いたりする

● 静態と動態：立位と歩行瞑想を交互に行う。どちらのときも内部の垂線を感じながら行う。動きの移行やバランス反応を観察する。心の中で「解放感」をイメージする。大地に支えられ、浮揚力を感じ、「解放感」は自分の中にあると思い浮かべる

85

1　直立位：直立と根

ヨーガの流れ──手技によるアシスト：方向刺激をさらに伝える

- 下背部をそっとなでてあげる。項部であれば上方へ、腰部は下方へ
- 膝を補助する。膝の上・下方をつかみ、脚らせんが長くなる方向へやさしく回す。または、わざと逆に回す。トレーニングする本人はこの抵抗を超え、正しい方向へ回す必要がある
- 「前に来い」というように上部の胸骨端をくすぐる。同時に、もう片方の手を「ここは後下方へ長く」というように腎臓のあたりに置く。胸郭が後置したり倒れたりしている場合、この触覚による補助はとくに有効で、胸郭を本来の位置に戻す
- 片足をつかんで踵を垂直に立たせ、前足部を下内側へ回す。外反足には一番効果がある
- 斜めの脚らせんがもっとわかるように手で補助する。片手で股関節の大転子を後上方へ回す。もう一方の手で母趾球をしっかり地につける

ヨーガインストラクターへの アドバイス

山のポーズ（ターダーサナまたはサマスティティ）

　本章の具体例として、ここでは「直立」に関する重要なアーサナをひとつ取り上げる。どうすれば生徒に正しく教えられ、姿勢を判断できるかを学ぶ。

語源：ターダー「山」、サマ「直立、まっすぐ、不動」、スティティ「静かに立つ、安定」。

　ターダーサナは、アーサナにおけるすべての立位ポーズの開始肢位である。一見すると簡単そうだが、よく見たり自分でやってみたりすると「完璧な立位の芸術」だとわかる。歩き出す前の静止、静けさ、内観、センタリング。あらゆる動きはここから始まる。

応用：脚を閉じる。骨盤底は脚を閉じるとさらに活性化し、脚軸が矯正される。生徒にもすぐに感じられる。

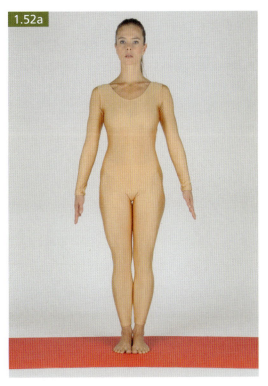
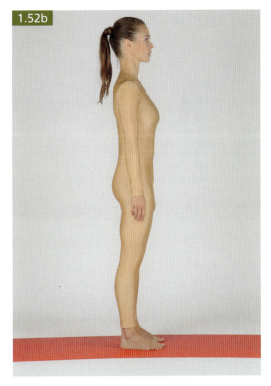

山のポーズ（ターダーサナ）。a) 左右の体側のバランスをとる。両足をつけ、肩を広げ、腕を少し広げて伸ばす。b) 垂線にそって全身で力みなく直立する。足アーチの頂点の上方で、耳、股関節、膝関節が垂直に並ぶ。

言葉によるキューイング（バーバルキュー）

足らせん：

- 両足の内側は、踵の内側から母趾の先端まで触れ合っている。
- 両足の内くるぶしは触れ合っている。
- 小趾と母趾のつけ根の関節がお互いに少し寄るように丸まり、しっかりと地についている。
- 体重のほとんどは、踵の外側から母趾球に向けて分散する。
- 踵の幅は広く、しっかりと地についている。
- 体重は前足部から後足部にかけて均等に分散している。
- 身体の垂線は踵の前方で地につく。

脚らせん：

- 母趾球はしっかり地面に根を張っていて、身体の横にある股関節の骨（大転子）は後上方へ動く。
- 大腿は膝から上に向かって外側に回り、下腿は膝から下に向かって内側に回り母趾球まで続く。
- まっすぐ前に向いた膝蓋が脚らせんの中心になる。もしここにライトをつけたら、まっすぐ前を照らすイメージ。
- 膝蓋は持ち上げて、膝関節を後ろに押しつけ

ない。

- 股関節の外側からお尻のつけ根にそって大腿の内側まで引き締める。すると、深層にある股関節の外旋筋が活性化する。

骨盤の直立：

- 先ほどと同じ刺激を与えて、尾骨をやさしく恥骨のほうへ引き寄せ、坐骨結節同士を近づける。会陰を持ち上げ、骨盤底を活性化する。
- しかし、大殿筋は力を抜いたままにする。
- 恥骨を臍のほうへ持ち上げる。
- 臍を上げて、中に引き入れる。腹筋はへこませない。
- 下背部は力を入れず、地面のほうへ向かわせる。

頭部の直立：

- 項部を伸ばす。顎を首のほうへ押しつけない。
- 頭は脊柱に乗って、後上方へゆりかごのように動く。
- 首の前と後ろをやさしく均等に伸ばす。
- のどはやわらかいまま。

ヨーガインストラクターへのアドバイス

姿勢を判断する

目的：解剖学・医学の観点を取り入れる。

どこを見るか：脚軸がまっすぐか、脊柱が自己延長しているかに注目する。

脚軸を前から見て判断する

- 左右の足の縦アーチはまっすぐか？
- 第2・3足趾の間から線をまっすぐ引くと、内くるぶしと外くるぶしの真ん中に来る（上跳躍関節の真ん中）。
- 両足の母趾の内側は爪先近くまで触れ合っているか？　どちらか一方でも外反母趾だと、触れ合わなくなる。
- 踵の外側は地面についているか？　X脚の場合、地面につかなくなる。

- 内くるぶしはぎゅっとつかずに触れ合っているか？　外反垂下足の場合、強くぶつかる。
- 腓腹（ふくらはぎ）と膝の内側は触れ合い、膝蓋の中央は前を向いているか？
- 鼠径部は開いて見える、つまり長くて張りがあるように見えるか、それとも内に沈み込んでいるか？鼠径部が開いていれば、股関節がきちんと伸展している。鼠径部が沈み込んでいるなら、骨盤が前傾して股関節が屈曲している。

脚軸を横から見て判断する

- 足の外側はすべて地面についているか？　凹足の場合、外くるぶし（外果）の前方で軽く地面から持ち上がる。
- 膝関節の中央と外果は垂線上にあり、その先に股関節が来るか？

- 膝関節が過伸展な場合、膝は垂線の後ろに来る。膝関節が完全に伸展していなければ、膝は垂線の前に来る。生徒が脚の伸展を整えていることがある。

脚軸を後ろから見て判断する

- 殿部に力が入っていない様子でも、お尻のつけ根（殿溝）がはっきり見えるか？　殿部は左右対称か？　問題がなければ、深層にある股関節の外旋筋が活性化している。外旋筋は骨盤底筋といっしょにひとつの機能の筋ループを作って働く。

- アキレス腱は踵骨からまっすぐ上方へ走行しているか？
  - アキレス腱が内側へ折れ曲がっている場合、足の立体的なねじれがなくなって、外反足になっている。
  - 外側へ折れ曲がっている場合、背足部が強く回外している。これはたいてい「体重は踵の外縁にかける」という教えをやりすぎてしまっている例なので注意する。

1　直立位：直立と根

協調ユニットである体幹を横から見て判断する

- 脊柱は伸展しながらも弧を描いて走行している
  か？
- 以下のどちらかの理由で脊柱過前彎が認められ
  るか？
  - 胸郭が骨盤に比べて後置している。注意：こ
    の姿勢では骨盤が前に押し出されているの
    で、鼠径部は開いて見えることがある。
  - 骨盤が前傾している。この姿勢だと鼠径部は
    閉じている。
- 項部は伸展しながら弧を描いているように見える
  か、それとも圧縮しているか？

- 耳の真ん中から眼窩下縁をつないだライン（ドイ
  ツ水平線）は水平か？
  - ドイツ水平線は上方に傾き、顎が高く上がっ
    ているか？　これは項部が短縮しているとよく
    見られる。
  - または、ドイツ水平線は下方に傾き、顎-頸部
    のあたりが圧縮しているか？　これは項部が
    過伸展しているとよく見られる。
- 頭部：項部にしわが見えるか？　しわがあると、
  項筋が短縮している。
- 胸郭は頭部と骨盤の間にバランスよく収まって
  いるか？　胸骨は力みなく持ち上がって見える
  か？　問題がなければ、胸郭は頭部と骨盤の極
  の直立にきちんと統合されている。

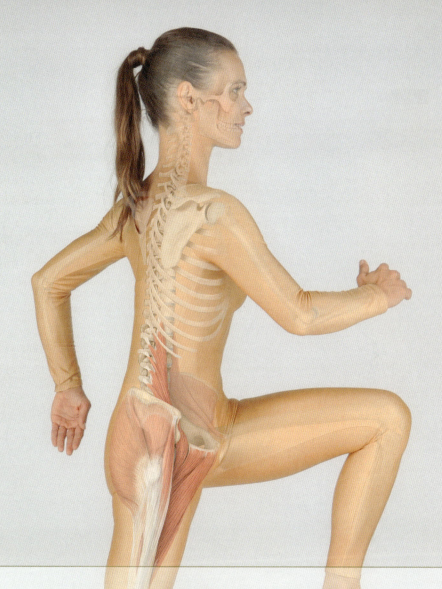

2　立位：骨盤-股関節-脚のつながり

2 立位：骨盤 - 股関節 - 脚のつながり

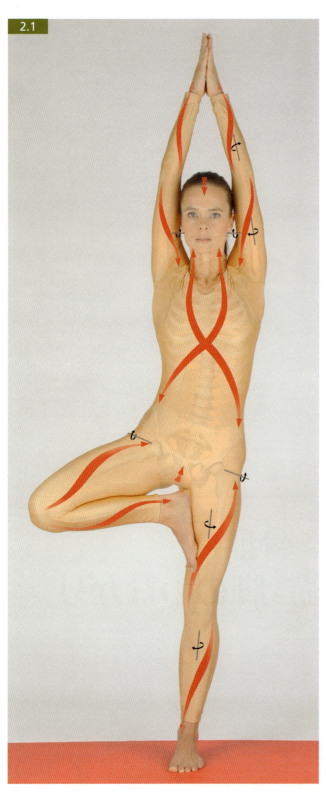

2.1

＜立位：非対称の移動運動＞ 木のポーズ（ヴリクシャーサナ）：球状の股関節は、進化史における人間の直立の基点である。骨盤は丸い股関節の上で立体的に踊り、脚と足は定向性のらせん構造をしている。

ポイント：
股関節──骨盤と踊る

中心部の踊り

　立位の特徴は、目立って見える脚よりも、立体的な骨盤の動きにある。土台となる脚と足を特定の位置に置いて維持すると、中心の骨盤がそっと動き始める。

　たしかに、三次元の骨盤運動でなく、脚の動きに意識を向けるほうが簡単である。脚は運動半径が広く、目に留まりやすいのだから当然だろう。歩いたり踊ったりするとき、空中を動き回るのがすぐわかる。

　骨盤の動きはかなり繊細である。これを感じとるには、ふだん見えない領域に注目しなければいけない。本当に踊っているのは骨盤で、股関節の丸い骨の上で三次元に動いている。試しに骨盤を固定して歩いてみるとよい。歩けはするが、脚の振りは小さくなり、小股でしか歩けない。

　立位という姿勢はとくに要求が高い。この姿勢では立体的な動態が凝縮され、意識して整える姿勢の繊細さに転化している。立位には踊りや歩行の勢いはない。原理はつねに同じで、「骨盤の立体的な踊り」を高めて、立体的に正しい姿勢を作り、それを保持することである。骨盤の踊りを中心にすえれば、静的平衡が意外にも動態であることを発見する。勢いのよい動態を控えると自己感知力が鍛えられる。

　脚と足を地面に安定させながら、骨盤の回転と動きにじっくり集中してみよう。これによって運動感覚を磨き、短縮した構造を狙って伸張することができる。歩・走行時、脚は勢いよく前や後ろに伸びたり曲がったりするが、骨盤のほうは動いていないように見える。しかし、これは単なる見せかけで実際は違う。下では脚がよく見る形で歩き、上で骨盤が踊っているのである。骨盤には独特の動態があり、高度に細分化された、リズミカルで立体的な回転、らせん、8の字の運動を行っている。専門的にいえば「機能的負荷下における可動的な安定性トレーニング」である。本章の「立位」ではこれを学ぶ。立位は動態を凝縮した姿勢である。しばらくトレーニングすれば、歩・走行時、階段の昇降時、あるいはダンス時、どれほど骨盤が回転しやすく、動きやすくなっているかに気づくだろう。中心のダンスで人生が豊かになり始める。

2 立位：骨盤 - 股関節 - 脚のつながり

股関節：熟すのは遅く、老いるのは早い

スフィンクスはテバイの郊外でオイディプスに謎を出した。これに答えられれば、街はスフィンクスの災いから解放されるという。「朝は4本足、昼は2本足、夜は3本足で歩くものは何か」。オイディプスは「人間」と答えて正解した。どうやら古代のギリシャ人も股関節症に悩んでいたらしい。

股関節は、人体の中で、もっとも成熟が遅く、もっとも老化の早い関節だといわれる。

「もっとも成熟が遅い」とは股関節の伸展のことで、のちの直立歩行に必要になる。股関節が完全に伸展して可動するまでには時間がかかる。早生児や新生児は、股関節が屈曲してまだ発達していない状態で生まれ、脚もつねに曲がっている。ばたばたと脚を動かして股関節の完全な伸展を身につけなければいけない。これには伏臥位が役に立つ。

股関節の最重要ともいえるもうひとつの要素は、外転である。成長して歩き出すと、骨盤は支持脚の大腿骨頭の上方を斜めに転がる。大腿骨頭の外側に寛骨臼が覆いかぶさる動きはだんだんと安定してくる。負荷のかかる瞬間には、この機能はとくに役立つ。股関節の発達が不十分な新生児の場合（股関節形成不全）、この原理で発達を促すことができる。幅の広いオムツや股関節バンドを使って、大腿骨頭が寛骨臼の深くに回転しながら押し込まれるようにすると、臼蓋が刺激され、成長が促進される。

歩き始めるときは、股関節の伸展と外転をくりかえし学習していく。はじめて立って歩く乳児は、脊柱過前彎の姿勢になっている。骨盤が前傾し、股関節は十分に伸展していない。頭部と上体はすでにきちんと直立しているが、骨盤の直立と股関節の伸展ができるようになるのはもう少しあとである。支持脚側の骨盤が低く傾いて股関節が外転する動きも、時間をかけて身につけていく。

幼児から小児への移行は生物学的な成長の節目のひとつで、目安は就学、歯の生え替わり、そして幼児によく見られる立位や歩行時の脊柱過前彎がなくなることである。つまり、5-6歳までの過前彎は「普通」で、それよりも大きくなったら消失したほうがよい。しかし、すべての子どもが自動的に過前彎でなくなるわけではない。おそらく遺伝的な要素も関係しているのだろうが、過前彎が常態になることがある。その際は、より骨盤が直立し、股関節が完全に伸展し、動作時の股関節が構造的に安定するよう、適切に指導する必要がある。

「もっとも老化の早い」とは股関節の摩耗のことで、40歳ですでに始まるのも珍しくない。未発達で形成不全の股関節であれば、可能性はさらに高まる。股関節は大きな負荷にさらされており、上からは荷重がかかり、下からは衝撃が突き上げる。体幹の重みはここから脚に伝わる。そのため、摩耗が一番の問題なのである。さらに、資質、未発達、形態異常、慢性的な負荷の片寄り、栄養不良も関係してくる。股関節は人体でもっとも可動性の高い関節である。あらゆる方向へ回り、転がる。ダンサーであれば横へ180°開脚するし、フィギュアスケーターであれば垂直に上がる。股関節の可動性が失われるというのは、油断のならない事態である。可動性は徐々に、しかも最初は気づかないうちに減っていく。動きの遊びが少しずつなくなり、あちこちに負荷を分散できなくなる。いつも同じ軟骨にばかり負荷がかかる。

ポイント：股関節─骨盤と踊る

最終的には立体的な動きが減少し、いくつかの決まった軌道しかたどれなくなる。これは股関節に痕跡を刻む。つねに動きが片寄ることで、特定の個所の軟骨が負荷を受け続け、もう再生できなくなる。摩耗は早期に悪化し、股関節症を引き起こす。要するに、機能的な安定性と、立体的な可動性は強く関連しているのである。股関節が柔軟で安定していれば、緻密な重心コントロールが働いて、身体が軸をとらえる感覚が生じる。片足立ちしようが、大きく足を踏み出そうが、骨盤がいろいろ動くのを試してみようが、中心から外れない。そのため、立位で骨盤と股関節の姿勢を整える能力が高まる。まず股関節の可動性と安定性を構造的に両立させ、その上で、骨盤が立位で踊るように多様な動きをすることが解剖学的に重要なのである。

摩耗予防：３つの大きな不足

骨盤が三次元に動くと、股関節への負荷のかかり方が変わる。いってみれば、負荷のゾーンが関節の軟骨上を動き回る。この変化が軟骨の摩耗予防には非常に重要である。わかりやすくいうと、全方向に動かせるからこそ股関節を一生ずっと維持したり、可能なかぎり回復させたりできる。歳を重ねても痛みなく自力で歩けることは、生活の質を支える柱である。

こうした骨盤の動きは、「大腿骨頭を軸にした寛骨臼の踊り」といえる。重要点は、関節運動が近位で行われることである。関節で身体の中心に近い側（近位）、つまりこの場合では、骨盤の一部である寛骨臼が動く。体操で脚を振り上げるときはまったく逆になる。体操では、寛骨臼と骨盤は不動のまま、遠位（近位の反対）の大腿骨頭が動く。ここでは、骨盤の三次元的な動きをそれぞれの方向にわけて分析する必要がある。各方向をひとつひとつ説明していこう。まずは、ひとつの面、ひとつの方向だけに集中すればよい。

最初に問題になるのは、骨盤の直立不足、股関節近位部の伸展不足である。脚はまっすぐだが、骨盤はいくらか前傾している。これはつまり股関節が屈曲しているということである。脚がまっすぐで骨盤が前傾していても、骨盤が直立していて脚が曲がっていても、どちらも股関節には同じことを意味する。伸展が不十分なのである。股関節の伸展不足はよく見られ、運動が好きで頻繁に行うひとでも少なくない。

２つめの運動制限は、股関節近位部の外転不足、「立位で股関節を開く力」の不足である。ほとんどの場合で伸展不足と関係し、鼠径部と大腿内側（内転筋）が狭まっている。180°開脚は、股関節を開く運動の最高形とされる。しかし、ここでいっているのはそれではない。注目すべきは脚でなく、股関節が横へ外転運動することである。わかりやすい例をあげよう。脚を引き寄せる筋肉（大腿の内側にある内転筋）がひどく短縮していたとする。外転できるのは最大でやっと20°くらいである。この状況を逆転させる。片足立ちになり、逆の遊脚側で骨盤を持ち上げる。すると、支持脚の内転筋が伸張する。骨盤が20°傾いたところで、短縮した筋肉のせいで動きが制限されて止まる。股関節の外転不足で問題になるのは、まさにこの動き、球関節上で骨盤が側方に傾く可動性なのである。

３つめは股関節の回旋不足である。歩行時、骨盤は左右交互に回転し、脚はレールに乗ったように

2　立位：骨盤 - 股関節 - 脚のつながり

まっすぐ前へ進んでいく。人間の歩行では（人間は側対歩でなく斜対歩で歩く）、骨盤は必ず支持脚へ向かって回転する。支持脚側では内旋、遊脚側では外旋が行われる。回るのは骨盤であって大腿ではないので、股関節の骨盤側の回旋、つまり近位の内旋と外旋が大事になる。伸展・外転・回旋の不足が3つそろっていることも珍しくない。こうしたすべてで機能的な可動性が欠けてしまうと、脚と足の軸、骨盤、腰椎にわるい影響を与える。腰痛についてはこれを覚えておこう。近位で伸展・外転・回旋の不足が併発すれば、腰椎と椎間円板の回転が少しずつおかしくなり、負荷が片寄っていく。

支持脚と遊脚：骨盤の外らせんと内らせん

脳は運動形態を三次元で考える。軸と面ではない。しかし、股関節の特別な重要性を考えれば、その複雑さもしかたない。ここでは、面と回転軸の空間表象能力などをトレーニングする。ヨーガで繊細な動きを行う基本である。歩・走行時は、三次元それぞれの動きがひとつに合わさり、骨盤は大きな曲線で動く。左右交互に回り、横に上下し、最適な直立を中心に過前彎と平背の間を行ったり来たりする。このとき、骨盤の内部には立体的な動態が生じている。「骨盤のダンス」はひとつずつの方向に分解できる。遊脚側の寛骨は「内らせん」、支持脚側は「外らせん」で動く。詳しく見ていこう。

外らせん：骨盤の扁平な部分（解剖学的にいえば寛骨）は、後・下・外へ回転する。この動きを外らせんという。外らせんは支持脚、つまり負荷のかかっている側の寛骨の協調運動である。これは優先的に学ぶべき事項である。外らせんが働けば、負荷のかかる個所に長さと強さが出る。つまり、股関節と腰椎が安定する。また、上方の肩と揺れ動く胸郭から余計な力を抜くには、まず下方の骨盤が外らせんでしっかり安定していなければいけない。

内らせん：負荷のかかっていない遊脚の寛骨は内らせんを描き、前・上・内で、臍の方向へ回転する。内らせんはふつうそれほど難しいことでなく、通常の運動パターンそのままで骨盤が前傾し、支持脚側の股関節が下がればよい。

動態では、一方の寛骨が安定した外らせんで、他方が不安定な内らせんで動く。こうして機能的に安定した骨盤は、適当に「くねくね回る」骨盤よりもずっと効率的で負荷に強い。骨盤を直立させた左右対称の立位などの静態では、両側の寛骨が外らせんへ向かう。「中心をとらえた骨盤の姿勢」というのは、片足立ち位と左右対称の立位では意味がいくらか異なり、ポジションによって変わってくる。まさにこれがヨーガアーサナで大事な点で、ヨーガの立位姿勢を保持しながら、骨盤を機能的に有意義な位置へ繊細に整えていく。

トレーニングの目的：骨盤を起こす──骨盤横軸を中心とする股関節の回転

コーディネーション

骨盤の直立：後方脚と背部を長く

重要ポイント

- 直立位のように骨盤は直立を保つ
- 後方脚の鼠径部は十分に開き、「上に向かって大きな口を開けている」
- 後方脚の寛骨は上方へ向かい、「大腿から離れている」
- 腰椎は長さを保ち、過前彎にならない
- 曲げた前方脚は前を向いて、X脚位にならない

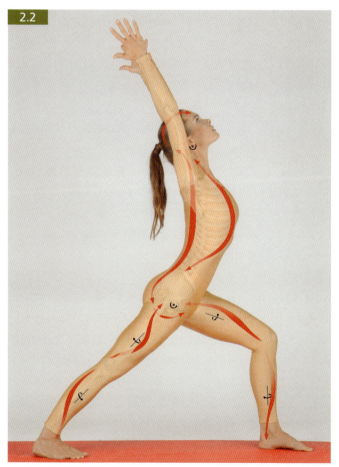

<戦士のポーズ（ヴィーラバドラーサナ I）> 重要ポイント：横軸を中心に骨盤が直立することで、下背部が長く、鼠径部が開いている。脚らせんで立位が安定。

医学的な姿勢分析：ヴィーラバドラーサナⅠ（戦士のポーズⅠ）

ヨーガの「戦士のポーズ」は（正しく行えば）股関節を伸展する最高のトレーニングである。このポーズをマスターできれば、一歩ごとに過前彎にならず、しっかりした足どりでずっと歩んでいける。

股関節の伸展はランジのポーズでトレーニングする。歩くときのように足と脚を正面に向ける。歩幅は後方の股関節がどのくらい伸展するかで変わってくる。伸展力があまりないと歩幅は小さい。自分に合った歩幅を試そう。

直立位で骨盤がきちんと起き、股関節の伸展が十分ならば、前方の寛骨（正確には上前腸骨棘）から大腿がまっすぐなラインでつながる。股関節にとってこの状態は、解剖学的ゼロ位である。つまり、屈曲も伸展も0°で行われていない。骨盤が倒れて過前彎になったり脚を曲げたりすれば、股関節が屈曲したということである。どちらの場合も鼠径部は閉じる。

片足を前に踏み出すと、後方脚の股関節は理論上20-30°後方へ伸展する。片方の脚が後ろに来るのは誰でもできる。ここで大事なのは、股関節の伸展を上方の骨盤のほうから安定させることである。意識を後方脚よりも骨盤に向けてみよう。骨盤も前傾しているようなら、第1に過前彎であり、第2に計算上、股関節は伸展していないことになる。後方脚が後方へ20°伸展して、骨盤が前方に20°傾いていればプラスマイナスゼロだからである。これでは股関節は伸展していない。ではどうするか。

直立位と同じように、恥骨を高く掲げる。しかし、下背部はランジのポーズでも力まずに長さを保つ。以下の2点を観察しよう。骨盤を直立すると、身体の重心が股関節の回転軸の後方へ移動する。また、重心が移ったことで、伸展している後方の股関節に軽さが生まれ、そこから身体が持ち上げられるような感じになる。比較のために、骨盤を前傾して過前彎にしてみる。重心は前下方に移り、鼠径部が閉じ、伸展したように見える股関節が狭まる圧迫感がある。

とっておきのアドバイスがもうひとつある。両手を補助に使ってみよう。伸展感を正しく得るため、伸ばした後方脚の寛骨に片手を置き、やさしく、けれどしっかりと引き上げる。もう一方の手は仙骨に置いて、後下方への長さを補強してもよい。前方の寛骨に置いた手をすべらせて、開いた鼠径部に持っていく。そして、大腿の丸い骨頭が触れるか確かめる。骨盤を直立すると鼠径部が張って感じられ、前傾すると「空っぽ」になる様子を試す。

最初は、小さめの歩幅で前方脚を少しだけ曲げて戦士のポーズを行う。骨盤のバランスをとって、下背部が直立位と同じように伸びている感覚を得る。それができたら歩幅を広げて骨盤を落としていってよい。低くなることで股関節の伸展は明らかに強まる。最大に伸展できるポイントを探し、どの時点から過前彎になるかを感じとる。

曲げた前方脚についても少し触れておく。この脚では、極が正しく脚・足らせんへ回るように注意する。上方の股関節でらせんが外側へ回り、下方の母趾がしっかり地についているかは、膝と踵がまっすぐかどうかで見てとれる。膝は正面を向き、X脚にもO脚にもならない。踵にもまっすぐ負荷がかかり、内側へ折れ曲がらない。

メディカルエラーパターン

股関節の伸展——幼少期の着席耐久レース

ランジのポーズで後方脚を長く伸ばすと過前彎になる。下背部に長さがなく短い。骨盤は直立せずに前傾している。そのため、鼠径部は十分に開かず、大腿骨頭が鼠径部に埋もれている。

幼児では、股関節が完全に伸展していないのがはっきり見てとれる。典型的な過前彎姿勢である。身体の構造がまだやわらかく形成可能なので、過前彎でも問題はない。構造は日々の習慣で作られる。就学の年齢になると、股関節は新たな段階に入る。座る生活が始まるのである。伸展を喜ぶ股関節がずっと屈曲していなければいけない。その結果、股関節の屈筋がだんだんと短縮し始める。これは靭帯のような筋肉である。最終的には、多くの子どもが股関節を正しく伸展できなくなる。仰臥位で過前彎にならずに、脚を長く伸展させて平らに横たわるのが難しい。この姿勢は、股関節伸展の解剖学的ゼロ位である。

骨盤を直立させて歩くには、ゼロ位からさらに股関節を20-30°伸展させる必要がある（角度は歩幅による）。伸展が十分でないと、それを補おうとして骨盤が前傾してしまう。股関節が20°伸展せずに、骨盤が一歩ごとに20°前傾するとどうなるか。腰椎が押しつぶれて過前彎になる。そのメカニズムは非常にシンプルである。歩行時は片脚が後ろに来なければいけない。股関節で伸展が得られなければ、腰椎が代役を務めるしかなく、その過程で腰椎は無残にも過前彎になり、押しつぶされてしまう。このよく見られる歩行パターンは、股関節の軟骨と腰椎の椎間円板を密かに蝕んでいく。

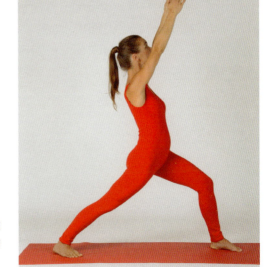

股関節伸展のエラーパターン：伸展が足りない。骨盤は前傾し、腰椎は押しつぶれ、伸展の不十分な股関節が圧迫され負荷を受ける。

2　立位：骨盤-股関節-脚のつながり

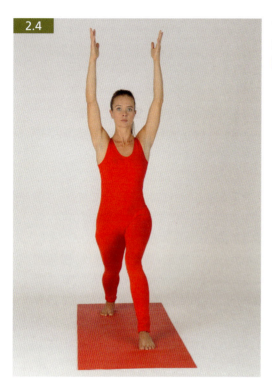

ランジのポーズにおける膝屈曲のエラーパターン：屈曲した前の膝がX脚位に折れている。怪我と摩耗の危険性が高まる。

膝の屈曲：曲げるが、横に折れない

　前方脚では、股関節と膝関節がランジのポーズに応じて屈曲している。ここで注目すべきは、股関節と前足部の両極がねじれる脚らせんである。前方脚で一番大事なのは、大腿でらせんの回転方向がはっきりと外旋へ向かい、母趾が地について「それに対抗する」ことである。前の股関節の深層外旋筋が正しく働かず脚軸を安定できなければ、膝と踵が自動的に内側へ折れ曲がる。屈曲時の膝というのはどちらにしても、伸展時より不安定で怪我をしやすい。土台がぐらぐらでは、勇敢な戦士のポーズができるはずもない。X脚を防ぐには上方からしっかり働きかけ、股関節の外旋筋を刺激する必要がある。

トレーニングの目的：骨盤を起こす—骨盤横軸を中心とする股関節の回転

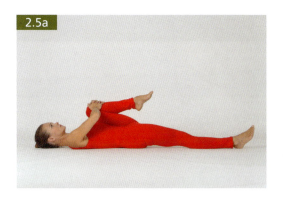

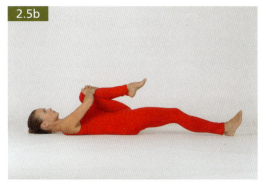

メディカルテスト：股関節の伸展不足。股関節の屈筋が短縮しているか？ 片脚を持って骨盤を固定し、もう一方の脚は力を抜いて伸ばす。a) 股関節の屈筋が短縮していない場合、この肢位で脚全体を平らに横たえることができる。b) トーマステストで鼠径部が開けていない状態。股関節の屈筋は短縮しており、膝窩は不完全にしか床に近づけられない。

メディカルテスト

股関節の伸展不足——
股関節の屈筋が
短縮しているか？

　定評のある「トーマステスト」を使う。仰向けになって横たわり、膝を曲げて両脚を身体に引き寄せる。項部と腰部は長いまま。次に、両手で片方の膝をつかみ、大腿が腹部と胸部に触れるまで引き上げる。これによって骨盤が直立し、この位置で安定する。今度は、テストする側の脚を徐々に伸ばす。足を床につけ、ゆっくりと力を入れずにすべらせ、膝を伸ばしきる。重要なのは、力を入れないままで膝がどこまで伸びるかである。膝窩は平らになって力みなく床に置けるか？ できていれば、股関節は少なくとも解剖学的ゼロ位まで伸展している。膝窩を力みなく平らに置くことができず、膝は曲がったままで、鼠径部では大腿と骨盤の間に角度ができていれば、股関節は伸展していない。この角度はたいてい10-20°になる。

2 立位：骨盤 - 股関節 - 脚のつながり

詳しい解剖学：骨、関節、靭帯

股関節の球関節：直立の解剖学

股関節は球関節である。対となる2つの骨、丸い大腿骨頭と、寛骨の一部で深い空洞になった関節窩（寛骨臼）でできている。大腿骨頭は人体でもっとも丸い骨で、ほぼ完全な球状をしており全方向へ動く。何と肩関節よりも丸く、可動性が高いのである。馬やライオンなどの哺乳類だとそれほど丸くなく、股関節の可動性もずっと低い。股関節は球状のもので唯一の支持関節である。この球状が2重の機能を果たしている。まず回転の可動性を高め、第2に負荷力をさまざまな方向へ分散する。走行時、大腿骨頭は寛骨臼の中で回転し、寛骨臼は骨頭のまわりを回転する。

完全に静止して立つためであれば、柱のような脚と平らな股関節のほうが便利だろう。しかし、股関節はそう作られてはいない。脚と体幹をつなぐ球関節のおかげで、歩行時の体幹は直立して平衡しながら安定していられる。交互に動く脚に安定を妨げられることもない。2つの完全な球に乗った、完璧なバランス芸である。

股関節の伸展：関節頭と関節窩の反対運動

股関節の伸展では、2つの骨が逆の動きをする。たとえば大腿骨頭が前方へ回転するなら、寛骨臼は骨盤の横軸を中心にして後方へ回る。これが股関節の伸展力学である。骨盤の横軸については、股関節に横から棒が入っているとイメージする。この棒を軸にして骨盤は、前方が高くなれば後方が下がる「球状の動き」をする。一方で、大腿骨頭はちょうど反対の方向へ回転する。後方脚が後ろへ伸びると骨頭も自動的に正しく回転するので、これについては何もする必要はない。しかし、寛骨は自動的には反対へ回転しない。前方の鼠径部を伸張させずに骨盤を前傾して、関節が上下ともに同じ方向へ回るほうがずっと楽だからである。股関節を伸展するときは、鼠径部の伸張に意識を集中させる。歩くときのように戦士のポーズをとる。正しく行えば鼠径部はきちんと「口を開け」、前上方へ大きく開く。寛骨の正しい回転方向は、骨が教えてくれる。恥骨が臍のほうへ引き上げられ、大腿から離れれば成功である。

鼠径部を開く：前方をしっかり伸張する

鼠径部と腰部の伸張は関連している。前方の鼠径部を伸張すると、後方の殿筋が緊張する。腰部では逆になる。下背部が伸びれば、腹側の筋群に緊張が起こる。

「縦軸張力」を考えると、鼠径部と腰部の関連を感じとりやすいかもしれない。人体の構造は、弾力性のあるゴムバンドのように実際に長く伸びる。鼠径部では、脊柱よりも強い伸張感が得られる。ここで伸びているのは、大腿骨頭の前方にある股関節靭帯と腸腰筋である。寛骨臼が寛骨全体とともに前上方へ回転することで、靭帯と股関節屈筋である腸腰

トレーニングの目的：骨盤を起こす―骨盤横軸を中心とする股関節の回転

2.6

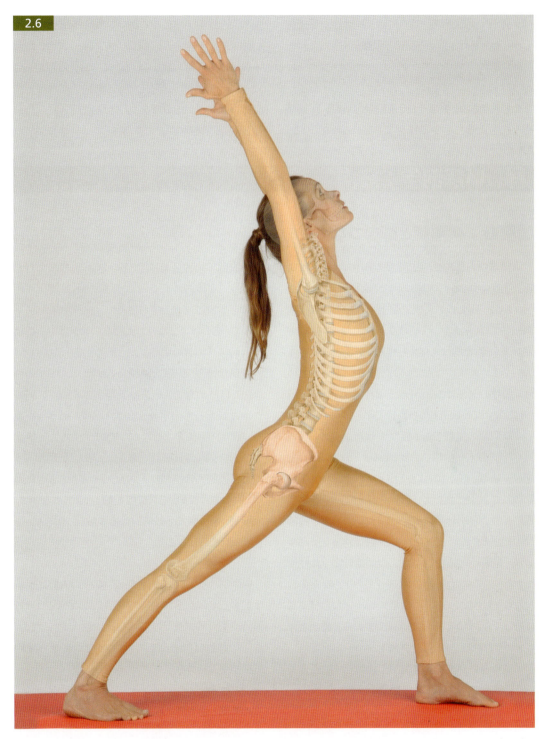

<骨> 股関節：回転と反対回転がセットになってはじめて鼠径部が完全に開く：非対称のランジのポーズで骨盤を直立させて、脚の遠位伸展、そして股関節の近位伸展を行う。

2 立位：骨盤 - 股関節 - 脚のつながり

筋が強く引っ張られる。さらに、大腿骨頭が鼠径部のへこみを埋め、中から靭帯と腸腰筋を押して緊張を高める。

脊柱をきちんと伸ばせたときと同じように、圧縮感や不快な圧迫負荷が鼠径部でも感じられなくなる。

反対に、骨盤が前傾している場合は、腰椎だけでなく股関節も圧縮する。もしランジのポーズでこの強い張力が鼠径部に感じられないのなら、歩幅が小さいか、あるいは少し楽をしているか——とにかく、寛骨の引き上げが十分でなく、骨盤がまだいくらか前傾し、過前彎ぎみになっている。

詳しい解剖学：筋肉

腸腰筋：横隔膜と脚をつなぐ

腸腰筋は人体でもとくに重要な筋肉のひとつである。身体の中心から大腿にかけて走行し、各脚にひとつある。腸腰筋が柔軟で伸張可能であれば、脚が伸びて勢いよく歩いていける。しかし、実際はこの逆が多く、腸腰筋は人体でも感知しづらく、柔軟性を失いやすい筋肉になっている。感知しづらいというのは腹腔の深部にあるからで、柔軟性がないというのは、たいてい硬直してひどく短縮しているからである。股関節の屈筋である腸腰筋は新生児ではまだ短く、その後も一生短いままであることが珍しくない。学校や職場、車の中でずっと座っていることは、腸腰筋の長さや柔軟性によい影響を与えない。股関節屈筋は股関節の伸展に大きく関わる。これが「股関節の伸展と骨盤の直立に対する抵抗の場」だからである。屈筋が短縮していると、股関節は完全に伸展できない。これは直立位でもそうであり、直立歩行位ならなおさらである。骨盤底のトレーニングをさらに続けてもよいが、鼠径部が開いておらず腰部が伸びていなければ、いくら骨盤底をトレーニングしても役に立たない。まずは股関節を伸展して鼠径部を開くのが先で、骨盤底に取り組むのはその後である。

腸腰筋は2つの筋肉からできている。その1つ、大腰筋は腰椎と第12胸椎の左右から起始し、鼠径部を通って大腿骨まで走行する。この走行を見れ

ば、股関節の伸展がどこでどのくらいの規模で行われるか、立体的にイメージできるだろう。脚は体幹の高いところまで統合されており、ただ骨盤にぶら下がっているわけではない。大腰筋のおかげで、脚は歩行時に「体幹の中心」から前方へ振り出される。大腰筋は横隔膜の脚と隣接しており、この2つのつながりは詩的なイメージで表現することができる。ベルに音を打ち出す棒が2本入っているような形で、脚は横隔膜の下を行ったり来たりする。一歩進むごとにベルは揺れ動く。さらに、第12胸椎から下方で、大腰筋は腰椎ひとつひとつからぎざぎざに起始している。こうして下背部もまた大腿とつながる。大腰筋が短縮すると必然的に腰椎が引っ張られ、少しずつ過前彎になる。

腸腰筋のもう1つ、腸骨筋は、寛骨の内面に扇状に広がっている。この筋が短縮していてもやはり骨盤は前下方へ倒れていく。恥骨は高く上がらず、一番下の腰椎は折れ曲がる。1つか2つ置きで椎間円板が痛み始める。

大腰筋と腸骨筋は恥骨の上方でつながり、鼠径部の恥骨縁を越えて大腿骨に付着する。直線的に大腿骨の前面へ走行するのではなく、むしろらせん状に後面まで入り込む。そこには突起状の骨、小転子

があり、近くには坐骨結節がある。

　ずっと座っていると、腸腰筋は強く短縮しやすい。そのため、「ランジのポーズ」をトレーニングして、腸腰筋を効果的かつ立体的に伸張する。ただしこれには、後方脚がまっすぐ伸びていないとならない。

大腰筋が短縮している場合、脚全体が骨盤といっしょに外側へ回転する傾向がある。後方脚をまっすぐにすると筋肉の停止部が長く伸び、同時に、腰椎の過前彎を正してやれば起始部が後上方へ引っ張られる。以上で、腸腰筋は機能的に最適な形で伸張する。

股関節の伸展：靭帯を安定させ、筋肉を動かす

　それでは、歩行時の股関節がどう動くか見てみよう。骨盤は直立したまま、大なり小なり脚は前方へ振り出される。このとき、過前彎にならなければ後方脚の股関節は約20°伸展する。骨盤の直立を保ちながら脚を後方へ伸展することで、強力な股関節靭帯がぴんと張り、腸腰筋が弾力のあるゴムバンドのようにプレストレッチされる。靭帯の張力と腸腰筋の柔軟なプレストレッチによって、安定性と力動性が同時に得られる。おかげで股関節は激しい衝撃をやわらげることができ、腰椎と繊細な寛骨臼を不要な摩耗から守る。前方の開いた鼠径部で靭帯と筋肉によって衝撃がやわらぐため、寛骨臼の上前縁に直にかかることはない。もし「鼠径部が閉じて」過前彎の姿勢になっていれば、圧迫負荷と衝撃力を柔軟な張力に変えていくトレーニングの効果は無駄になってしまう。

　足アーチについで、自然は私たちにもうひとつの緩衝材を授けてくれた。強い負荷のかかるメカニズムの股関節と腰椎には、この緩衝機能が必要である。下からの衝撃波と上からの荷重がここでぶつかるからである。負荷を軽くするとは、ただおとなしくするとか、大事に扱うことではない。機能的に正しく負荷をかけるということである。骨盤は歩行時に足を蹴り出す瞬間、能動的に安定して直立した状態を保つ。最大に負荷が生じる瞬間に自動的に負荷が軽くなるよう、自然はきちんと整えてくれている。

2　立位：骨盤 - 股関節 - 脚のつながり

2.7

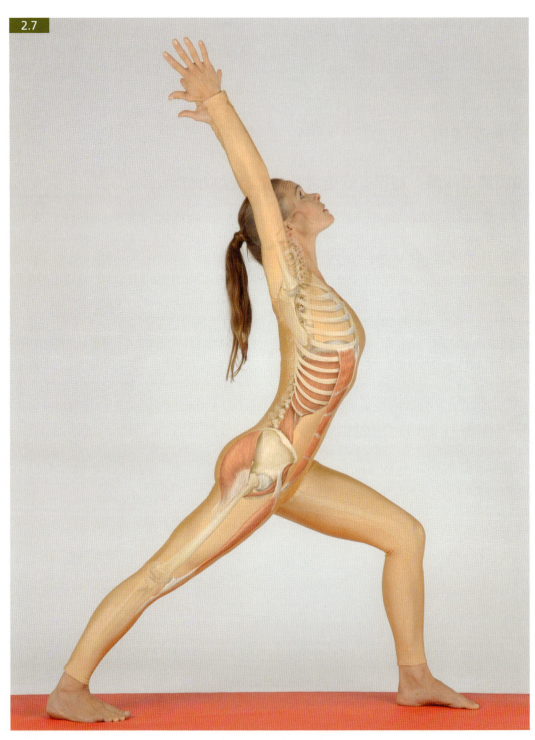

<筋肉> 股関節。脚は体幹の高いところまで統合され、ただ骨盤にぶら下がっているわけではない。大腰筋は横隔膜の脚と隣接している。股関節を伸展するとき、股関節の「靭帯のひねり」が立体的な動きを導き、最大伸展の瞬間に大腿骨頭を寛骨臼に安定させる。

トレーニングの目的：骨盤を起こす―骨盤横軸を中心とする股関節の回転

股関節伸展のトレーニング：完全な直立

感知トレーニング――腸腰筋：狙ってゆるめる

目的：股関節屈筋の感知力を磨く（伸張が目的ではない）。緊張個所を短縮してから、ゆるめて長くする。ふだんは感じない筋肉に意識してコンタクトする。

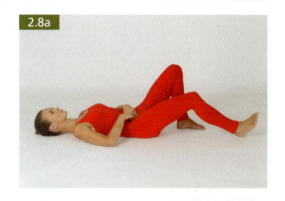

スタート：仰臥位。片膝を胸のほうへ引き寄せ、もう一方の脚は床に伸ばす。p.101のトーマステストのような肢位だが、今回はトレーニング用に少し変えている。

アクション：伸ばした脚側の股関節屈筋を少し緊張させる。膝を何センチか上げ、踵は床につけておく。屈筋全体が張るのを感じてみる。恥骨に近い大腿の内側から、鼠径部を通って、腰椎に近い腹腔の深部まで。今度は膝を徐々に下げる。力を入れずにただ下ろしていく。このときも腸腰筋を意識し、鼠径部がわずかに開くのを感じとる。静かな緊張と弛緩を10-15回くりかえす。

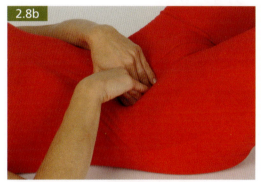

＜感知トレーニング＞　腸腰筋：狙ってゆるめる。仰臥位で左脚を立てて置き、右脚は平らに床に置く。指で右下腹部を触って大腰筋を確かめる。表層の腹筋群の奥に、下部腰椎の方向へ斜めに感じられる。腸骨筋は寛骨のすぐ内面にある。a) 股関節の屈筋が活性のときは、深部に腸腰筋の緊張を触って感じられる。b) 腸腰筋に意識を集中しながら最大に弛緩させる。踵をゆっくり床にすべらせ、膝を徐々に下げる。

可動性トレーニング——骨盤ブランコ：腸腰筋を動かして伸張する

目的： 立位の腸腰筋を動的・静的に伸張する。動かすのは、意識を集中しながら繊細かつリズミカルに伸張を行うためである。各側を2分ほど伸張する。座っている時間が長いひとは毎日行う。平均的な時間のひとであれば、歯磨きや立って電話をするときなどに行うとよい。

スタート： それほど大きくないランジのポーズ。後ろの膝をまず軽く屈曲させてから伸ばす。伸ばした股関節の寛骨に片手をあてる。

アクション： 股関節の横軸を中心に骨盤を直立させたり戻したりして、くりかえしやさしく動かす。直立のときは下背部を長くし、戻すときは骨盤を少し過前彎のほうへ倒す。呼吸のリズムでゆっくり、またはふだん歩くときのリズムで速めにくりかえす。腰椎は小さな波のように揺れる。

恥骨が前方へ上がるたびに、鼠径部が伸張するのが感じられ、骨盤が前傾すると消える。後ろの膝がどんどん伸張され、踵が床に沈んでいく。

応用： 股関節屈筋に微小な動きの刺激を与えてみる。息を吸うと伸張張力がいくらか解かれ、息を吐くと伸張張力が強まる。

あてておいた手で寛骨をそっと引き上げると、同側の殿部が緊張するので、骨盤が直立して後方脚が伸展しやすくなる。

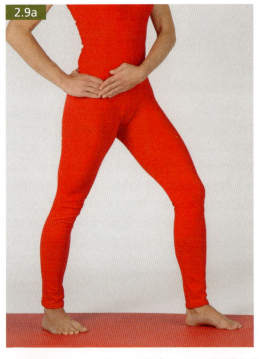 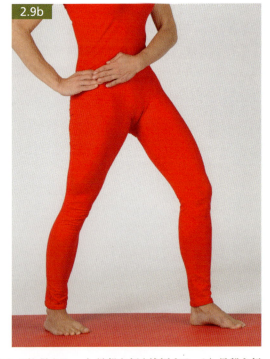

<可動性トレーニング> 骨盤ブランコ：腸腰筋を動かして伸張する。a) 骨盤を軽く前傾する。b) 骨盤を起こす。

トレーニングの目的：骨盤を起こす—骨盤横軸を中心とする股関節の回転

強化トレーニング──腸腰筋パワー：セラバンドを使ったトレーニング

目的： 腸腰筋の緊張をゆるめる。股関節モビライゼーションを行い、腸腰筋を伸張・弛緩させて長さを得る。

スタート： 仰臥位。セラバンドを補助具に使う。腰椎がどのくらい平らに床につくか、鼠径部がどのくらいやわらかく広がった感じになるかを意識する。

アクション：

- 片膝を胸のほうへ引き寄せる。セラバンドを足にかけ、両手でバンドの端をしっかりつかむ。この脚を垂直に持ち上げる。膝は少し曲がってもよい。バンドをぴんと引く。息を吐きながら膝を伸ばし、息を吸いながら脚を曲げる。こうすることで背側の大腿筋群が動的に伸張する。伸張力が十分な場合は、脚をさらに頭のほうへ持ってくる。ゆっくりと10回くりかえす。
- 次の動作。今度はセラバンドをゆるめる。伸ばした脚をスローモーションで床のほうへ下げていく。このとき、下背部の長さを保つようとくに注意する。腰椎と仙骨を床から離さず、骨盤底と下腹部の筋肉を緊張させて、骨盤が脊柱過前彎の方向へ倒れないようにする。その後は仰臥位で、両脚を完全に伸ばす。左右の鼠径部を比較してみる。トレーニングした側の鼠径部はやわらかく、長くなった感じがする。同じようにもう一方の脚もトレーニングする。数回くりかえす。

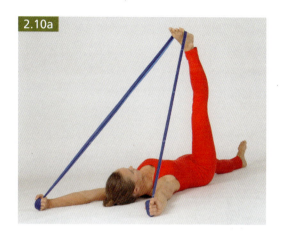

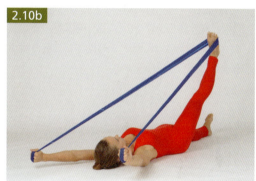

＜強化トレーニング＞ 腸腰筋パワー。伸ばした脚を徐々に下げるには、腸腰筋の力と体幹の安定性が要る。写真はセラバンドを使ったアプローチ法。注意：バンドをあまりきつく張らないこと。a) 脚を直角に上げた開始肢位。背側の大腿筋群が伸張する。b) バンドの力をいくらか借りながら脚をゆっくりと下げていく。目標は、バンドを使わずにこのトレーニングをすること。

2 立位：骨盤 - 股関節 - 脚のつながり

動的トレーニング──腸腰筋ストレッチ：ランジのポーズと片足立ち

目的：脚を伸展する感覚をつかむ。まずは前方の鼠径部を長く、高く、広げる。大腿の前方から腹腔の深部、第12胸椎までを伸展する。次は後方で、身体の背側全体を長くする。踵から坐骨結節、下背部を経由して同じように第12胸椎まで。

スタート：直立位。片手をトレーニングする側の鼠径部に置き、もう一方の手を後方の仙骨にあてる。

アクション：

● 直立位で骨盤を起こし、大きめに脚を前後に開く（片脚を後ろにゆっくり持っていく）。最初に後ろの足趾を床につけながら、前の膝を曲げる。骨盤が倒れないように両手で補助する。寛骨は引き上げ、仙骨は下方へ流す。

● 後ろ足のアーチを広げて踵まで床につける。踵が下がると腓腹（ふくらはぎ）が伸張するのがはっきり感じられる。後ろの膝を徐々に伸ばす。同側の殿部は張り、坐骨結節は前内側の会陰のほうへ移動している。踵 - 坐骨結節のつながりが感じられる。引き続き、両手で骨盤の直立を支える。長くなっている感覚を十分に味わう。これは、鼠径部が強く伸張していること、下背部が力みなく長くなっていることで感じられる。細かな重要ポイント：胸郭は軽く前傾し、後傾はしない。もし後傾している場合は、下背部が十分に伸びていない。

● 直立位に戻る。踵から徐々に持ち上げて足アーチを広げながら、後方脚を直立位へ持っていく。反対の脚も行う。それぞれ5-10回伸張する。

110

トレーニングの目的：骨盤を起こす―骨盤横軸を中心とする股関節の回転

日常トレーニング――歩行瞑想：股関節を伸展するマジックハンド

目的：後方脚、鼠径部、腰部を歩行の動態で長くして調和させる。日常に最適なトレーニング。一歩進むごとに股関節を伸展して、鼠径部が開くのを感じる。

スタート：歩く。片手を前方の腸骨稜に、もう一方の手をズボンのポケットがある位置に置く。

アクション：両手で歩行時の骨盤直立を支える。恥骨・下腹部を前上方に掲げ、仙骨を後下方へ流す。大きな歩幅でゆっくり歩き、一歩ごとに、伸ばした後方脚の鼠径部が伸張するのを感じる。踵はできるだけ長く床につけ、膝はできるだけ長く伸ばす。時間を長くとると、鼠径部と腰部も長く伸びやすい。股関節を完全に伸展すると足アーチを広げやすくなること、歩き方が動的になり、躍動感、柔軟性が増すことを体験する。逆のケースも試し、一歩ごとに骨盤を前傾させて折り曲げてみる。足を蹴り出す瞬間、つまり伸展と立脚相の最後は過前彎になりやすい。

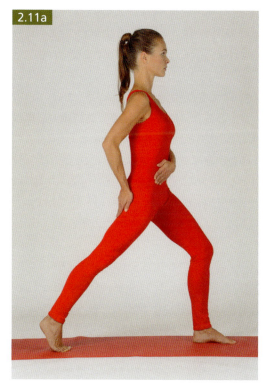 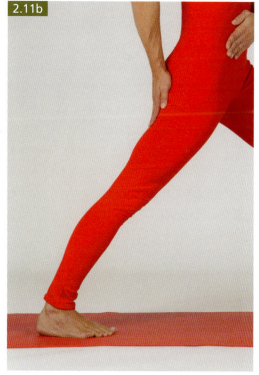

＜日常トレーニング＞　歩行瞑想：股関節を伸展するマジックハンド。a) 両手で骨盤の直立を支える。b) 踵を下げるときでも骨盤は直立したまま。

111

2 立位：骨盤 - 股関節 - 脚のつながり

トレーニングの目的：片足立ち──骨盤 - 脚の負荷軸（ヴリクシャーサナ）

コーディネーション

骨盤の天秤：支持脚側に傾く

重要ポイント

- 支持脚側の骨盤は低い位置に来る
- 支持脚に、同側の骨盤から下方へ向かう力をかけると、上方へ向かう浮揚と伸展が感じられる
- 支持脚側の腰部と鼠径部が長くなっている

- 身体の各部位が垂線の近くに収まっている
- 達成の判断ポイント：明らかに身体が長くなった感覚がある。また実際に長くなっている
- その他のポイント：胸骨の前で合掌すると、肩が広がり、胸骨が直立する

医学的な姿勢分析：木のポーズ

　直立位は左右対称の姿勢である。両足には均等に負荷がかかっており、骨盤は前から見ても後ろから見ても対称で水平、左右の寛骨は同じ高さにある。これが脚1本で立つと変わる。片足立ちでは支持脚の寛骨は低くなる。骨盤は非対称で、負荷を受ける側が低く、受けない側が高くなる。これが「立つ」と「歩く」の基本的な違いである。歩行時、骨盤は水平でなく、傾いた状態を行ったり来たりする。トレーニングとして考えた場合、両足で立つ直立位よりも片足立ちのほうがずっと有用である。片足立ちなしのトレーニングは考えられない。

　安定した根：支持脚側に骨盤が傾いた姿勢をトレーニングできるのは、何といっても「木のポーズ」である。このポーズは、根と成長を同時に表している。しっかり根を張り、上へ伸びる──この2つの決め手となるのが骨盤である。木のポーズでは、大腿は下方へ向かって足底まで延長する。ポーズをとるときの重要な細部であり、これによって身体の重心が骨盤で股関節 - 脚の支持軸に移動する。逆のいい方をすれば、支えとなる股関節が重心へ運ばれる。

　こうして重心が移れば、骨盤が誤って高くなり横に突き出ることはない。指を臍と支持脚の鼠径部中心にあてると、両者がおおよそ縦に上下に並んでいるのが確認できる。垂線が中心のときのほうが、ずっとバランスをとりやすいことがわかる。片足だけだと地面との支持面が半分に減るので、垂線では不安定なバランスを内部の軸で安定させる。

　上へ伸びる：同時に、脊柱はいつもより長くなる。身体が高く伸びて、長さと垂線、バランスが感じられるようになる。歩・走行時には、前へ進むために片足で交互にバランスをとる動きが欠かせない。話を木のポーズに戻そう。支持脚に重心が来て中心をとれていれば、ふらつくことなく片足で立てるはずである。地に根を張ることで、足底から頭頂までがまっすぐになる。

トレーニングの目的：片足立ち — 骨盤 - 脚の負荷軸（ヴリクシャーサナ）

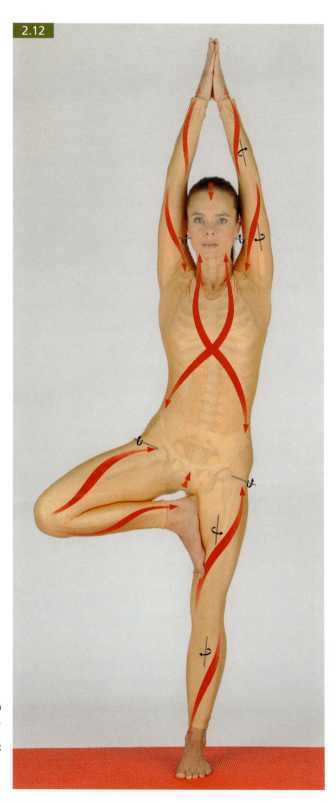

2.12

＜コーディネーション｜骨盤の天秤｜木のポーズ（ヴリクシャーサナ）＞　重要ポイント：骨盤が支持脚側に傾き、腰部が長く、鼠径部が開き、脚軸が安定することで、身体の軸が垂線に最大限近づく。

メディカルエラーパターン

支持脚の骨盤が高くなり、横に突き出ている

　片足立ちの協調ができていないと、骨盤は支持脚の股関節に「寄りかかる」。これは横着して歩いているときとまったく同じである。片方の脚は負荷を受けていないので、支持脚の股関節の靭帯に荷重がかかる。負荷を受けていない脚の寛骨が低く下がり、受けている側が高くなる。骨盤にとっては逆転の世界である。荷重がかかる股関節の骨盤は下方でなく、上方へすべる。さらに骨盤が横に突き出て前傾までしていると、股関節には完全に誤った負荷が立体的にかかる。骨盤に重心が来る体幹の重みは、支持脚の股関節上ではなく、横に外れてのしかかる。この立ち方は筋力が要らないので、短期的には楽に感じられるかもしれない。しかし、間違った姿勢を作り上げて後の障害を引き起こす。横着なマネキン歩きは、まさにこの誤った姿勢が原因である。かっこよく見えても、身体の協調は完全に失われている。医学には、骨盤の高低が誤った状態を表す専門用語がある。片足で立っている場合をトレンデレンブルグ徴候、歩いている場合をトレンデレンブルグ歩行という。

　この姿勢で被害を受けるのは、まず股関節である。中心から外れた負荷がかかり、丸い大腿骨頭は、たとえていえば「家をなくす」。骨盤の高低が逆になったことで、寛骨臼が横にすべる。大腿骨頭に十分にかぶさらなくなるので、荷重が臼蓋の端の繊細な個所へ集中する。計算されつくされた股関節での力の移行が崩れ去り、機能軸に伝わらなくなる。さらに、負荷を受けている側の仙腸関節にも害が出る。関節結合が垂直になって剪断力が働き、くさび原理の効果がなくなる。

　腰椎の椎間関節も支持脚側で無残に押しつぶされ、ねじ曲がる。悪影響がここにも及ぶ。

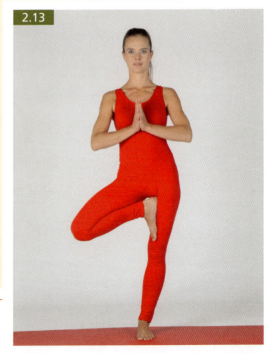

2.13

エラーパターン：支持脚の骨盤が高くなり、横に突き出ている。股関節、仙腸関節、腰椎に悪影響が出る。

トレーニングの目的：片足立ち― 骨盤-脚の負荷軸（ヴリクシャーサナ）

メディカルテスト

骨盤を低く傾ける殿筋のパワー

股関節の伸展力を見るトーマステストに続き、こちらも、股関節の機能をチェックする基本的なテストである。ここでチェックするのは前部殿筋（中殿筋と小殿筋）で、支持脚側の骨盤を引いて低く傾ける筋肉である。

鏡の前に立ち、勢いをつけずにゆっくりと片脚を上げていく。片足立ちになり、上げたほうの脚は階段をのぼるようなイメージで浮かせておく。骨盤をよく見る。高低はどうなっているか？ 負荷のかかった側が高いか、それとも負荷のかかっていない側か？

負荷のかかった脚の骨盤が低ければ、上出来である。遊脚を戻して床につけ、テストをくりかえす。何度も何度も、同じ脚で行う。何回できたか？ 60回は優秀な数値である。小さな殿筋群が十分な力を持っている。10-20回で疲れてやめてしまったか？ その場合はこのテストをトレーニングとして週に何度か続ける。

負荷のかかった側の骨盤が高い場合はあまりよい結果ではない。支持脚側に力を入れて床に向かわせ、臍を股関節の上方へ移動し、遊脚側の骨盤を持ち上げる。自然にできるようになるまでテストをくりかえす。

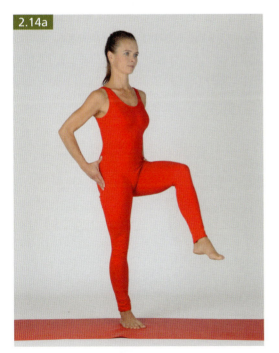 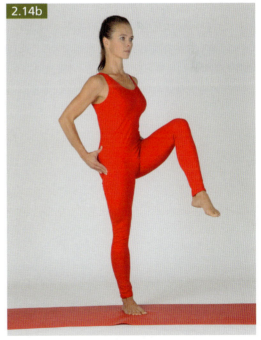

メディカルテスト：骨盤を低く傾ける殿筋のパワー。階段をのぼるイメージで支持脚側を側方傾斜して片足立ちする。a) 骨盤が水平。b) 骨盤が右に傾く。

2　立位：骨盤 - 股関節 - 脚のつながり

詳しい解剖学：骨、関節、靱帯

骨盤：片足立ちで斜めになる聖杯

　片足立ちでは、いくつもの関節に同時に強い負荷がかかる。体重を支える股関節、仙腸関節、同側の小さな腰椎椎間関節、膝関節、足関節がある。こうした関節すべてが片側で全身の重みを支える。走ったりジャンプしたりすると、動的な力が働いてさらに負荷が強まる。階段を駆けおりたり、二段跳びしたりすれば、体重の数倍の荷重がかかって着地がぐらつく。荷重を支える側で大事なのは、折れ曲がらずに負荷を受けることである。少しでも軸がずれれば、力が失われ、強くたわむ。支持脚側の骨盤が機能的に傾くことで、同側の股関節を通る負荷軸が折れ曲がらない。

　本章で学ぶ骨盤の運動方向は、矢状軸を中心にした回転である。これは臍に矢が立っていると考えればよい。回転は支持脚側が低くなるように動く。これこそが、骨盤の機能的な側方傾斜である。支持脚側の腸骨稜に片手をあてて、下方へ押してみよう。反対側の腸骨稜は高い位置に来る。これで骨盤が

矢状軸を中心に回転したことになる。股関節が開く（外転）が、その動きは骨盤で起こったもので（近位の外転）、脚が動くわけではない。脚は変わらず体幹の下にある。もちろんこのときも骨盤は直立したままで、恥骨は高く掲げておく。

　骨盤が機能的に傾くことで、その聖杯の形状が維持される。とはいえ、維持されるのは、荷重を支える支持脚側の半分である。腸骨稜が低くなっているので、この半分の聖杯はいくらか傾いている。坐骨結節（聖杯の下方の出っ張り）は「小さな足」として体幹半分の下を動く。会陰に近づき、前方の恥骨のほうへ向かうような形になる。そして、負荷軸の下端の踵とつながって、1本の力線を作る。この側では、骨盤底の横の層がとくに活性化している。坐骨結節の動きを感じる力は育てることができる。この感覚が身につくと、骨盤から脚の負荷軸を完全に整えるのに役立つ。

116

トレーニングの目的：片足立ち— 骨盤 - 脚の負荷軸（ヴリクシャーサナ）

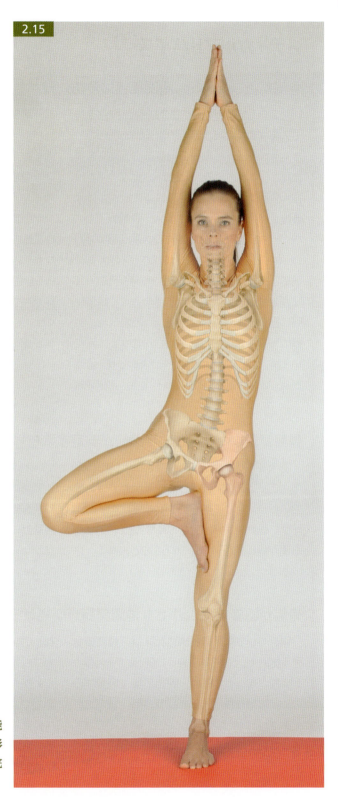

2.15

<骨> 骨盤天秤の原理。骨盤が機能的に傾くことで、寛骨臼がもっともよい形で大腿骨頭にかぶさる。体幹の重みが完璧に脚軸に乗る。

メディカルアドバイス

骨盤が正しく傾くと、股関節症に予防効果がある！

片足立ちでは、両足で立つときと比べて2倍の荷重が股関節にかかる。走ったりジャンプしたりすれば、支持脚側の股関節にかかる負荷力はさらに増す。こうした負荷力はできるだけ多くの面に分散し、特定の個所に圧が集中するのを抑えなければいけない。骨盤が正しく傾くと、負荷が最大の瞬間に、大腿骨頭がよりしっかりと覆われる。空洞の寛骨臼が大腿骨頭の上方に十分にかぶさるので、面が広がり、圧がきれいに分散する。臼蓋の厚くて負荷に強い部分が上方へ転がり、ちょうど負荷軸の位置に来て、力の移行に最適な形になる。逆にいえば、片足立ちの協調ができておらず、骨盤が高くなって横に突き出ている場合、大腿骨頭

は「家をなくす」。寛骨臼は身体の中心から外れ、大腿骨頭は臼蓋の端の繊細な部分に突きあたる。これは、寛骨臼の包み込みが不十分な股関節形成不全ではとくに重大である。

木のポーズをとると、双方の姿勢の違いを感じとることができる。支持脚側の骨盤が低くなっている場合、支持側の股関節は安定しながらも自由で軽く感じられ、まるで股関節から身体が持ち上がるような感覚がある。骨盤が高くなり突き出ている場合、体幹の重みによる負荷が感じられる。持ち上がるというよりも無理に持ち上げているような感覚である。

骨盤が正しく傾くと、仙腸関節が安定する！

支持脚側の骨盤が低くなると、よい影響が下へ伝わる。負荷を受ける仙腸関節では、骨盤の傾きに応じて関節面がいくらか水平へ向かう。仙腸関節が水平ぎみになると、自然と関節面が押しあてられて、がっちりかみあう。逆

にいえば、骨盤の傾きがおかしい場合、同側の仙腸関節は垂直に近くなって、関節面が安定してかみあわず、すべり力や剪断力が増す。仙腸関節に問題があるときは、関節に正しく負荷がかかるよう注意しなければいけない。

骨盤が回旋すると、小さな椎間関節が摩耗から守られる！

腰椎の小さな関節（椎間関節）は、負荷のかかる側で「しっかり落ち着く」。骨盤が低く傾くと関節がすべって離れ、靭帯が最大緊張するので、繊細な椎間関節が安定する。この安定効果は、骨盤が支持脚側へ回旋することで強まる。負荷を受ける側のウエスト部や腰部が長く

なってさらに安定する。これは、機能的にも美的にも大事なポイントである。逆のケースを考えよう。支持脚側が高くなると腰部が圧縮し、靭帯が関節を支えも導きもしなくなる。小さな椎間関節は不安定になって押しつぶされる。その結果、椎間関節症などが引き起こされる。

詳しい解剖学：筋肉

股関節の外転筋と内転筋：骨盤を傾ける手綱

2種類の筋群が、馬を操る手綱のように骨盤を傾ける働きをする。こうした筋群は、股関節外転筋や開脚筋、また股関節内転筋や閉脚筋と呼ばれる。ここで大事なのは、股関節が側方に傾くことであって、脚が動くことではない。内転筋と外転筋の主な機能は、支持脚の上方で斜めになった骨盤が協調するようにコントロールすることである。支持脚では、脚は「クローズドチェーン」になっている。つまり、足と脚が固定ポイントになって、骨盤が動く。フィットネススタジオに置かれたほとんどのトレーニングマシーンでは、これがまったく逆になっている。骨盤をシートに固定し、脚に抵抗をかけて開脚したり中心に引き寄せたりする。これでは、オープンチェーンでトレーニングが行われる。しかし、間違えてはいけない。移動運動に必要なのは、脚がクローズドチェーンの状態の筋力である。だからこそ、立位の「木のポーズ」で筋肉をトレーニングすることが、機能的に非常に有効なのである。

股関節の外転筋とは、骨盤の天秤を動かす外側の手綱である。低く傾くとき、外側の手綱は短縮する。大腿の外側にある大転子のほうへ腸骨稜を引き下げる。この動きを担うのは、前部殿筋群、つまり中殿筋と小殿筋である。この2つの筋肉は、腸骨稜を支持脚側へ傾けるのに最適な形をしている。広げた扇のように寛骨外縁の側方に付着し、大転子へ向かって細くなりながら走行する。そのため、この筋が働く力は殿部の側方でも感じられる。

股関節の内転筋とは、骨盤の天秤を動かす内側の手綱である。外側の手綱が短縮すると、内側の手綱は必ず伸びて弛緩する。内転筋は長さを制御しながら伸張・弛緩する。脚内側のラインが膝から大腿にかけて引き上げられ、ぴんと張る。強くて長い脚ができあがる。

立脚相で内転筋が伸びることは、前方の股関節屈筋である腸腰筋が伸びるのと同じくらい重要である。2つの筋群は鼠径部ですぐ近くに並んでおり、弾力を失うとそれぞれが互いの「動きの邪魔をする」。すると、支持脚の大腿骨頭に乗る骨盤は、安定して自由にバランスをとれなくなる。骨盤が傾くには、大腿の内側にある内転筋が正しく伸びなければいけない。内転筋が伸びれば、恥骨の奥から大腿の内側が斜めに引っ張られる。内転筋群の起始部は前方では恥骨下枝、後方では坐骨結節に及び、停止部は大腿骨の内側・背側を膝関節の近くまで広く付着する。

2 立位：骨盤・股関節・脚のつながり

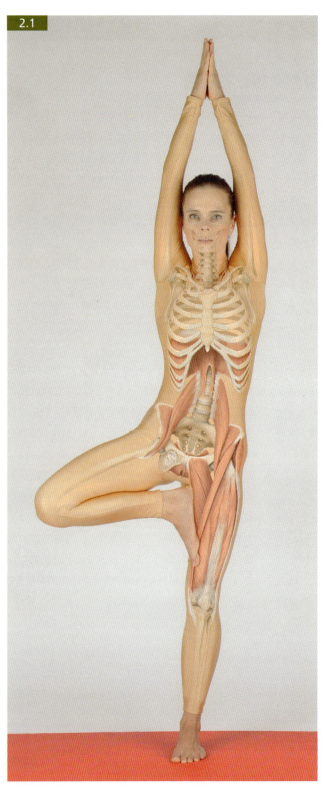

2.1

<筋肉> 股関節の外転筋と内転筋：股関節の内転筋は、片足立ちで伸張・弛緩する。外転筋といっしょになって、傾いた骨盤のバランスをとる。脚は大腰筋を介して横隔膜とつながる。この図では、支持脚と遊脚の両側での様子がよくわかる。

トレーニングの目的：片足立ち— 骨盤 - 脚の負荷軸（ヴリクシャーサナ）

骨盤直立の不足：「手綱」の妨害

骨盤が効果的に傾くには、骨盤の直立が欠かせない。股関節外転筋の一部（前部殿筋群）には、股関節を内旋・屈曲する働きもある。ここまではどのテキストにも載っている。しかし、覚えておくべきポイントは、殿筋の屈曲・内旋作用は骨盤の姿勢で決まるということである。骨盤が前傾すると、外転筋は屈筋・内旋筋に変わる。逆にいえば、骨盤を再び起こすと（恥骨を高く、下背部を長く）、また外転筋に戻る。進化の過程でできた機能である。同じことは内転筋にもいえる。骨盤が前傾すれば、大腿内側を覆う内転筋はらせん状に伸張しなくなる。坐骨結節は前方ではなく、後方へ向かう。

この仕組みはらせんとともに木のポーズで活用できる。骨盤を正しく傾けながら直立することで、内転筋が伸張し、大腿を中心にらせん状に回転して長くなる。この伸張とらせんの負荷が大事であり、歩・走行時にも欠かせない。木のポーズは、「立体的な動態を凝縮した姿勢」で、機能としても知識としても身につけるべきものである。昔のヨギーたちの何と賢かったことか。

メディカルアドバイス

膝に問題のあるときは、目を上へ向け股関節を調べる！

脚軸と回転方向がきちんとしていれば、膝関節は強いものである。正しい脚軸とは、股関節、膝関節、足関節が１本のラインになり、できるだけ身体の重心に近い状態である。脚の回転方向が正しいときは、大腿が外側、下腿が内側へ回る。

骨盤を側方傾斜・直立して片足立ちすると、脚らせんは自ずと整う。膝内側の上方が浮揚する感覚が得られる。これは膝内側から恥骨までがゆるやかに伸張するからである。内転

筋がらせん状にねじれて伸張すると、内側広筋が自然と刺激される。内側広筋は、膝蓋を安定させ動かすのに欠かせない筋肉である。反対に、骨盤の支持脚側が高くなり前傾してしまうと、「強い脚」は弱くなる。脚軸は折れ曲がり、回転方向は逆へ向かう。大腿は外側ではなく、内側へ回る。大事な刺激は内側広筋に送られず、膝はぐらつき、弱くなる。安定感はもはや得られない。膝に問題が起き、怪我しやすくなる。

立位のトレーニング：合理性と力

感知トレーニング──骨盤を正しく傾ける：仰臥位の骨盤天秤

目的：腸骨稜を傾ける外側の殿筋を感じとり、強化する。長くなりながら弛緩する筋肉、内転筋と腰部・体側の筋肉をとくに意識する。

スタート：仰臥位。片脚を伸ばし、もう一方の脚は曲げて足を床につける。片手を恥骨下方の鼠径部に置き、もう一方の手は伸ばした脚の腸骨稜に置く。伸ばした脚は正面へ向け、膝と足を天井へ向ける。

アクション：骨盤の横軸を中心にして骨盤を回し、直立させる。両手でアシストして恥骨と寛骨を上げる。伸展した側の鼠径部は開き、下背部は長くなるのが感じられる。次に骨盤の天秤を動かす。伸展側の骨盤を「長くして」足のほうへ傾ける。恥骨側の手で、内転筋が上方へ伸びるのをやさしく、しかししっかり補助し、骨盤側の手で体側を下方の踵へ向けて伸ばす。開始肢位に戻る。内転筋がゆるんで長くなるのがはっきり感じられるまで、何度もくりかえす。

応用：側臥位。身体を回転させて側臥位になり、下側の脚を曲げ、上側の脚を伸展する。上側のウエスト部を足のほうへ伸ばし、手で腸骨稜を下方へ押す。下側のウエスト部が床から持ち上がり、上側は長くなる。このとき骨盤は直立を保ち、過前彎にならないこと。外転筋をさらに鍛えるには、伸展した脚を少し宙に浮かせる。股関節をさらに伸展するには、側臥位で歩こうとするように、伸展した脚を後方へ持っていく。地を踏む感覚を得るには、伸展した側の足を壁につける。すると、支持脚機能が刺激され、骨盤の直立と天秤を身につけやすくなる。

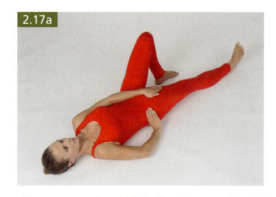 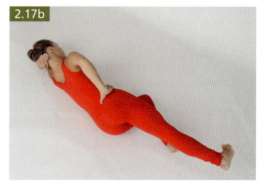

感知トレーニング──骨盤を正しく傾ける。a) 仰臥位の骨盤天秤。b) 側臥位の骨盤天秤。

可動性トレーニング──鼠径部を開く：片膝立ち

目的：鼠径部を開くとは、内転筋と腸腰筋を長くすることである。このトレーニングではとくに繊細に取り組むことができる。

スタート：片膝立ち。やわらかいマットの上でなるべく行う。片足を床に置き、股関節と膝関節を直角に曲げる。もう一方の膝は床につけ、下腿をまっすぐ後方へ向ける。

アクション：骨盤を直立させながら（恥骨を高く）、支持脚の膝を地にうずめるように下方へ伸ばし、寛骨を低く傾ける。片手は恥骨部に、もう一方の手は腸骨稜に置く。恥骨部に置いた手で内転筋を前方へ長く引き、もう一方の手で寛骨を前上方へ引きながら腸骨稜を傾ける。身体の重心を前へ揺らして元に戻す動きをリズミカルにくりかえす。骨盤が前に行くと、支持脚の股関節はさらに伸展し、鼠径部はさらに開き、内転筋と腸腰筋はもっと伸張する。

応用：セラバンドを支持脚の膝下にしき、斜めに腸骨稜まで引き上げる。セラバンドで骨盤直立の抵抗が高まる。

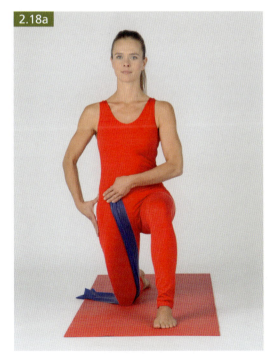
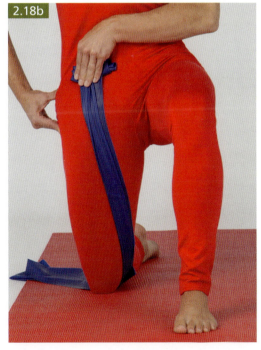

<可動性トレーニング> 鼠径部を開く：セラバンドで抵抗を高めた片膝立ち。a) 骨盤を直立させる。b) 支持脚側の骨盤をしっかり傾ける。

強化トレーニング──大腿骨頭の負荷：骨頭にかぶさる臼蓋

目的： 片足立ちで協調している場合と、していない場合の脚軸の安定性を比較する。骨盤を高くしたり低くしたりして、支えとなる股関節の感覚を比べる。骨盤が正しく傾けば、股関節が伸展しやすくなることを体験する。

スタート： 片足立ちになり、片手の指先を壁か椅子にあててバランスをとる。

アクション： 骨盤の天秤。まずは支持脚の股関節の靭帯に身体を預け、寛骨を高く傾けて前傾させる。次に寛骨を回転させて低く傾け、直立させる。意識を集中させてゆっくりと何度もくりかえす。以下の違いに注目する。

協調できていない場合：大腿が内側へ回り、鼠径部が閉じる。大腿骨頭が横へずれ出て、寛骨臼が内側へずれる。股関節は中心から外れ、大腿骨頭は覆いを失い、膝は不安定になって内側へ折れ曲がる。

協調できている場合：骨盤は直立し、低く傾いている。寛骨臼は大腿骨頭の上方をころがって保護し支える。坐骨結節は内側の会陰のほうへ向かう。支持脚は身体の重心の下に来て、股関節に軽さがある。前方の鼠径部は伸張し、内転筋は膝内側までらせん状に引き伸ばされる。内側広筋が反応し、足アーチが持ち上がる。支持脚側の全体に新たな感覚が生まれ、しっかり立って上へ伸び、垂線が感じられる。眼に変化が現れていきいきし、頭部は自然と直立する。

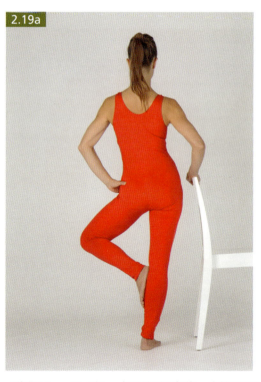 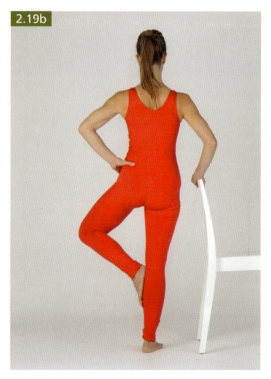

<強化トレーニング>　大腿骨頭の負荷。a) 協調できていない場合、骨頭が覆われない。b) 協調できている場合、臼蓋が骨頭にかぶさる。

トレーニングの目的：片足立ち ― 骨盤 - 脚の負荷軸（ヴリクシャーサナ）

動的トレーニング――空手キック：中心から来る力

目的： 骨盤の側方傾斜を歩行の動態に組み込む。日常、治療、歩行瞑想に活用できる。

スタート： あまり大きくないランジのポーズ。右の後方脚を伸ばして、左脚を曲げる。戦士のポーズと同じように、両足を正面へ向け、足底を床につける。骨盤は直立させ、腰部は下方へ長く伸ばしておく。

アクション： 後ろの前足部を力強く蹴り出し、右脚を前方へ振り上げる。ここでストップ！　動きを止めて、左脚で立つ。身体感覚と鏡を利用して、状態を確認する。左脚でどのように立っているだろうか？　支持脚の股関節が伸展しているか？　骨盤が低く傾いているか？　脚軸がまっすぐか？　回転方向が正しいか？　確認したら右脚を戻して、反対側も行う。両脚で何度もくりかえす。

応用： 小さくジャンプしながら新しい支持脚で着地する。脚を交代するときに、ぴょんと跳びはねる。空手キックの応用は以下のとおり。後ろ足を力強く蹴り出し、片足立ちで安定してから、上げている脚で空中を蹴る。サンドバッグを蹴り飛ばすイメージ。キックのとき口から短く息を吐くと、下腹部が緊張する。

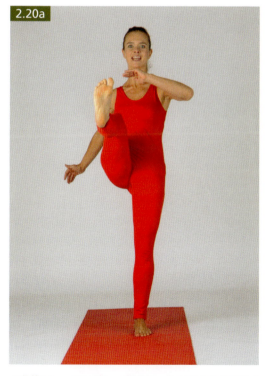 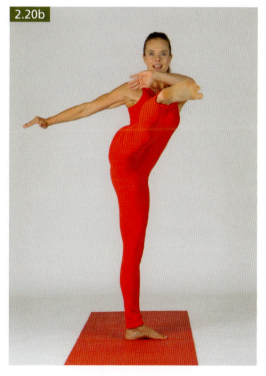

＜動的トレーニング＞　空手キック：中心から来る力。a) フロントキック。b) サイドキック。

2 立位：骨盤 - 股関節 - 脚のつながり

日常トレーニング──階段をのぼる：動作時の骨盤天秤

目的： 骨盤の側方傾斜を、負荷のかかった支持脚側に定着させ、日常で階段を使うときに自然と行われるようにする。

スタート： 階段の下で直立位。

アクション： 重心を左脚にかけ、骨盤の左側を少し下げる。浮き上がった右足を階段に乗せる。前足部だけでなく、足底全体をつける。ストップ。ここで少し動きを止める。このとき、骨盤の左側は明らかに低くなっており、支持脚はまだ左である。右足は荷重を引き受ける準備ができており、右の膝は正面を向いている。今度は右脚に移動する。膝関節と股関節を伸ばし、下へ向けて力を加える。骨盤の右側が下がって、反対側の脚を次の段に振り上げられるようになる。次の支持脚に荷重がかかる瞬間に意識を集中する。

「おりる」バージョン：先ほどとはまったく逆で、今度は股関節外転筋を制御しながら伸張・弛緩するトレーニングになる。足を次の段におろせるよう、支持脚側の寛骨をコントロールしながら徐々に高くしていく必要がある。階段をおりるのは、のぼるよりもたいてい難しい。

トレーニングの目的：
骨盤回旋──縦軸を中心とする回転（ヴィーラバドラーサナII）

コーディネーション

骨盤の回旋：骨盤は回り、脚軸は保たれる

重要ポイント

- 両股関節の大腿骨頭と寛骨臼をじっくり観察する。寛骨臼を含めた骨盤はどの方向へ回るか？それに対して大腿骨頭はどう回るか？
- 前に来た股関節は強く外旋：膝が内側へ回ってX脚にならないように注意
- 後ろに来た股関節は強く内旋：足に注意。いっしょに回ってはいけない
- 骨盤の直立：立位では安定と直立を保ち、左右の寛骨が同じ高さ。歩行時は「正しく傾き」、遊脚側が持ち上がる
- しっかり「地についた」感覚がある。脚は安定して立ち、骨盤で中心がとれており、腰椎が強い
- 安定した土台の上に脊柱をそっと置き、両腕を脚と水平になるまで上げる

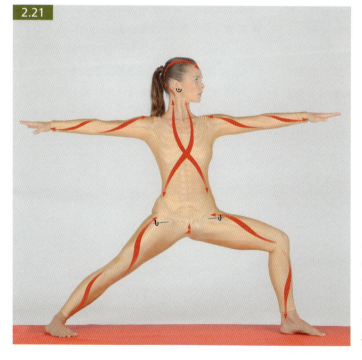

2.21

＜コーディネーション｜骨盤回旋｜ヴィーラバドラーサナII（フェンシングのポーズ）＞　骨盤は三次元に自由に動き、脚は安定して地についている。力強い接地と、中心の可動性が両立。

医学的な姿勢分析：フェンシングのポーズ

骨盤の回旋は、三次元の3つめの要素である。これまで横軸と矢状軸を中心にした回転運動を見てきたが、最後は縦軸を中心にした回転である。縦軸の回転は、脊柱では左右の回旋、股関節では内外の回旋となる。本章のポイントは、股関節の外旋である。トレーニングには「戦士のポーズ」のひとつを使う。ここでは「フェンシングのポーズ」と呼ぶことにしよう。フェンシングと同じで正面に身体を開かず、縦軸を中心に骨盤と体幹を回して横へ向けたポーズである。闘牛でも同じ回転のテクニックを使っている。闘牛士は直立の姿勢で正面を向いて立ち、牛が十分に近づいてくるのを待つ。それからすばやく一歩退き、縦軸を中心にして優雅に回る。回転に場所も歩数も必要な牛は、動きについていけない。闘牛士が有利である。

フェンシングのポーズをとるには、2つの方法を試してみる。最初の方法は「骨盤を回し、前方脚を反対に回す」。細かく説明しよう。左右対称に立ち、骨盤を直立させ、両膝を軽く曲げれば、準備完了である。骨盤を直立位から思いきり横に（たとえば左へ）回す。すると一瞬、片足立ちになる。骨盤を左へ回した場合は右の足が残る。左の脚は骨盤といっしょに動くので、膝を曲げバネをきかせて着地する。そのあと、後方脚を伸展する。この方法では、以下の点にとくに注意する。

- 右の支持脚の膝は内側へ動かさず、まっすぐな脚軸を保つ。左へ回る骨盤に対抗して、右の大腿をほんの少し外旋の方向へ回す感覚。
- 後方脚の着地の瞬間、骨盤は安定して直立を保ち、折れ曲がらない。過前彎になったり、高くなって横に突き出たりしない。両脚の間の骨盤に身体が安定して「座っている」ような状態。

2つめの方法：前方脚を回して外旋する。

脚を開いて立つ。足は平行に並べる。左脚を曲げ90°外側へ回して、足を「まっすぐ前へ」向ける。後方脚はそのままで、後ろの足は前の足に対して横向きになっている。骨盤は両脚の間に下ろす。以下に注意する。

- 左の足は膝関節よりも外側へ回してはいけない。外旋はあくまでも股関節から行う。膝は足の中心上を保ち、X脚位に曲げない。
- 骨盤は直立させたまま、両脚の間に水平に下ろす。お尻を突き出さない。骨盤が前方脚と回らないよう能動的に対置させ、横向きを保つ。後方脚の寛骨が高くならないようにし、左右を同じ高さに整える。

トレーニングの目的：骨盤回旋―縦軸を中心とする回転（ヴィーラバドラーサナ II）

メディカルエラーパターン

股関節の外旋が足りないと、膝関節にストレスがかかる

　フェンシングのポーズは、股関節に対する要求の高いポーズで、（正しくできていれば）骨盤を安定させながら股関節を最大まで動かすものである。股関節の可動性が十分でない場合は、個人に合わせて回転の程度を減らす。大事なのは股関節の能力を完全に引き出すこと、また、妨げになる要素を見極めることである。よく見られるのは、X脚傾向で前の膝が安定しない、脊柱過前彎傾向で骨盤が安定しない例である。いいかえれば、脚軸と骨盤の安定が、フェンシングのポーズの土台となる。

　前ページの方法1と2のどちらでも、前の股関節を大きく外旋するのが問題になる。方法1では、大腿をあえて骨盤と逆に回さなければならない。方法2では、足が外側を向くまで、大腿骨頭を回して膝を動かしていく必要がある。どちらの方法でも、曲げた膝のところで脚軸のらせん状のねじれが失われる恐れがある。これは、外旋が弱いか、身体のオリエンテーションや注意力が足りないことで起こる。

　もうひとつ別の問題として、脚が開き、外転しているということがある。

　外転とは、大腿の内側、つまり内転筋が伸張していることを意味する。内転筋は短縮していることが多く、前の膝をさらに内側へ引いてX脚位に持っていってしまう。

　脚を開いた開始肢位で骨盤を直立するのは非常に難しい。骨盤を直立させようとすると、たちまち大腿内側が強く伸張し、同時に殿筋が緊張するのが感じられる。殿部全体に力が入ってしまう。脚軸が安定し、骨盤で完璧に中心がとれると、戦士のポーズのパワーと闘志を感じることができる。

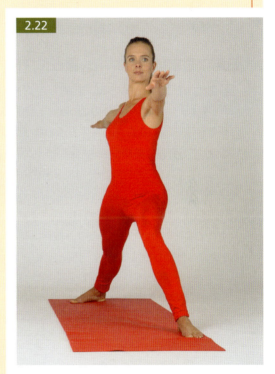

2.22

エラーパターン：股関節の外旋が足りないと、膝関節にストレスがかかる。前方脚がX脚位に折れ曲がる。

2　立位：骨盤 - 股関節 - 脚のつながり

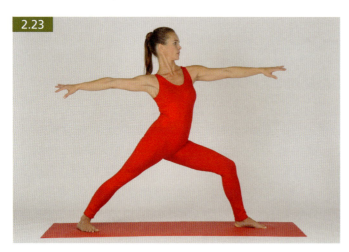

2.23

エラーパターン：過前彎になっているフェンシングのポーズ。骨盤の直立が足りないと、腰椎にストレスがかかる。

骨盤の直立が足りないと、腰椎にストレスがかかる

　骨盤には2つの役割がある。股関節では「脚のパートナー」になり、腰仙移行部を介して「脊柱のパートナー」にもなる。そのため腰椎と股関節に直接の相互作用が生まれる。どちらかの可動性や力が足りなければ、もう一方が補わなければいけない。股関節の伸展が十分でないと、歩いても立っても骨盤は前傾し、一歩進むたびに脊柱過前彎になる。同じことはゴルフのスイングでもいえる。スイングに必要な回旋力が股関節になければ、回転の刺激は腰椎に移動する。小さな椎間関節の早期摩耗が約束されたも同然である。

　上体の姿勢についてもうひとつ。胸郭は肩、腕を含め、体側から見ると、前方脚と1本のラインになる。前の股関節の回旋程度によっては、骨盤はこのラインに収まらず、いくらか斜めに飛び出たままになる。体幹は1つのかたまりのように中途半端に横を向くか、2つのかたまりにわかれて回される。骨盤がいくらか回り、胸郭がさらに回った状態になる。

トレーニングの目的：骨盤回旋—縦軸を中心とする回転（ヴィーラバドラーサナ II）

メディカルテスト

伸展した股関節の回旋可動性

　この股関節テストを行うにはパートナーが必要である。まず伏臥位になり、片脚を伸ばし、もう一方の脚は90°に曲げる。パートナーが片手で骨盤が動かないように押さえ、もう片方の手で、垂直に上がった下腿を伸ばした脚のほうへ持っていく。下腿が曲がる角度はどのくらいになるか。この角度が、伸展した股関節の最大外旋になる。40°以上で、左右の脚で同じくらいの角度になるのがよい。伸展した股関節の内旋も同様にテストできる。パートナーが骨盤を押さえ、今度は下腿を外側へ持っていく。

- 股関節に可動性があれば、外旋と内旋の合計は90°になる。股関節の片側、または双方で回旋可動性がひどく制限されている場合、トレーニングが足りないか、股関節症の始まりである。
- 可動性トレーニングを3か月行えば、トレーニング不足か、股関節症かが判明する。
- 左右の脚で10°以上角度が違う場合、骨盤が慢性的にねじれている可能性がある。もし角度の違いが急に出てきたのなら、股関節症の始まりかもしれない。

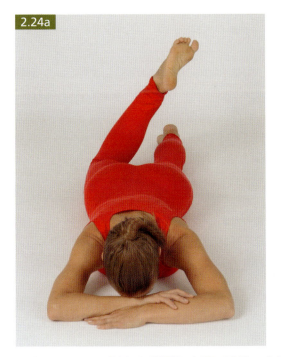 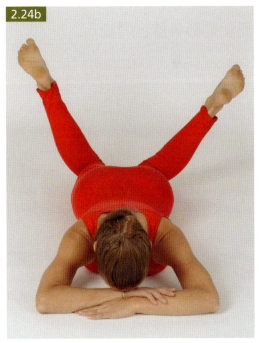

メディカルテスト：伸展した股関節の回旋可動性。a) 伸展した股関節（右脚）の外旋。b) 伸展した股関節の内旋力。左が右より少し大きい。

2 立位：骨盤 - 股関節 - 脚のつながり

詳しい解剖学：骨、関節、靭帯

骨盤と股関節の回転と反対回転

身体の縦軸を中心にした骨盤回転は、移動運動をする上で欠かせない要素である。歩行時、骨盤は左右交互に回旋する。格闘技や球技、その他多くの運動プロセスでも、基本はまさにこの骨盤の回旋である。左右に回る骨盤が安定するために必要なのは、大腿骨頭をしっかり反対回転（カウンターローテーション）させることである。

寛骨臼を含む骨盤と大腿骨頭では、回転方向が逆にならなければいけない。それには股関節の細かいコントロールが必要になる。骨盤は回転の幅がかなり大きいので、その回転方向に大腿が引きずられやすく、結果、反対回転しなくなる。こうして骨盤の回転が脚にまで及んでしまうと、膝蓋が内側へ斜めになり、X脚や外反足の傾向が生まれる。脚軸が回旋しながら安定するには、股関節がしっかり反対回転する必要がある。

骨盤回旋のもうひとつの弱点が腰椎である。骨盤は左右に大きく回るため前傾しやすい。もし前傾すれば、腰椎は軸の安定性を失って過前彎になり、縦軸張力も働かなくなる。回旋力は股関節から腰椎に移る。過前彎のところに無理やり腰椎を回旋させれば、おかしな負荷がかかって椎間円板が損傷してしまう。そのため、次の3つのルールを覚えておこう。脊柱には縦軸張力が働く、骨盤は直立する、大腿骨は股関節で外側へ回る。

股関節の外旋と内旋

フェンシングのポーズに話を戻そう。このポーズでは、両側の脚らせんが活性化している。つまり、大腿骨は外側へ、それに対して下腿は内側へ回っている。その結果、膝は足の示す方向と同じように前を向いて、X脚傾向にも外反足傾向にもならない。同時に、骨盤は2つの大腿骨頭に乗って、後ろの支持脚のほうへ最大回転している。これにより、それぞれの股関節で反対の回転方向が生じる。

前の股関節では、骨盤は寛骨臼とともに身体の中心のほうへ回る。これは股関節で「上方が内旋」したといえる。解剖学として正確にいうと、実は、遠位の外旋を保ちながら近位の外旋が行われている。方向を確かめるには、骨盤の上前腸骨棘と、大腿骨の大転子を触ってみるとよい。

骨盤を身体の中心のほうへ回していくには、脚軸を変えずに、前の股関節を外旋させていかなければいけない。外旋力が足りなければ、大腿が骨盤といっしょに動いてしまう。大腿は内旋したいのである。これを意識して抑えなければならない。

後ろの股関節ではちょうど逆の動き、相対的な「上方の内旋」が起こる。解剖学的に正しくいえば、遠位の外旋を保ちながら近位の内旋が行われる。足の置き方によって内旋の程度は変わってくる。

● 後方脚の足軸が最大に外側へ回っており、骨盤の動く範囲以上に大きく開いている。後ろの足は前の足に対して鈍角で、股関節の「上方の内旋」がかなり小さい。

トレーニングの目的：骨盤回旋—縦軸を中心とする回転（ヴィーラバドラーサナ II）

- 後方脚の足軸が少しだけ外側へ回っており、前の足に対して鋭角になっている。骨盤を回していくことで、後ろの股関節で最大の「上方の内旋」が得られる。

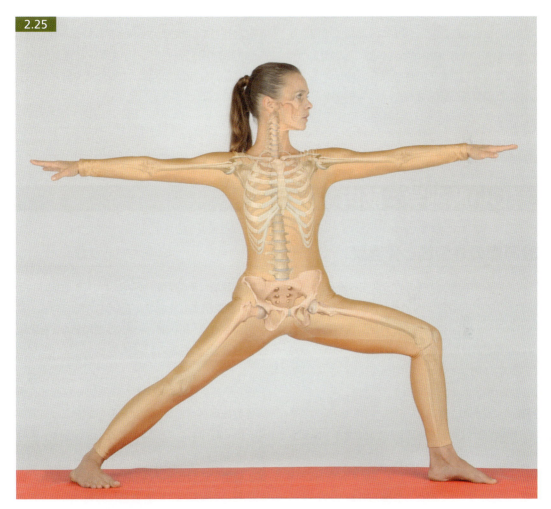

2.25

<骨> 脚らせんと骨盤回旋：骨盤を後方脚のほうへ回す。このとき、前方脚もいっしょに動き、X脚位に曲がる恐れがある。前の股関節は遠位を外旋させなければならない。後ろの股関節は内旋する必要がある。重要ポイント：内旋は、縦軸を中心に骨盤を右へ回すことで得られる。脚を内側へ回してはいけない。両脚は下方の足へ向けてらせんで整えられている。大腿で外側、下腿で内側、踵で外側、前足部で内側へ向かう。

2 立位：骨盤 - 股関節 - 脚のつながり

メディカルアドバイス

足を外側へ向けるときは股関節を使う！

　格闘技、球技、ダンスなど、骨盤を動的に回旋するときは、もっとも負荷のかかる支持脚の膝がねじれないようにしてやらなければいけない。このとき気をつけるのは、股関節の回旋する範囲以上に足軸を外側へ回さないということである。バレエで行われる足軸を外側へ開いた姿勢（アンディオール）は、股関節と足の関係をよく表している。股関節の回旋可動性が

そこまでないのに、両足を無理に180°開いている例は多い。その結果、無残にも外反足になったり、膝関節がねじれたりして、負荷に対する安定性もエレガントさも失ってしまう。同じことは格闘技やヨーガにもいえる。足を外側へ向けるときには、あくまでも股関節で動かせる範囲にする。

詳しい解剖学：筋肉

股関節の外旋筋と骨盤底

　脚の回転方向を定めるため、進化の過程で多重のバックアップシステムができていった。骨盤が右へ左へと勢いよく回転しても、脚軸の流れは変わらない必要があった。そのために使われたのが2つのトリックである。1つめ：股関節を屈曲・伸展する筋肉は、解剖的走行の関係で必ず回転力も有する。腸腰筋は股関節を屈曲しながら、同時に外旋もさせる。殿筋群は股関節を伸展し、外旋させる。屈筋も伸筋も、外旋の動きがセットになっている。

　2つめのトリック：遠位の股関節外旋を確保するため、進化の過程で特別なユニットが作られた。殿

筋群の深層にある複数の筋肉によって、股関節はどのような姿勢でも外旋できるようになっている。昔の解剖学者は、梨状筋、双子筋、閉鎖筋などを股関節外旋筋として的確にまとめた。

　面白い話をしよう。こうした股関節外旋筋は、横の骨盤底筋群の延長線上にある。骨盤底は坐骨の間を横に走行する。そこから外旋筋が続いて、大腿骨の大転子に付着する。解剖学的に位置も近ければ、機能的にも関連しているのである。骨盤底は仙腸関節のくさびを助け、外旋筋は脚軸の回旋安定に関与している。

トレーニングの目的：骨盤回旋―縦軸を中心とする回転（ヴィーラバドラーサナ II）

2.26

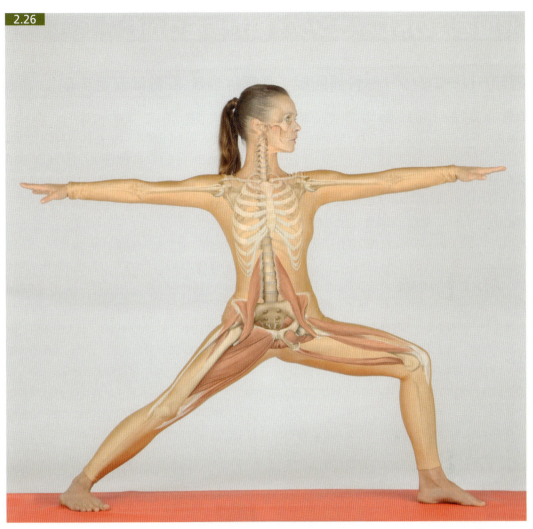

＜筋肉＞　骨盤回旋と脚らせん：歩・走行時、骨盤が左右交互に回旋する動きの大部分は、移動運動のスイングによって生じる。脚軸もいっしょに回って膝がねじれないようにするため、元々あったらせん状の筋ループが進化の過程で用いられた。股関節の屈筋も伸筋も、第一の機能である屈曲と伸展のほかに脚の外旋も担当する。ヴィーラバドラーサナ II では、人間の移動運動という動態がひとつのポーズに凝縮している。そのため、このポーズで、静態で遠位の脚を外旋しながら骨盤が回旋するのを感じ、鍛えることができる。

骨盤回旋のトレーニング：斜対歩をつかむ

感知トレーニング――骨盤回旋：骨盤は動き、脚軸は安定する

目的： 骨盤を左右に回す。膝はねじれず、正面を向いたまま。

スタート： 仰臥位。両膝を立てて置く。半分ほどふくらませたビニールボールか風船を中心に来るように仙骨の下にしく。腰椎を過前彎にしたり垂れ下げたりしないこと。両手の指を左右の寛骨に置く。

アクション： まずは骨盤をゆっくり少しだけ左右へ回す。このとき、足は使わない。寛骨の内縁に置いた指先で、骨盤の動きと腹斜筋の活性を確かめることができる。たとえば回転して左側の骨盤が高くなった場合、重心は右側に来ており、左の下腹部の腹筋が活性化している。反対の場合も同じである。

今度は足を補助に使う。左、右と交互に足を床に押しあて、骨盤が右、左へ回るのを強める。膝はまっすぐ天井へ向けて立てておき、左右に揺れる骨盤の回転運動といっしょに脚を動かさない。しばらくトレーニングしていると、殿部の深層に股関節外旋筋を感じられるようになる。小さく何度もくりかえす。

応用： 同様に骨盤を左右に回すが、今度はわざと過前彎の姿勢で行う。たいていは腰椎と胸椎の移行部で回転運動が増える。

立位で同じトレーニングをする。両足を平行に置き、軽く膝を曲げる。骨盤を少し下ろし、太極拳の達人のように脚はしっかり床に安定させる。上体と骨盤をリズミカルに左右へ回す。脚はいっしょに動かさず、膝が回って横を向かないようにする。過前彎にならない。

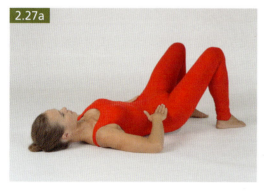 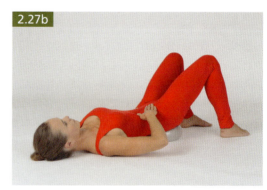

<感知トレーニング> 骨盤回旋：骨盤を動かせるようにボールの上に置く。脚は安定させておく。a) 右への回旋。b) 左への回旋。

トレーニングの目的：骨盤回旋――縦軸を中心とする回転（ヴィーラバドラーサナ II）

可動性トレーニング――フェンシングのポーズ：
骨盤を下げる(パールシュヴァコナーサナ――体側を伸ばすポーズ)

目的：大腿内側を集中的に伸張する。骨盤と脚軸を意識してコントロールする。

スタート：フェンシングのポーズで立つ。両足の位置関係は直角。

アクション：骨盤を下げていき、前の腕が無理なく大腿につくところまで持っていく。腕が支えになって、回転と反対回転が感じとりやすくなる。前の膝は、外側へ向かう腕の軸で安定する。同様に腕のおかげで、骨盤と胸郭がしっかり横へ回って開く。後ろの寛骨に下方へ向かう刺激を与えると、ウエスト部が明らかに長くなるのが感じられる。

応用：股関節が柔軟な場合は、骨盤をさらに下げ、前の腕を床につけて支えにする。この腕のおかげで、前の膝の軸が維持される。もう一方の腕は、頭上で長く伸ばす。後ろの寛骨は、後方脚へ向けてしっかり下げ、足から体側、指先で斜めの長いラインを作る。

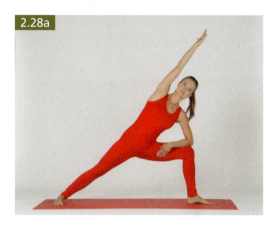

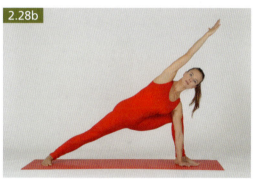

＜可動性トレーニング＞　フェンシングのポーズ（ウッティタ・パールシュヴァコナーサナ）。a）やさしめのバージョン。肘を大腿につける。b）柔軟な股関節向けの最終肢位。手を床につける。

強化トレーニング──フェンシングのポーズ：脚軸を安定させて、骨盤を回す

目的： 非対称のポーズで左右交互に骨盤を回しながら、双方の脚軸らせんを完璧にコントロールする。

スタート： フェンシングのポーズで立つ。

アクション： フェンシングのポーズから、骨盤を前方脚へ向けて回す。

ポイントは後ろの膝。大腿が骨盤といっしょに動いて内旋しそうになる一方で、足は横に向いているので膝がねじれやすい。骨盤を前方へ回すときは、後ろの股関節が反対回転するよう注意する。

応用： 股関節の可動性が十分でなかったり、制限があったりする場合、後ろの足を骨盤といっしょに前方へ向けてよい。後方脚を全体の脚軸を保ったまま内側へ回すと、足がだんだん前方に向かい、ランジのポーズになる。

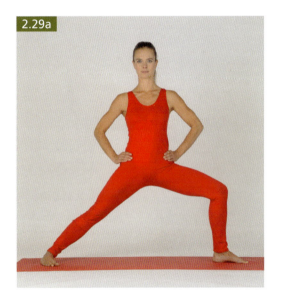 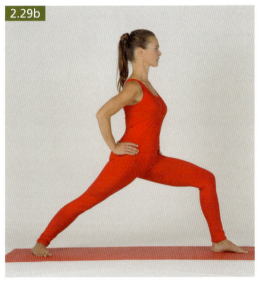

＜強化トレーニング＞ フェンシングのポーズ：脚軸を安定させて、骨盤を回す。a) フェンシングのポーズ──ヴィーラバドラーサナⅡ。b) 縦軸を中心にして、曲げた脚のほうへ骨盤を回す。脚らせんは安定を保つ。すると、走るときのような姿勢、ヴィーラバドラーサナⅠになる。

トレーニングの目的：骨盤回旋—縦軸を中心とする回転（ヴィーラバドラーサナ II）

動的トレーニング——ランジのポーズ： 脚軸を安定させて、片脚をスイング

目的：大腿骨頭を安定させたまま、骨盤を回旋する。速い動きの中でも股関節の回転と反対回転（カウンターローテーション）をコントロールする。前方へ振り出した脚が着地する瞬間、意識して膝を安定させる。

スタート：最初は小さめ、その後は大きめの歩幅でランジのポーズ。両足を正面に向け、骨盤は直立させておく。

アクション：後方脚を前方へ振り出す。着地するときには屈曲して、前方脚になる。後方脚は伸展し、一瞬、動きを止める。次に、前方脚を後方へスイングして、開始肢位に戻る。リズミカルにくりかえす。脚を前へ——止まる——脚を後ろへ——止まる。もう一方の脚は同じ場所から動かさない。

　次は、骨盤を直立させたままスイングする。気をつけるのは、後方脚を踏み出す瞬間である。骨盤が前傾したり、横に折れ曲がったりしてはいけない。

　着地の瞬間に意識を集中させる。ほんの一瞬でも膝がぐらついたり、X脚位になったりしないこと。足が床につくとすぐ外旋筋が緊張する。屈曲してバネのきいた膝を脚軸のらせんで安定させる。母趾がしっかり床についているのなら、着地のときにO脚感覚になるくらいでもよい。外旋筋の緊張は、殿筋の深層で局所的に感じられる。

　今度は意識して骨盤の回旋を加える。脚を振り出している間（足趾が床から離れる瞬間から、足が再びつくまで）、骨盤もいっしょに回す。支持脚側の骨盤は、大腿骨頭の上方で三次元の回転をする。脚を戻すときには、安定した大腿骨頭のまわりを寛骨臼が先ほどとは逆の方向へ回転するのが感じられる。

応用：直立位からジャンプして、フェンシングのポーズ、ランジのポーズ、または何か別のポーズをとる。このとき、問題になる着地の瞬間を両脚ともにコントロールする。

139

2 立位：骨盤 - 股関節 - 脚のつながり

日常トレーニング——歩く：股関節の正しいスイング

目的：活発に歩きながら、股関節の立体的な回転を感じとる。

スタート：ゆっくり歩く。

アクション：

● ふだんよりもゆっくり歩く。まずは右側だけに集中する。あとで逆側も観察する。右脚を前方へ出すとき、右の寛骨はどの方向へ動くか？　そもそも寛骨は動いているか？　方向は前方か、後方か？

● 歩行を続ける。右脚を出すときに、意識して骨盤の右側もいっしょに前方へ動かす。骨盤は回ってよいし、回らなければいけない。歩幅は大きくなり、勢いがつくか？　はっきり感じるまで、大きく動かす。

● 右の膝と足に注目する。膝は正面を向いているか？　それとも、骨盤の回転とともに動き、移動

運動の方向から外れて内側へ向いているか？着地の瞬間はどうか？　踵は直立し、膝はX脚位になっていないか？　右の股関節で外旋筋が軽く緊張しているのを感じるか？

● 足を中心に後方脚を観察する。足はアーチが広がるとき正面を向いているか？　もし骨盤といっしょに回っているなら、股関節の内旋可動性に制限があるかもしれない。

応用：わざとスイングをおかしくして歩いてみる。骨盤を適当な方向へ振り動かし、楽に前傾させて、股関節の伸展もコントロールしない。骨盤の動き方で腰椎がどう動く（ねじれる）か、観察する。正しい歩き方との違いを身体で感じとる。骨盤を起こして股関節を伸展することは、大腿骨頭に乗った骨盤の回旋をコントロールし、腰椎の軸を安定することにつながる。過前彎で骨盤の動きがコントロールできなければ、腰椎の回旋運動が増す。

トレーニングの目的：
骨盤コーディネーション──
片足での骨盤ダンス

コーディネーション

骨盤を三次元で自由に動かしながらランジのポーズ

静態とは、立体的な動態が静的に平衡した状態である。正しく行えば、「静態のランジのポーズ」で（歩行の動態と同じように）片側の寛骨が外らせんへ向かい、他方の寛骨は内らせんへ動く。これは「ダブル・ランジのポーズ」をとるとよくわかる。まずは大きくランジのポーズをとり、骨盤を直立させ、下背部を長くする。ここまでは同じである。外らせんと内らせんを見つけるには、集中して股関節を伸展する。歩幅をいくらか広げ、後ろの足をしっかり床につけて重心を後ろ寄りにする。それから、屈曲した前の膝をやや前方へ押し出す。後ろの膝は伸展を保つ。

重要ポイント

伸展した後方脚：

- 寛骨は徹底して前上方へ引き、骨盤の直立と長い下背部を保つ
- 後ろの足に多めに荷重をかけるため、寛骨の後方をいくらか下げる
- 寛骨は少し外側へ回す。後方脚はそのまま正面を向いている（回転と反対回転）
- その結果、仙骨のあたりが圧迫して安定し、殿部が緊張し、大腿が外旋傾向にあるのが感じられる
- 以上のすべてが合わさって、鼠径部が強く伸張される。伸展力が増し、伸張張力の範囲が広がる
- 伸張張力は鼠径部の大腿内側から斜めに上外側へ向かい、寛骨（下着の横の部分）まで広く伝わる

屈曲した前方脚：

- 回転と反対回転：骨盤全体は後方脚のほうへ回し、前の股関節の大腿骨頭は意識して反対に回す。膝は内側へ動かさず、軸を保つ
- 寛骨は少し内側、臍のほうへ回り、傾く
- 寛骨はいくらか高くなる
- 屈曲側の下腹部が、寛骨から臍のほうへ斜めに活性化するのが感じられる

医学的な姿勢分析：ダブル・ランジのポーズ

「2つの脚らせん上で踊る骨盤」では、両側の寛骨を細かく立体的に動かす。慣れたランジのポーズとの違いを最初は感じないかもしれない。骨盤を動かして、通常のダブル・ランジのポーズと、強調した立体の動きを何度も切り替えてみよう。骨盤と遊ぶ要領で、細かく回し、躍らせる。直立させ、過前彎にし、次は対称にしながら直立させて、また回旋したり、正しく傾けたりする。小さく、大きく動かす。脊柱を長く伸ばし、脚軸を安定させると、骨盤は自由にダンスするので、股関節、骨盤、脚、下腹部といったすべての筋群の質が向上する。すると、筋肉が正しい個所で正しい瞬間に伸張したり、緊張したりするのが感じられるようになる。これこそが大事なのである。

伸展した後方脚で、後・下・外へ向かう骨盤の外らせんを感じとるポイント。

● 大腿を覆う筋肉全体が坐骨結節から鼠径部まで文字どおり絞り上げられる。体幹とつながるあたりで、大腿が外旋傾向になる感覚がはっきりと得られる。寛骨を回旋して傾けると（ほとんどの股関節筋、大腿筋はここから起始する）、安定した大腿骨頭を中心に筋肉全体が外側へ回り、内側が

伸張する。大腿の内側に内転筋が感じられる。内転筋はらせん状の縦軸張力で上外側へ伸張し、引っ張られる。内転筋の伸張感は鼠径部の伸張につながり、股関節が伸展することで鼠径部が完全に開く。

● 腹壁が斜めに伸張する。骨盤の回旋によって後方脚側の体幹が回転伸展位になり、腰部、体側、下腹部に斜めやらせんの張力が働く。短縮している個所が強く伸張するのが感じられる。

● 後方脚の殿部が活性化している。最初のランジのポーズでは、後ろのほうに軽い緊張を感じる。外らせんを強調すると、緊張は横に移動し、前部殿筋群のあたりに移る。この殿筋によって骨盤は低く傾く。

屈曲した前方脚で、前・上・内へ向かう骨盤の内らせんを感じとるポイント。

● ここでは寛骨は前・上・内へ回る。一番感じられるのは骨盤の回転運動で、寛骨の前縁が臍に近づく。下腹部が活性化するうれしい効果もある。寛骨から臍まで斜めに張力が働く。

らせん原理を活用した片足立ち

ランジのポーズの内らせんと外らせんの原理は、そのまま片足立ちにも活用することができる。片足立ちは、人間の二足歩行で核となる要素である。一瞬の両脚支持期を除いて、人間は歩行時のほとんどを片足で立っている。木のポーズなどのように、片足立ちをつねにトレーニングに組み込むのは、機能の面でも学習の面でも大いに価値がある。バランスにばかり気をとられないですむよう、遊脚側の足は椅子に乗せる。支持脚側の手は同側の寛骨に置く。ここでも骨盤を動かして、単なる片足立ちと、立体の動きを強調した片足立ちを何度も切り替えてみる。

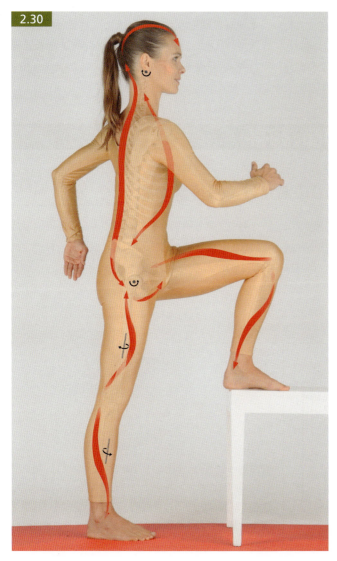

2.30

＜コーディネーション｜骨盤の立体｜片足立ち＞　重要ポイント：腰部は長く、骨盤は傾き、回旋している。歩・走行時、正面を向いた脚の上で骨盤は立体的にダンスする。移動運動とは、前を向いて自由に動くことである。

片足立ちの重要ポイント

支持脚側：
- 骨盤は正しく傾き、脚は力強く地についている
- 股関節は伸展し、鼠径部が開いている。股関節をさらに伸展するには、椅子にのぼるようなイメージで、遊脚の膝を前方へ押し出す
- すると、骨盤全体が支持脚のほうへ回る。脚はあくまでも正面を向いている。回転と反対回転
- 大腿内側に上外側への斜めの張力が感じられる。股関節内転筋が斜め上方へ伸びてぴんと張る
- 脚らせんは前・上・外へ回る。寛骨のらせんは後・下・外へ向かう。もっとも強い感覚は回旋
- 股関節外転筋の緊張が前部殿筋群あたりの体側に感じられる

遊脚側：
- 寛骨は高くなっている
- 高くなっていない場合：寛骨が横のウエスト部に引き込まれている。ウエスト部が拘縮して短縮している
- 対処法：前方の腹筋を使って、寛骨を持ち上げる。屈曲した鼠径部から臍へ斜めの張力を働かせる
- 骨盤は直立し、前にも後ろにも倒れない
- 前の股関節の回転と反対回転：寛骨は内側へ回り、大腿は逆に外側へ回る。屈曲した膝は正面を向いたまま

詳しい解剖学：骨、関節、靭帯

股関節の伸展：靭帯のひねりのおかげで鼠径部が開く

外らせんのおかげで、股関節は完全に伸展することができる。骨盤を対称に直立したときよりも伸展は大きくなる。外らせんは、股関節に新たな可動域を発見できる特別な機能なのである。日常の歩行には、骨盤を起こして「ふつう」に股関節を伸展すれば十分である。伸展に的を絞ってトレーニングする

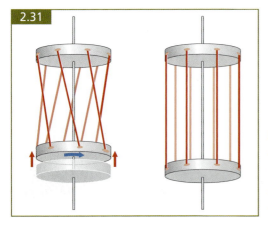

2.31

股関節の靭帯のひねりがどう働くかについては、紐を平行に並べて2枚の円板をつなげた模型を使えば再現できる。左図は股関節の伸展時、右図は屈曲時の状態を表す。紐をひねるのをやめれば、円板はそのまま離れていく。

トレーニングの目的：骨盤コーディネーション―片足での骨盤ダンス

ときは、立体的に行わなければならない。

　その理由は股関節の靭帯にある。この靭帯は人体でもっとも強く、三方にわかれて股関節を伸展する。それぞれの靭帯は、恥骨、腸骨、坐骨から股関節の前方を通って大腿骨頸部まで走行する。

　股関節の靭帯：通常の伸展時、靭帯はすばやく緊張する。もっとも短い部分がぴんと張り、伸展に制限をかける。骨盤を立体的に回して傾けると、支持脚側の股関節は通常以上に伸展する。詳しく説明しよう。寛骨を正しく傾けると、垂直の靭帯が少しゆるむ。骨盤を支持脚のほうへ回旋すれば、水平の靭帯が少しゆるむ。その結果、遊びが生まれて、最大伸展が可能になる。立体の伸展の最後には、靭帯の一部ではなく、すべてがぴんと張っている。

　昔の解剖学の教科書では股関節の「靭帯のひねり」について、関節のまわりにらせん状に張るとだけ書かれている。しかし、これがあることで股関節は

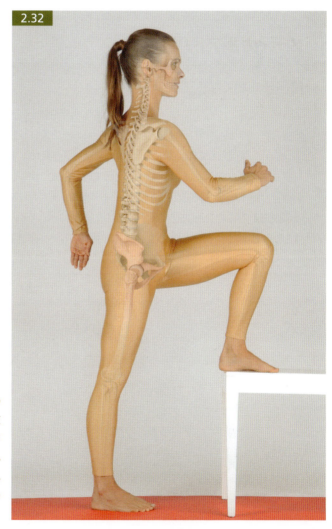

2.32

＜骨＞　股関節：最大伸展は三次元の動きの中でのみ可能である。骨盤を安定して直立させれば、過前彎で伸展が消されることはない。骨盤を支持脚のほうへ回旋すれば、水平の靭帯に遊びが生まれる。骨盤を支持脚側へ傾ければ、垂直の靭帯がゆるんで長さが出る。

2 立位：骨盤-股関節-脚のつながり

もっともよい形で固定され、骨盤が倒れることはなくなる。最大伸展と同時に最大の安定性も得られる。さらに骨盤が正しく傾くことで大腿骨頭が覆われ、力の移行と圧の分散が最適化する。もし骨盤の回旋と側方傾斜が足りなければ、大腿骨頭は覆われず、寛骨臼の端に圧が集中して、股関節症の発生が早まる。

実際の診療で直面する大きな問題は、股関節が完全に伸展しないケースが多いことである。場合によってはほとんど伸展しない。股関節の伸展が不足すると、骨盤の外らせんの動きが妨げられる。腸腰筋が短縮や硬直した上に内転筋が短縮していれば、股関節は大きく三次元に伸展できず、動きを誘導・固定する靭帯の張力は働かない。可動性が不足すれば、歩行時の機能的な安定性が自動的に足りなくなる。伸展と回旋を別の個所で補わなければならず、その負担はたいてい腰椎に行く。

メディカルアドバイス

鼠径部を開くなら三次元で！

ストレッチプログラムには、短縮した股関節屈筋や内転筋の伸張が必ず登場する。しかし、この伸張ストレッチは、職場、フィットネスセンター、ヨーガスタジオ、ジム、バレエスクールのどこでも、ほぼ一次元の動きしかしていない。球関節である股関節が、まるで蝶番関節のような扱いを受けている。機能的な伸張とは、筋肉を三次元で動かして、機能上正常な長さに持っていくことである。ある面の筋線維を「引き裂こうとする」ことではない。ランジのポーズと片足立ちは、短縮した股関節の屈筋と内転筋を三次元で伸張するのに非常に適している。正しく行えば、腸骨筋全体の筋線維をとらえ、斜めやらせん状に上外側へ伸張することができる。

トレーニングの目的：骨盤コーディネーション―片足での骨盤ダンス

詳しい解剖学：筋肉

股関節の内転筋：歩行時に長くなる

　短縮した内転筋は、股関節の遊びを消す隠れた敵である。歩・走行時、骨盤は天秤のように左右が軽く上下に揺れる。これには内転筋が長くなる必要がある。支持脚側が正しく傾けば、坐骨が内上方へ向かう。すると脚が開いて支持脚側の内転筋が適度に伸びる。大きくはないが重要な動きである。内転筋は内部の筋張力として骨盤が横に倒れるのを防ぐ。張りながら同時に長くなる。内転筋の伸張性筋活動は、片足立ちと立脚相の大きな特徴である。

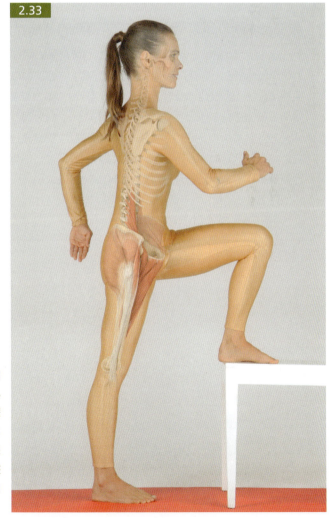

2.33

＜筋肉＞　股関節の伸展：歩行時に長くなる。靭帯のひねり（図2.31）の立体的な誘導に応じて股関節が動くには、それに合った筋群が必要である。関節の遊びをなくす隠れた要素は、内転筋であることが多い。機能上、内転筋は伸張して長くならなければいけない。同時に、骨盤が回旋することで、内転筋は大腿骨のまわりにらせん状に巻きつく。

147

メディカルアドバイス

短縮した股関節内転筋にはファンクショナルストレッチが効く！

　180°開脚のように技術的に伸張するだけでは、内転筋はワイヤのように硬く感じられ、歩行時の機能的な柔軟性につながらない。らせん原理を用いてランジのポーズや片足立ちを行うと、内転筋にかすかな三次元の伸張刺激が伝わる。これが大事である。伸張刺激は大腿が体幹につながる個所で感じられる。ここを覆う筋肉は文字どおり絞られ、上外側へ伸びる。もし鼠径部が「折れて」狭ければ、大腿は内側へ回ってしまう。寛骨の外らせんは下方へ働く。後方の大腿筋群は内側へ回り、内側の筋肉は前方へ向かう。その結果、大腿全体の明らかな外旋傾向が感じられ、脚がらせん状に長く伸びようとしている感覚になる。

腰部と体側の3Dストレッチで非特異的背痛がやわらぐ！

　らせん原理は腰部と体側にもかかわる。体幹の回転伸張位、基礎肺気量、呼吸の機能的関連に有効な話をしよう。片足立ちでは、支持脚側の骨盤の外らせんによって同側の腰部と体側が気持ちよく伸張し長くなる。骨盤を直立させ、正しく傾けると、後方と体側に縦軸張力が働く。腰部と体側が通常以上に伸びるため、短縮して圧縮した下背部には効果的である。さらにここに回旋を加えると、胸郭が骨盤と反対のほうへ回る。この回転と反対回転の張力を意識して片足立ちに組み込もう。歩行時も同じで、骨盤は支持脚のほうへ回るが、胸骨は正面を向いたままになる。これができれば、一歩ごとに腰部とウエスト部が繊細に3Dストレッチされる。

歩行時の骨盤の立体動的トレーニング

感知トレーニング――歩く：外らせんが働く支持脚側の股関節

目的： 立脚相で股関節を三次元に伸展することを主眼として歩行を練習する。

スタート： 歩く。

アクション：

- 立脚相の初期（足の接地後）は、身体が崩れるのを防ぐため、いくつかの筋肉が緊張する必要がある。脚の伸筋連結はいうまでもないが、ほかに支持脚側の骨盤底と股関節外旋筋が軽く緊張し、着地時もその後も負荷を受ける膝の軸を保つ。また、近くの股関節外転筋も緊張し、支持脚側の骨盤が高くなるのを防ぐ。骨盤のバランスをとっておく。
- 反対側のつま先が離れると、立脚中期、いわば機能的な片足立ちになる。股関節は伸展し、寛骨はいくらか傾く。この傾きは歩行時ではごくわずかである。
- 立脚終期では、足のアーチが広げられる。骨盤は支持脚のほうへ回り、股関節では近位の内旋が「上方から」行われ、脚では遠位の外旋が維持される。同時に、支持脚側の大腿を覆う筋肉全体がらせん状に伸張して回る。後方脚は正面を向いたままで、足アーチもまっすぐ広げられる。

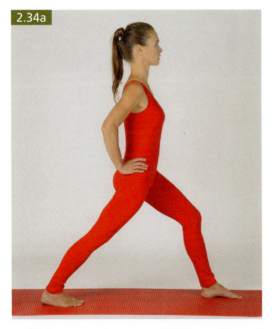
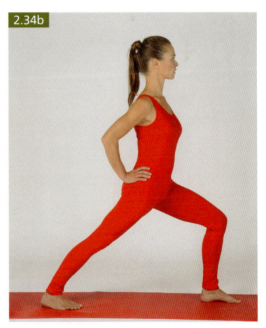

<感知トレーニング> 歩く。支持脚の股関節で外らせんを働かせる練習。a）小さいランジのポーズと、b）大きいランジのポーズ。

可動性トレーニング──歩く：内らせんが働く遊脚の股関節

目的： 遊脚相で股関節を三次元に屈曲することを主眼にして歩行を練習する。屈曲時、鼠径部が締めつけられる感覚にならないようにする。

スタート： 歩く。

アクション：

- 遊脚初期では、つま先が床から離れる瞬間に集中する。支持脚から遊脚への移行は、合理的に動くポイントである。股関節を三次元で伸展すると、自動的に屈筋群を三次元でプレストレッチすることになる。最大に伸張した脚は、蹴り出した直後、力みを感じることなく自然と前へ振り出される。

- 遊脚中期では、外旋しながら股関節を屈曲することが大事である。鼠径部の深層でスペースが問題になり、硬い大腿骨頸部と繊細な臼蓋の関節唇の間で、力学的な衝突が起こることが少なくない。第1に注意すべきは、骨盤が支持脚のほうへ十分に回っているかである。回っていれば、屈曲した股関節の近位が外旋している。第2は、脚軸が正面を向いているか。これは遠位の外旋になる。屈曲した脚を骨盤といっしょに回してはいけない。すでに学んだ、回転と反対回転である（図2.6）。

- 遊脚終期、つまり足が床につく直前では、股関節の筋群全体が気持ちよく弛緩しているか注目する。大腿骨頭と寛骨臼の間を保護する空気の層があるイメージ。

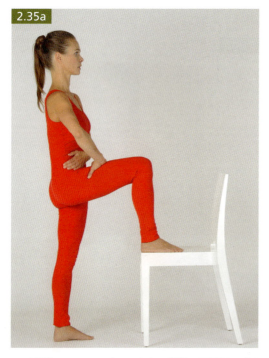 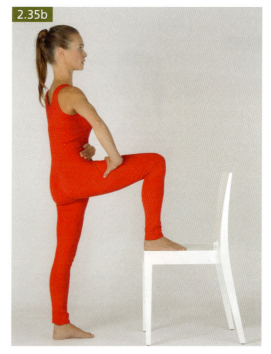

＜可動性トレーニング＞　歩く。遊脚の股関節で内らせんを働かせる練習。a) 足を椅子に乗せた場合。b) 膝を前へ押し出す。

トレーニングの目的：骨盤コーディネーション—片足での骨盤ダンス

応用：屈曲した股関節の機能的な回転方向を、歩行以外の日常的な動作でトレーニングしてみる。たとえば「靴紐を結ぶ」など。こうした屈曲と内旋をともなう姿勢は、股関節で力学的な衝突を引き起こす。大腿骨頸部が寛骨臼からずれて回る。屈曲で遊びのスペースを得るには、20°外旋するだけでも効果があり、股関節の寿命を明らかに延ばすことができる。

2 立位：骨盤 - 股関節 - 脚のつながり

アーサナ＆ヨーガの流れ

立位のセットトレーニング：動く根

　異なる立位のポーズを連続でとれば、完璧で機能的なひとつのトレーニングになる。なぜ「機能的」かというと、人間の自然な移動運動(歩く、走る、ジャンプする)は、屈曲、伸展、回転をリズミカルに三次元で切り替える動きだからである。「完璧」なのは、動きがそれぞれのシークエンスにわかれているため、すべての動作の移行を意識しながらゆっくり行うことができるからである。

ヨーガの流れ──直立位から片足立ち(ヴリクシャーサナ)

目的：
- 支持脚の股関節に重心を移す。重心コントロール
- 支持脚の骨盤を正しく傾ける。逆側の骨盤はそれを受けて高くなる。ウエスト部を収縮させない。焦点と力は支持脚側にある
- 頭頂から足底までが折れ曲がらずに長いラインを作る。内部の垂線を感じる
- 下へ向かう力が、上へ向かう浮揚を生む

スタート：直立位

アクション：立位から片足立ちへ
- 身体の重心を右へ移す。右脚が荷重を引き受け、左脚は「空っぽ」になって床から離れる
- 右手を寛骨の外側に置く。外転筋が力強く収縮し、右の骨盤縁を引き下げている。骨盤は側方傾斜して、横に突き出ない
- 右の鼠径部を上方へ開く。支持脚の内側が上方の会陰へ向かって伸びる。内転筋がらせん状に伸張する
- 右の脚と足を深く地に根づかせる。下へ向かう力を伝えると、「浮揚」が得られる

- 屈曲した左脚を外側へ回す。左の足底を右の大腿内側に押しあて、膝はカタツムリの角のように股関節から動かす
- 骨盤の左側は受動的に高くなる。ウエスト部を短縮させない！
- 胸の前で合掌し、手掌に少し力を加える。胸郭が伸展し、肩に強さと広がりが出る
- 目線はまっすぐ。地平線の一点に固定する
- 頭頂点を天へ向ける

アクション：続けて、ねじった木のポーズ
- ねじった木のポーズ：左足を大腿から離し、屈曲した膝を正面へ向ける。下腿の腓骨頭を右手でつかみ、その場で内旋方向へ回す(膝の外側が広がる)
- 左膝を少し前へ押し出す。寛骨がいっしょに前方へ回って内らせんになり、前・上・内の臍のほうへ向かう
- 右の寛骨はよりはっきりと外らせんの後・下・外へ回す
- 胸郭はその反対へ回す。右胸を遊脚のほうへ前方回転する
- 木のポーズに戻り、逆側もトレーニングする

アーサナ&ヨーガの流れ

2.36

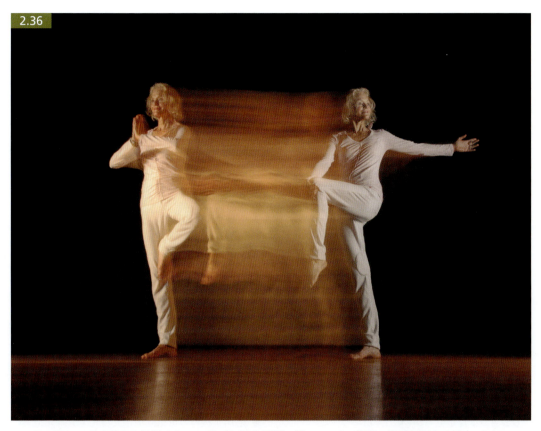

ヨーガの流れ。直立位から片足立ちへ。曲げた膝を外側へ持っていき、逆側の骨盤を深く下げる。ねじっていない木のポーズから、続けて、ねじった木のポーズ。

手技によるアシスト：
- パートナーかインストラクターが右の支持脚のらせんを補助する。大腿を膝の上方でつかみ、外旋傾向になるようアシストする。同時にもう一方の手で膝の下方の下腿をつかみ、内旋傾向になるようアシストする（脚らせん）
- パートナーが指を1本、右の坐骨結節にあてる。坐骨結節は体幹のすぐ下方にある。別の手で右の腸骨稜をつかみ、骨盤の直立をアシストする（骨盤の外らせん）

応用：
- 左の股関節が硬い場合、足底の位置を低くして右の下腿にあてるなどしてもよい
- 左足を右脚から離す。曲げた左脚を前方へ回し、前後にスイングする。胸郭は反対にスイングし、腕もいっしょに動かす
- 左足を離し、膝で空中に8の字を描く。最初は前方で、次に横、後方に描き、また前方に戻る。もちろんどのときも過前彎にならないこと
- 両腕を風に揺れる枝のように軽く振り回す
- 曲げた遊脚を完全に伸ばす

153

ヨーガの流れ——
片足立ちからランジのポーズ(ヴィーラバドラーサナⅠ)

目的：
- 着地の瞬間に骨盤が過前彎の方向に倒れない。安定して直立したまま
- 着地の瞬間に前の膝がX脚位にならない。安定して正面を向いたまま
- 着地の瞬間に後ろの足が脚につられて横に動かず、軸から外れない。後ろの足はできるだけ正面を向いたまま
- 代わりに骨盤は縦軸を中心に軽く回る。遊脚では前方へ。後ろの股関節で骨盤が内旋するのが感じられる
- 脊柱の縦軸張力

スタート：片足立ち。負荷のかかっていない遊脚の膝を前に向ける

アクション：片足立ちから戦士のポーズへ
- 片足立ちからゆっくりと一歩踏み出す。遊脚の着地では、膝にやわらかくバネをきかせる
- 前の膝は直角以上に曲げないほうがよい。トレーニングとしては鈍角のほうが適している
- 前の膝を見る。足の中心上にあるか？ それともX脚位に倒れ、外反足になっているか？
- 意識的に後ろの股関節の寛骨を引き上げて大腿から遠ざけ、こちら側の殿部も緊張させる。鼠径部が開き、下背部が長くなる
- 曲げた前の膝を少し押し出しながら、後ろの膝をさらにはっきりと伸展する。前後の膝の距離が広がる

- 骨盤を下げる。後ろの鼠径部の伸張が強まり、後ろの寛骨はさらに外らせんへ、前の寛骨はさらに内らせんへ回る。骨盤がねじれるのが感じられる。注意：骨盤を無理やり左右対称にしない。対称にすると、後ろの膝がねじ曲がる
- 荷重は後方脚のほうに多めにかける。少なくとも前と同じにする

さらに続ける：戦士のポーズから、ねじった戦士のポーズへ
- 胸郭をやさしく反対へ回す。上体を骨盤と逆方向へ回し、胸骨を正面に向ける
- 後方脚側の体側がいつもより長くなっているのを感じる
- 後ろの寛骨の外らせんで下部肋骨は後下方へ引かれ、胸のあたりの上部肋骨は前上方へ回る
- 応用：後ろの足を蹴り出し、ねじった片足立ちになる

手技によるアシスト：
- パートナーが前の膝をやさしく外側から押す。それに対抗して股関節の外旋筋を使って押し返す
- 自分で片手を仙骨に置き、押し下げる。別の手は前方の恥骨縁に置き、引き上げる
- パートナーが指を1本、頭頂点にあてると、身体が上方へ伸びる

アーサナ＆ヨーガの流れ

2.37

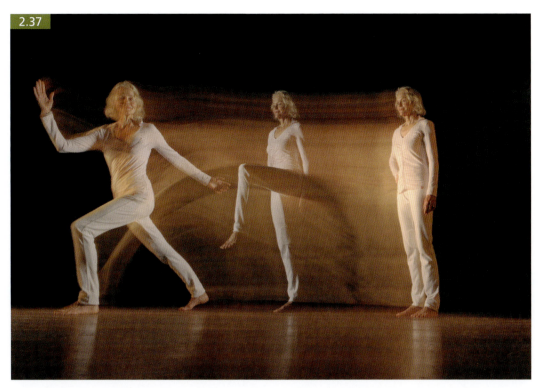

ヨーガの流れ：立位から片足立ち、ランジのポーズへ。写真のように歩幅が大きい場合は後ろの踵が上がってもよい。大事なのは股関節を伸展すること。

2　立位：骨盤 - 股関節 - 脚のつながり

ヨーガの流れ──
片足立ちからフェンシングのポーズ（ヴィーラバドラーサナ II）

目的：

- 骨盤を直立させたまま、前後の寛骨の高さをそろえる
- 着地の瞬間に、前の膝が足の中心上にある。X脚位にならない
- 後ろの足がらせん状に根を張り、母趾球がしっかり地についている

スタート：前ページと同様に、片足立ちで遊脚の膝を正面に向ける

アクション：

- 膝を屈曲して安定させた状態で、遊脚を前におろす。縦軸を中心に骨盤を後方脚のほうへ大きく回す
- ランジのポーズと異なり、後方脚が骨盤といっしょに外側へ回る。後ろの足を回して、前の足に対して横向きにする
- 着地の瞬間、骨盤は安定して直立を保つ。両側の殿部の深層に緊張が感じられる
- フェンシングのポーズのまま、後ろの寛骨で遊ぶ。後ろ側の骨盤を低く下げると、過前彎が正され、後ろの股関節が安定するのが感じられる。同側の脚が強くなり、大腿内側がさらに伸張する
- 後ろの足の角度を変える。90°や45°にしてみたり、さらに鋭角にしてランジのポーズに近づけたりする。後ろの股関節がどのくらい内旋可能か観察する
- 胸骨を持ち上げ、頭部から尾骨で長いラインを作る
- 骨盤が半分横向きの状態で、胸部をさらに回し、上体を横に向ける
- 両腕を広げる。肩関節から広く引いていき、肩甲骨の内側縁を起点にする
- 脊柱が長く、肩部の横軸が広がっているのを感じる

手技によるアシスト：

- パートナーが前の膝を外側から押す。それを押し返す
- 後ろの足を壁またはパートナーの足にあてて支える。後方脚が強くなる

アーサナ&ヨーガの流れ

2.38

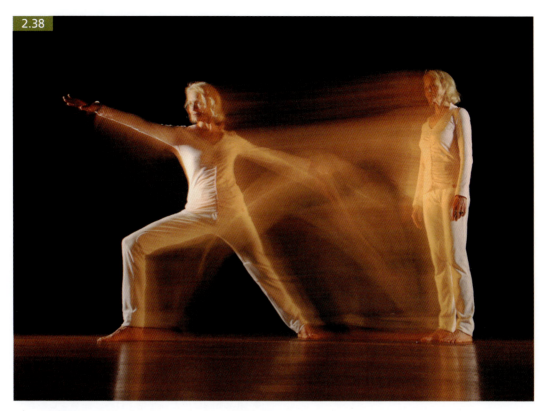

ヨーガの流れ──直立位からフェンシングのポーズへ。

2　立位：骨盤 - 股関節 - 脚のつながり

ヨーガの流れ──フェンシングのポーズから、能動的に体側を伸ばすポーズ（ウッティタ・パールシュヴァコナーサナ）

目的：

- 後方脚を強くする。体側とともに長く伸びた、折れ曲がらないラインを作る
- 骨盤の正しいプレースメント。斜めの姿勢でも直立を保つ。過前彎に倒れたり、お尻が突き出たりしない
- 胸郭の正しいプレースメント。上側に来た肋骨を沈めて開く。肋骨を出っ張らせない
- 骨盤は矢状軸を中心に前方脚のほうへ回る。後方脚の寛骨が高くなるが、下方へ向かう力を加えて、股関節にぶら下がらない
- ウエスト部を安定させる。下側のウエスト部もできるだけ長さを保つ

スタート：フェンシングのポーズ

アクション：

- フェンシングのポーズから、骨盤を身体ごと傾けて、前の右脚の上方へ持っていく。右腕を大腿に乗せて身体を支える
- 骨盤はピラミッドのように斜めにそびえ、前方脚のほうへ回転させない
- 後方脚を強くする。上側の寛骨を足のほうへ押し下げる

- それには、骨盤も脚の間へ深く沈める必要がある。前方脚の大腿内側が強く伸張する
- 左腕を頭上へ長く伸ばす。後ろの足の外縁から左手の指先までで長く斜めのラインを作る
- 上側の手を反り返らせる。突っ張る感覚で、上側の体側呼吸が強まる
- 胸郭に注意する。上側の肋骨を沈めて、斜めのラインを作る。高く出っ張らせない
- 左の体側が伸張するのを感じる。後方脚の寛骨で外らせんが強調される

さらに続ける：微調整と上級編

- まずは胸郭と頭部を微調整する。胸郭をさらに開くなら、床に近いほうの右の肋骨を、支持腕の下でできるだけ前方へ回す
- 頭部も回し、天井を見上げる。注意：このとき、項部は長さを保つ。右耳を引き上げ、頭部を回すのは胸部から45°くらいまでとする。首を回しすぎない
- 次は上級編。右腕を大腿から離し、手を足の内側の床に置く。この腕で右脚を内側から支え、X脚位に折れ曲がるのを防ぐ
- 骨盤をさらに沈め、ここでも長く斜めのラインを作る。右脚の膝は直角

アーサナ&ヨーガの流れ

2.39

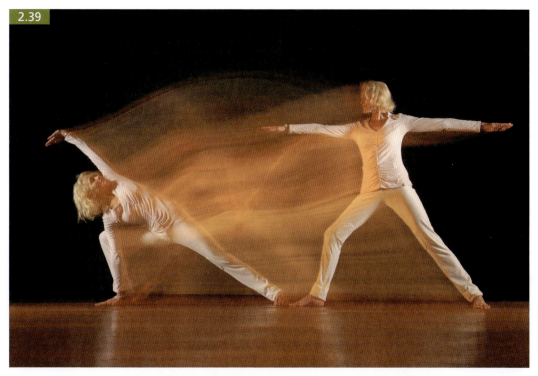

ヨーガの流れ：フェンシングのポーズから、能動的に体側を伸ばすポーズへ。胸部はできるだけ開き、骨盤よりも回す。手の指から足の外縁にかけて斜めの長いラインを作る。支持腕で膝を外側へ押す。

2　立位：骨盤 - 股関節 - 脚のつながり

ヨーガの流れ──
体側を伸ばすポーズから、ねじったローランジのポーズ

目的：

- 注意：後ろの足が前に対して直角のままだと、後ろの膝がよじれてしまう。足ごと後方脚を前方へ回して、ランジのポーズのような足位置にしたほうがよい
- ここでは骨盤は縦軸を中心にして前方脚のほうへ回転する
- 胸郭は前方脚のほうへさらに回す
- 脊柱の縦軸張力をつねにキープする
- 上側の腕に注意する。肋骨とのラインを保つ。胸骨の回転以上に後方へ動かさない

スタート：手が床についた、体側を伸ばす深いポーズ

アクション：

- 腕を交代する。左手を前の足の横に置く
- 縦軸を中心に骨盤を前方脚のほうへ回し、床とほぼ水平にする
- この骨盤回転によって右（前）の股関節が骨盤から内旋する
- 後方脚もいっしょに内側へ回ってよい。フェンシングのポーズを保たなくてよい
- 気をつけながら以下を試す。後ろの足を前の足に対して直角にし、骨盤を前方脚のほうへ回す。途中で後ろの膝がねじれる瞬間がある。これは、大腿が骨盤といっしょに内旋しているのに、下腿と足が外旋方向に固定しているからである
- 選ぶ道は2つある。1つは、後ろの足を横向きままにしておく。この場合、骨盤はあまり前方脚のほうへ回らない。胸郭の回転にブレーキがかかり、前方脚のほうへきちんと回せなくなる

- あるいは、後方脚全体を前方へ回す。この場合、骨盤は前方脚のほうへ、胸郭は前方へ回りやすくなる
- 後ろの踵は浮き上がってもよい
- 骨盤と後方脚を整えたら、胸郭をできるだけ前方脚のほうへ回す
- 空いているほうの腕を天井へ高く向ける。胸郭とのラインを保ち、肋骨の回転以上に後方へ動かさない

上級編：

- 腕を風車のように回して、ローランジのポーズになる
- 再び風車のように腕を回して、ねじったローランジのポーズに戻る
- 動的トレーニングを何度もくりかえす

手技によるアシスト：

- パートナーが両手を上側の肋骨に置き、沈んで長いラインになるようにアシストする
- パートナーが両手を腋窩のすぐ下の胸郭に置き、回転をアシストする
- パートナーが空いているほうの腕を引いて、体側をさらに伸ばす
- 後ろの足を壁にあて、後方脚を強くする
- 内側の大腿筋が十分に伸張しない場合、左手を床ではなくヨーガブロックに乗せる

160

アーサナ&ヨーガの流れ

2.40a

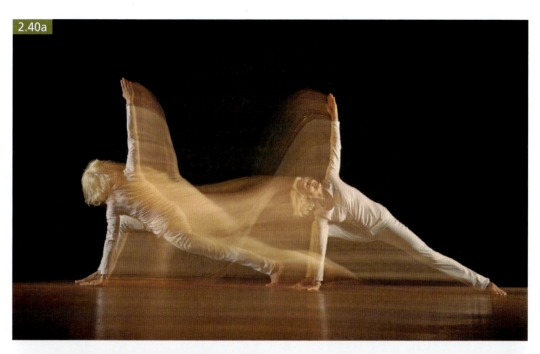

2.40b

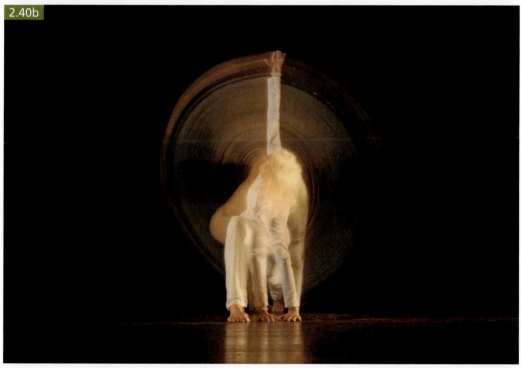

ヨーガの流れ――体側を伸ばすポーズから、ねじったローランジのポーズへ。注意：後方脚はいっしょに回ってよい。足はフェンシングのポーズのままにせず、正面へ向けてよい。踵は浮き上がってよい。そうでないと膝にねじれるストレスがかかる。上側の腕にも注意する。支持腕の延長線上に持ってくる。

2　立位：骨盤 - 股関節 - 脚のつながり

ヨーガインストラクターへのアドバイス

木のポーズ（ヴリクシャーサナ）

　本章の具体例として、ここでは「立位」に関する重要なアーサナをひとつ取り上げる。どうすれば生徒に正しく教えられ、姿勢を判断できるかを学ぶ。

　「ターダーサナ」が2本の脚でしっかり立つ利点を知ることだとすれば、「ヴリクシャーサナ」はバランスをとる技といえるだろう。安定性の本質は、片足立ちのバランスに凝縮されている。立位から歩・走行、前進へと切り替えるには、一歩ごとのバランスが必要になる。遊脚相の一瞬を切りとったものが「ヴリクシャーサナ」である。

言葉によるキューイング（バーバルキュー）

- ターダーサナ（p.87、山のポーズ）で立つ。足の内側は触れ合っている。
- 右脚を曲げて持ち上げる。脛骨をつかんで、足を骨盤の近くに持っていき、大腿内側に置く。
- 両手は腸骨稜に置く。親指を後方に、四指は前方に。
- 足は左の大腿内側に押しあてる。とくに踵をしっかりあてる。密着させておけば、足がすべり落ちにくくなる。
- 左の大腿内側は右足からの圧迫に力強く応える。この反応で、支持脚側の骨盤が低く傾く。
- 遊脚の股関節はウエスト部の力で持ち上げない。大腿骨頭が覆われる力は、脚と骨盤が活動し、ポーズが下から安定することで生まれる。

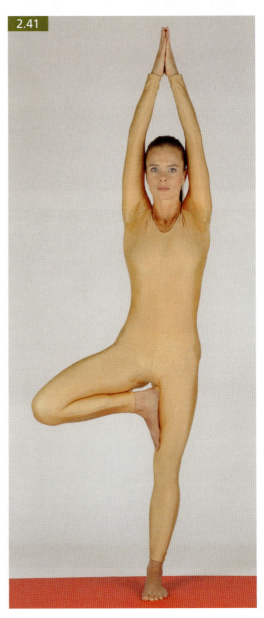

2.41

木のポーズ（ヴリクシャーサナ）

ヨーガインストラクターへのアドバイス

- 大地を押しやるようなイメージで立つ。このとき、足は安定して地に根を張っている。母趾のつけ根の関節から踵の外縁まで斜めの力が働き、ポーズの土台を安定させる。
- 尾骨は恥骨のほうへ向ける。
- 左の股関節から殿部のつけ根にそって大腿内側まで伸張する。「外旋筋-骨盤底」の筋ループが活性化する。
- このとき、右の股関節を前方へ回す。右の膝は斜め前を向いている。左の股関節は右より少し

後方に来る。
- 右の殿部を前方へ引く。この抵抗に反して、膝はさらに後方へ動かす。注意：股関節の回転がつねに優勢になること。そうしないと右の股関節のねじれが得られない。この刺激によって、遊脚側の寛骨の内らせんが強調され、大腿の外旋が強まる。
- 胸の前に腕を持ってきて、合掌する。腕を持ち上げて、頭上に伸ばしてもよい。この場合、手は肩幅に開くか合掌させる。

姿勢を判断する

目的： 解剖学・医学の観点を取り入れる。

どこを見るか：

支持脚側の寛骨が三次元で動いているかに注目する(外らせん)。

全体を判断する： 姿勢はしっかり地に根を張っている感じがするか？　それとも、「木」がぐらつき、いまにも倒れそうか？

外らせんを前から見て判断する（矢状軸を中心にした骨盤の回転）：

- 支持脚の脚軸はきちんと協調して整っているか？　つまり、足の縦軸が足関節の中央に来て、さらに膝の中央まで1本のラインになっているか？（第1章の「ヨーガインストラクターへのアドバイス」を参照)
- 支持脚側の骨盤は遊脚側よりいくらか低くなっているか？　これは、骨盤を左右同じ高さにする通常の指導とは異なる。支持脚の大腿が遊脚の踵を押し返すことで、支持脚側の骨盤が自然と低くなる。

注意：遊脚側のウエスト部を上げて骨盤を傾けないこと！
- 支持脚の大腿内側のほぼ延長線上に、胸骨の中心が来ているか？　骨盤が傾くと、支持脚側の股関節は身体の中心に近づく。股関節の位置が大腿内側と離れている場合も、判断の基準になる。遊脚側が下がれば（誤った姿勢）、その分、同側の骨盤も低く傾く。支持脚の大腿内側と胸骨はもはやライン上に並ばず、支持脚の股関節が横に飛び出す。
- 以上から次のチェックポイントが決まる。支持脚の股関節は外側に出っ張っているか？　これは股関節の外転筋と外旋筋がほぼ活動していないことを表す。姿勢は疲れてだらけた印象になり、上へ向かいながら中心をとらえるエネルギーが感じられない。支持脚側の股関節は十分に覆われなくなる。
- 支持脚側の鼠径部は開いて見えるか？　それとも、内に沈んでいるか？　遊脚側の骨盤が低くなると、つられて骨盤が前傾することが多い。骨盤底筋の活動が不足し、わるい姿勢の代表格、脊柱過前彎が生じる。

163

体幹の伸展を前から見て判断する

● ウエスト部は左右で同じくらい伸張しているか？
体幹が伸展していれば、深層の腹筋群、とくに腹
横筋が活動する。体幹が沈み込んでいると、姿
勢全体が縮こまって見える。

肩－腕の可動性を前から見て判断する

● 肩は耳のほうへ高く上がっているか、それとも、頭
部から離れているか？　肩が頭部の「額縁」の
ようになっているか？　耳のあたりが狭いか？
肩甲骨が頭部のほうへ上がっているか？　肩甲
骨ごと上がってしまうと、背部にきちんと定着しな
くなる。同時に項部が縮こまり、顎が突き出るこ
とが多い。頭部と骨盤の極間に伸張張力が働か
なくなり、胸骨が沈み込む。

● 肘は伸展しているか？　肘が最大に伸展しては
じめて、上腕三頭筋の長頭は完全に活性化する。
この筋は、腕を頭上に上げたときの肩甲骨の外
らせんに関係する。腕が伸展できないと、たいてい
肩甲骨もいっしょに持ち上がる。くりかえし肩に
働きかけて、肘を伸ばしながら肩甲骨を骨盤のほ
うへ引き下げるようにする。しばらく続けると、肩
関節の可動性が増し、正確な支持位がとりやすく
なる。

● 胸の前で合掌している場合：手の状態を観察
する。手掌は指球までぴったりついているか？
手関節の近くで指球が離れていると、肩関節が
十分に伸展しない。修正よりも観察する。肩に
対してあまり厳しくしないこと。最後に合掌する
だけでもかなりの可動性が肩に求められている。

寛骨のらせん──外らせんを横から見て判断する

● 支持脚の股関節の外側で、大転子があるあたりに
くぼみが認められるか？　見えれば可。深層の
股関節外旋筋が活性化して、この個所の結合組
織を股関節のほうへ引いている。

ヨーガインストラクターへのアドバイス

寛骨のらせん──横軸を中心にした骨盤の回転

- 股関節のくぼみから下方の足へ向けて空想上のラインを引いてみる。垂線は膝関節の中心を通って、足関節の前方で地におりているか？　それは足の縦アーチが一番高くなっているあたりか？　もしそうならすばらしい。膝は過伸展（足関節から股関節の垂線の後方に膝の中心が来る）にも、伸展不足にもなっていない。膝が完全に伸展できない場合は、明らかに垂線の前方に膝関節の中心が来る。

- 腰仙移行部：骨盤から腰椎の移行部が折れ曲がっているか？　これはとくに多い不良姿勢で、骨盤が前傾して脊柱過前彎になっている。横軸を中心に後方へ回して（尾骨を恥骨のほうへ、恥骨を臍のほうへ）、はじめて脊柱が伸びる。

- きちんと協調できていれば、背部のラインは必ず股関節の中心より後方に来る。腰仙移行部は伸展して弧を描いて見える。

寛骨のらせん──縦軸を中心にした骨盤の回転

- 支持脚の股関節は遊脚側より後方に来ているか？　ややこしく聞こえるが、実際は簡単である。支持脚側から見たときに、遊脚側の殿部が見えるか？　見えなければ上出来である。支持脚側の

骨盤は十分に後方へ回って、奥の殿部を隠している。縦軸を中心に骨盤が回転すると、股関節のまわりの靭帯がしっかりねじれ、力の移行を安定させる。

寛骨のらせん──外らせんを後ろから見て判断する

- 腰仙移行部は開いているか？　骨盤底と股関節外旋筋の活動が足りない場合、骨盤が過前彎の方向へ倒れる。生徒が「胸郭を上げる」という指導を過剰解釈して、胸郭を上げるときに骨盤を倒してしまう場合にも同じことが起こる。

- 支持脚側の殿部は遊脚側より低くなっているか？

- 支持脚側の殿部のつけ根にくっきりしわが刻まれているか？　見えれば良好。骨盤が横軸を中心にきちんと起きている印である。

165

3 脊柱の回転：
動態の本質

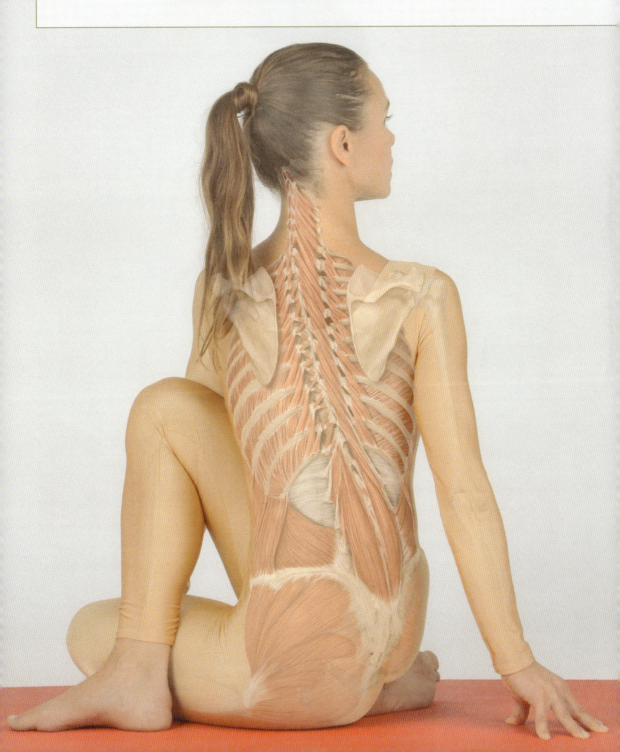

3　脊柱の回転：動態の本質

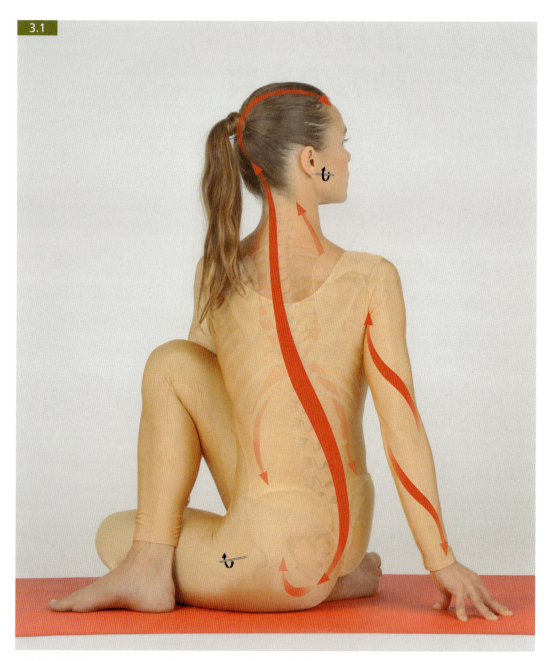

3.1

<脊柱>　回転：脊柱をらせん状に左右にねじる動きは、人間の二足歩行の基本である。椎間関節の配列、斜めの靱帯構造、らせん状に並んだ斜めの筋群が一体となって完璧に働く。

ポイント：
胸郭──活発な万能器官

回転は「心を開き」、「呼吸を開く」

永遠の命を与える魔法の泉は存在しない。しかし、脊柱、呼吸、心臓にとっての魔法の泉（Edda, 1943）なら存在する！　回転の動きで、私たちはリズミカルな中心部、つまり鼓動と呼吸を備えた胸郭に呼びかける。骨盤を「人間の重心」（Dürkheim, 1981）として、胸郭を「リズミカルに揺れる生命の器」として体験する──この目標を達成できるトレーニングは最良のプログラムである。トレーニングがよいものだといえる決め手は、回転が多く含まれているかどうかである。ヨーガではふつう後屈が胸部を開くため「心を開く」動きだとされている。しかし、この栄誉は回転運動のほうにふさわしい。回転は、胸郭とその中の臓器に動きと生命をもたらす王道なのである。

胸郭ほど、その可動性や活気のポテンシャルを過小評価されている個所はない。優れたスポーツ専門書には、腰椎が摩耗しやすいのは胸郭がかなり硬いからだと書いてある。認識としては正しいが、解釈が間違っている。統計上の平均と個々のポテンシャルを混同してしまっている。骨盤底や背部のレッスンは人気なのに、胸郭のレッスンは悲しい影の存在である。

もし胸郭が単なる保護ケースだったなら、頭部のように骨の装甲板でがっちり固められているだろう。しかし、胸郭の主な機能は呼吸運動にある。肺自体は受動運動器官であり、胸郭が肺を動かす。単なる保護ケースでもなければ、英語でいうところの肋骨の檻（rip cage）でもない。胸郭は呼吸や運動のたびに揺れる、しなやかで繊細な線細工なのである。肋骨は互いに寄ったり離れたりすることが可能で、両端が球関節のような形になっており、回ったりたわんだり、そして踊ったりできる。胸郭が解剖学的に正しく動けば、心臓、肺、上腹部の内臓にプラスの影響がある。内臓は胸郭とともに動き、機能を促進され、補助される。左右12対の肋骨がそれぞれ動く感覚があるだろうか？　後方の脊柱には、48個の肋骨関節がある。胸郭全体は「100の関節結合」（Schmitt, 1969）を有するが、これがすべていっしょに可動域制限を受ける場合もある。長年、伸張と回転を行わないと、肋間筋が短縮して固まる。肋軟骨（肋骨と胸骨をつなぐ軟骨）に石灰が沈着し、骨化する。すると、吸気時に胸郭の抵抗が高まる。胸郭は少しずつ硬くなり、肋骨が動かない胸の樽と化す。おそろしい悪循環である。スパイラルダイナミックの運動では決定的なアハ体験が得られる。それは、胸郭の立体的な可動性の再発見である。これによって多くの背部痛やその後の治療が予防できる。

脊柱：ねじりと直立

「腰部の苦難」に対するもっとも簡単な予防ルールは、股関節をしなやかに、胸郭を動きやすくすることである。問題が起こるのは多くの場合、回転と運動が過剰になっているところであり、動きが足りないところでは問題の発生は少ない。いい方を変えれば、腰部が動きすぎる原因はたいてい、動きの足りない個所、つまり胸椎にある。回転運動は、力みなく直立するしなやかな脊柱を作る切り札である。的を絞って持続的に胸椎と胸郭の可動域制限を解消するので、どのような伸展よりも効果をもたらす。

一次元的人間（Marcuse, 1967）は、現代の社会文化的現象なだけでなく、解剖学的現象でもある。私たちは脊柱を屈曲‐伸展の方向であまりにも一面的に使い、らせんと直立を両立させるねじりが不足している。直立は無理に姿勢を整えたり伸展したりする力業で達成するものではない。それでは少し張力が増すだけである。直立は運動を通してたどり着くもので、三次元の可動性の自然な結果なのである。静態とは、いわば、立体的な動態が静的に平衡した状態である。

ねじりと直立は互いを必要とする。らせん状のねじりには直立の力が隠されている。上へ伸びるツタ植物がそのよい見本である。人間の脊柱における立体的なねじりと直立の関係は、進化史に基づいている。四足歩行から二足歩行へ身体を起こすというのは、脊柱には伸展である。2本の脚での前進は、回旋を意味している。人間は斜対歩であり、類人猿のような側対歩ではない。回旋と伸展という移動運動の原理は、解剖学に引き継がれている。何と背筋群の80％は斜めに走行しているのである。たとえば回旋筋群はA字状に棘突起からその下の横突起まで走行する。この筋が収縮すると、伸展と回旋がいっしょに起こる。すなわち伸展と回旋は、進化史的にも解剖機能的にもセットになっている。

直立してフレキシブルな脊柱とまったく逆のものが、円背である。左右対称の直立トレーニングでは（ヨーガ、ジムを問わず）、もし固定した円背に対処できたとしても根気と時間をかけるしかない。左右のねじりはそれよりもずっと効果がある。これは当然のことで、椎間円板と小さな椎間関節は、ねじりと直立を組み合わせることでしっかり三次元に動く。斜めの靭帯もすべて伸張される。らせん状に斜行する筋群は、本来の運動機能に応じた動きを促され、補助される。この観点からすると、たとえばヨーガの座位のねじりのポーズは、非常に効果の高いトレーニングである。立体的な動態を凝縮して身体を起こす——機能性においても運動インテリジェンスにおいてもこれを超えるものはほぼない。

ポイント：胸郭—活発な万能器官

胸椎：それでも胸椎は回っている！

運動の根本は移動運動、つまり歩行や走行である。すべての運動器系はそのために用意されている。歩くという原運動中、胸郭はリズミカルに左右に回転しながらスイングする。脚の運動エネルギーは、直立した骨盤を介して上方へ伝わり、上体を軽く左右へ回転させる。胸郭の可動性が足りなければ、ねじりは一歩ごとに腰部へ移っていく。どこかが回転しなければならないのである。こうして腰椎と仙腸関節で問題が引き起こされる。

斜対歩では、体幹はクロスしてねじれる。左脚と左側の骨盤が前に出れば、右側の胸部と右腕が前方へ振り出される。逆も同じである。つまり、体幹と脊柱で必然的にねじりが行われる。脊柱がねじれなければ、斜対歩にならない。

下へ向かう力と、前へ向かうスイング。これが歩行の二大原則である。「下へ向かう力」は立位のポーズでトレーニングした。支持脚側の寛骨に外らせんが働くと「脚が強く」なる。この外らせんで体幹全体のらせんが起動する。骨盤が直立しなければ（一歩ごとに過前彎に倒れれば）、スイングは不安定な腰椎に飲み込まれ、上へ伝わらない。「前へ向かうスイング」が可能なのは、「脚が強い」ときだけである。このときのみ、遊脚と寛骨、そして逆側の胸郭と腕が前へ振り出される。人間の斜対歩は、体幹が左右にねじれることで身体の中心から始まり、スイングの動きとして周辺の腕へ移っていく。人間の「中心から起こる斜対歩」のメリットは明白である。回転運動のおかげで体幹は中央の縦軸から外れず、上体がふらふらと動き回ることがない。そのため、胸郭はつねに身体の重心に乗り、上体が前後に振らつかない。片足立ちになる遊脚相でのバランスは無理なく保たれる。

類人猿にはこうした機能はなく、側対歩で歩く。体幹を能動的にねじって前進する動きは進化史上、比較的新しい機能で、ヒトと海洋哺乳類にしか見つからない。細長い万能選手であるヘビでさえ、らせん状に曲がったガラス管から這い出ることはできない。波形のガラス管なら通れる。のぼったりおりたりするのもできる。しかし、渦を巻いたガラス管では、ヘビは何センチか進むとなすすべもなく止まってしまう。身体を押し出すための支えが見つからないのである。イルカは力のある尾びれを上下させたり、さまざまな方向へ動かしたりする。太古の昔から、軽やかにすばやく水中をらせん状に動き回っている。一方、陸地の人間は乾いたサバンナを進み、側対歩から斜対歩への大転換を成し遂げた。

多くのスポーツの動きは、こうしたらせんのねじりの原理に基づいている。投げる、打つ、押す、泳ぐ、よじのぼる、スキーなどが、よくあげられる例だろう。槍投げような複雑な「走る・投げる」の動きには、体幹のらせん力の原理がわかりやすく表れている。脚を強く地に押しあてる力が体幹へ伝わり、回転運動となって下から上へとねじれていく。その後、力は肩へ移り、最後に腕がムチのように「投げる・伸ばす」の動きを行う。腕から来る投力はごくわずかで、ほとんどの力は下から来る。スポーツ選手がこのらせんのトリックを知っていれば、トレーニングで得られるものはより多い。

胸郭：頭部と骨盤の間に統合される

胸郭は「頭部と骨盤の間の身体部分」であり、2つの方向からそれぞれ動かされている。肋骨は頭部から骨盤の間の運動野で三次元に回転してすべる。これによって胸郭は、体幹全体の動きに統合される。不良例で考えてみよう。立位で肋骨弓が突き出た顎のように飛び出て、後方の腎臓あたりが狭くなっていたら、下部胸郭が前方へ回ってしまっている。肋骨はそれぞれ勝手な方向を向いている。解剖機能として有意義なのは、下部肋骨が骨盤の直立によって後下方へ向かい、上部肋骨が頭部の直立によって前上方へ向かうことである。このとき、肋骨のカゴは最上部から最下部までぴんと張り、胸郭とその動きはひとまとまりになって体幹に統合されている。この原理が働けば、高齢になっても胸郭の立体的な可動性が保たれる。これは現在、基本ルールというよりもまれな例になっている。

大事なのは、全体としての胸郭の動きと、胸郭内で異なる可動性の違いである。可動域制限で固まっている場合の典型例を見てみよう。たとえば座位で、沈み込んだ姿勢から胸郭を起こそうとするとき、胸郭はウエスト部からまとめて持ち上げられることが多い。これでは極の原理が考慮されていない。胸郭はひとまとまりに前上方へ動かされ、後下方が犠牲になっている。胸郭と骨盤のつながりが切れ、ウエスト部の背側が狭まり、過前彎になる。張力が過多で、胸郭にボリュームがない。もうひとつの悪例をあげよう。「胸部を前へ！」の教えに従って、肋骨と胸骨が水平に前方へ押し出され、肩甲骨の間に不必要な伸展張力が働く。ここでも胸郭が単独で

ひとつの方向へ動き、極が上方・下方へ展開していない。

胸郭にきちんと可動性と「融通性」があれば、頭部と骨盤の運動刺激に反応する。上部肋骨は頭部の動きに従い、下部肋骨は骨盤に従う。この「極による運動誘導」原理から、スパイラルダイナミックのメソッドはできている。まずは両極を直立し、それから中央の可動域制限を解くのである。カイロプラティックの手法はこれとまったく逆で、最初に該当の脊椎の制限を解き、次に周辺の処置を任意で行う。よい結果を長く出すために欠かせないのは、「極による運動誘導」を日常の中で回復させていくことである。この方法でのみ、くりかえす脊椎と肋骨の制限を、持続的に取り除くことができる。

胸郭が固まって、つねに押し出され、持ち上げられ、後ろにやられ、または沈み込んでいると、独自の道を歩き始める。体幹全体の動きの過程で、「全体の一部」としていっしょに動かなくなる。頭部や骨盤が直立や回転をしようと、後屈して過伸展しようと、前屈して丸まろうと、胸郭はもはや従わない。全体がまとまって動くのは、胸椎を含む胸郭が素直に調和しているときだけである。頭部と骨盤の両極直立の原理は、方向性を生み出し、自然に伸びる感覚を脊柱に伝える。脊柱のこの自然な長さが、硬くなった胸郭で中央から断ち切られると、繊細な「縦軸張力」が失われる。胸郭は全体の動きから外れ、円背や平背が固定していく。この場合には、胸郭を再び動くようにすることがとにかく大事なのである。

ポイント：胸郭—活発な万能器官

横隔膜：呼吸と動きをつなぐ

呼吸は、生命そのものと同じように神秘的なものである。こうした根源的なつながりは現在でも言葉に表れている。ドイツ語のRespiration（呼吸）、Spirit（霊魂）、Spirale（らせん）という言葉には古代ギリシャ語の「-speir」が含まれ、3つの単語の語源が同じであることを示している。同じくギリシャ語のPneuma（πνεῦμα）にも空気と霊気の2つの意味があり、古代中国で宇宙の生命エネルギーを表すQi（気）や、古代インドのPrana（気息）とほぼ似た意味になっている。運動、魂、呼吸の相互作用は、現在、かつてないほど注目を集めている。日常でどのように感じ、どのような姿勢をとり、どのように動くかは、呼吸に直接影響する。外部の筋緊張が高まると、内部の繊細な呼吸運動と感覚に制限がかかる。逆も同じである。内部のストレスは呼吸の自由な流れを制限し、そこから運動の流れもブロックされる。

ルターは「hieros pneuma」を「聖気」ではなく「聖霊」と訳した。もし聖気にしていたら、私たちの肉体の評価は変わっていただろう。なぜなら、呼吸は直に身体で行う現象だが、魂が公式に身体という実体を得たのは脳神経学が発達した最近のことだからである。解剖学から見ると、呼吸の中には肉体的な観点と精神的な観点が一体となっている。思想的な肉体と精神の分離などない。ドイツ語で肉体を表すLeibの語源は「liv」、生命である。魂を宿し、呼吸する肉体は、ラテン語のCorpus、死体、魂を吐き出したモノとしての身体とは対極にある。こうして見ると、呼吸に対するある種の解剖学の考察はかなり表面的、それどころか冒瀆的のように思える。

人間の運動器系は呼吸するシステムである。呼吸と運動は進化史的に密接な関係がある。ギャロップで走る馬は呼吸と運動のリズムがぴったり一致している。脚の伸びた空間期に息を吸い、接地期に息を吐く。人間が移動運動するときも、呼吸と運動のリズムは本能的に一致している。走行時、人間は整数比で息をし、動く。その比率は地形、テンポ、トレーニング状況に応じて、1：1、1：2、1：3、1：4となる。

もっとも大事な呼吸筋として横隔膜をとりあげよう。この筋肉は、骨盤の直立、ゆるやかに弧を描く腰椎前彎、腹式呼吸と直接の関係がある。横隔膜はその名のとおり、横に走行して胸腔と腹腔を隔てる。斜面に立ったドームのような形状で、後方が低くなっている。起始は胸郭下口の一帯で、胸骨の先端から肋骨弓をまわって後方の腰椎まで及ぶ。腰椎部の縦線維は、力強い脚として支柱のように第3腰椎まで伸びている。これは腸骨稜とそう変わらない高さである。横隔膜はそれほど低いところに達しているのである。「肚」にまで届くということは、人間が「根本の空間である骨盤」と呼吸によってつながっており、引きつったように胸を上げて呼吸するのではないことを象徴的に示している。

横隔膜のあたりでは、筋肉が上下に走行している。横隔膜は上から下へ、股関節の屈筋は下から上へ向かう。2つの筋肉は交差しながら腰椎に付着する。大腰筋と横隔膜は強く関連しているのである。この上下の連結は呼吸によって強まる。横隔膜からの呼吸の圧力波は一息ごとに骨盤底に伝わり、呼吸のリズムで骨盤底も揺れる。骨盤底と内臓の健康は、呼吸の流れが正しいかどうかでまったく変わってくる。その際、横隔膜は内部のマッサージャーとして機能する。胸椎と腰椎の移行部は、股

173

3 脊柱の回転：動態の本質

関節の筋肉と横隔膜、そして移動運動と呼吸運動の重要な連結部である。呼吸にかかわる横隔膜の長い脚は、大腰筋と同じく脊柱の長さと安定に欠かせない。

　最大に息を吸ったり吐いたりするときには、2つの基本パターンがある。1つめは、胸式呼吸を強め、胸椎が思いきり伸展した形。これは脊柱過前彎を引き起こし、骨盤を前傾させる。2つめは、脊柱全体が長く伸びてゆるやかに屈曲した形で、下背部が丸くなる。「背式呼吸」タイプは最大呼吸量が「胸式呼吸」タイプよりも多くなる。胸腰移行部の「長さ」を能動的に安定させることで、横隔膜の脚の張力がアップするからである。逆にいうと、過前彎で呼吸しても、理想的な横隔膜呼吸は得られない。

　人間の身体では、運動と呼吸が相互に関連し合う。股関節の完全な伸展、骨盤の直立、腰椎の安定、横隔膜の筋力、肺の給気。これらの関連は、進化史の観点から見れば、パズルがぴたりとはまるようによくわかる。人間は元々、1日に20 kmを動き回る長距離走者として作られているのである。その際に息が切れてはならない（横隔膜）。股関節の屈筋

を先に伸張することは、運動合理性に欠かせない。腰椎の摩耗を最低限に抑える必要もある。そのため、運動と呼吸は深く関連する。姿勢や動きがおかしければ、呼吸にそのしわ寄せが来る。逆にいえば、運動器系が硬直から解かれて整うと、自然と深くて自由な呼吸ができるようになる。

　姿勢と運動から間接的に呼吸へアクセスするのは有効である。意識的に直接アクセスすると、息をするほうに気がとられがちになる。「とくに問題がない場合、正しい呼吸とはするものではなく、自然に行われるものである（…）」（Dürkheim, 1981, p.145）。容器（脊椎と肋骨のたおやかな籠細工）が柔軟で安定していれば、呼吸は自ずと展開する。スパイラルダイナミックは呼吸の神秘に具体的に寄与し、進化史的な移動運動の原理に基づきながら、胸郭を立体的に動きやすくする。らせん状の左右のねじりには、内部の呼吸の制限を解く「生まれながら」のポテンシャルが備わっている。移動運動の立体的な動態は、そのまま呼吸の立体的な動態に受け継がれるようになる。自由な呼吸が望むのは、まさにこの全方向へのスペースなのである。

トレーニングの目的：回旋――脊柱全体を回す

トレーニングの目的：
回旋――脊柱全体を回す

コーディネーション

回転センターである胸椎：腰部と項部を長く

重要ポイント

- 骨盤が直立し、腰部が長い。頭部が直立し、項部が長い。縦軸張力のない状態で脊柱を回さないこと
- 頭部と骨盤の回転と反対回転。脊柱は縦軸を中心にねじれる
- 回転と反対回転は胸椎でぶつかる。胸椎は自然とねじれる
- 伸展と回旋が組み合わさって、直立と斜対歩が行われる。脊柱はねじれながら直立する

医学的な姿勢分析：座位のねじりのポーズ

ヨーガで行う座位のねじりのポーズは、脊柱のらせん原理の全体と詳細を説明するのに最適である。このポーズではまず骨盤を直立させる。こうすると腰椎が安定し、あとでさらに上方の胸椎を回しやすくなる。頭部もしっかり起こして、顎は軽く引き、突き出さない。頭部と骨盤が直立し、脊柱がその間でしなやかに張れば、縦軸張力は完璧である。項部と腰部は長さを保ち、脊柱過前彎にも、円背にも、亀首にもならない。

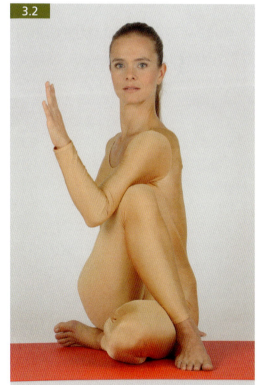

3.2

<コーディネーション｜脊柱の回旋｜座位のねじりのポーズ＞　重要ポイント：直立せず、縦軸張力のない状態で脊柱を回さない。胸郭と胸椎の回旋力が大事になる。

175

3 脊柱の回転：動態の本質

伸展と回旋は意識的に連続して行う。まずは直立。身体をねじらずにまっすぐに座る。両手で骨盤の直立をアシストする。片手を身体の横で床に置いて支えにし、別の手は曲げた膝に置き、骨盤を引いて直立させる。坐骨結節を中心にして座り、背部が湾曲して坐骨結節の後方に突き出ないようにする。股関節が硬くて座位での骨盤直立が難しいようであれば、クッションか椅子の上に座る。

次は回転。こちらは頭部から始める。交差して立てた脚のほうへ頭部を回す。このとき、頭頂点はつねに上方へ向かい、項部は長さを保つ。頭部が45°ほど回ると、回転が上部胸椎に伝わる。胸椎は上のほうが下よりも回転する。臍は正面を向いたまま。

たいていは、骨盤が胸椎といっしょに回ろうとする。臍をまっすぐにしておくには、骨盤を能動的に逆方向に保たなければならない。上体を右へ回した場合、骨盤をいくらか左へ回す。左脚の上方でクロスした右脚で、骨盤から膝を少し前方へ押し出す。こうすると骨盤が能動的に対置し、反対回転によって動きの土台が安定する。その結果、胸椎がしっかりねじられる。骨盤を対置することで、関節の解剖的にもっとも回転ポテンシャルが大きい個所、つまり胸椎がねじられるのである。ねじりの中和点は第9胸椎である。これより上方に位置する脊椎はすべて上体とともに回り、下の脊椎は骨盤といっしょに反応方向に安定する。長く張った胸椎は、頭部と骨盤の極間で自然とねじれる。

メディカルエラーパターン

頸椎：縦軸張力のない状態で決して回さない

「視線を向けると、頭部も動く」。視線をすばやく左右へ動かすことは、日常でおかしくなった回転パターンを正す最高の方法である。典型的なエラーパターンでは、頭部はたいてい開始肢位で前置しており、顎は突き出て、後頭部が項部にめり込んでいる。よく見られるハゲタカの姿勢である。回転を始めるとき、頭関節の回りやすさは無視されていることが多い。項部の回転方向側には深いしわが刻まれ、繊細な頸椎は圧縮して折れ曲がり、頭部はほとんどの場合さらに前置して側傾する。どれも誤った動きである。

この状態では深層にある頸部の支持筋を能動的に安定できない。頭部を動かす筋肉は単独で働き、さらに頭部を項部へ引き込む。回転の流れは下部項部でほぼ止まる。椎間円板はつぶれ、小さな関節は酷使される。多くの場合、これは第5-7頸椎で起こる。頭部の回転運動がおかしいと、2重のデメリットがある。第1に下部頸椎に過負荷がかかって、重大な影響を残す。第2に、回転する楽しみと能力が胸椎から奪われる。これはおそろしい悪循環を生む。胸椎が十分な仕事をさせてもらえずに硬くなり、代わりに下部頸椎がもっと回らなければならなくなる。頭部の回転で覚えておくべきルールは、つねに「項部を長く安定」させ、「胸椎まで回す」ということである。

トレーニングの目的：回旋―脊柱全体を回す

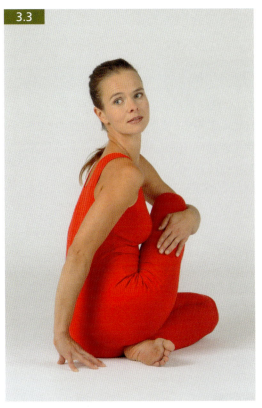

3.3

エラーパターン：頸椎。縦軸張力のない状態で回している。頂部が圧縮して、しわができた典型的な頭部の動かし方。

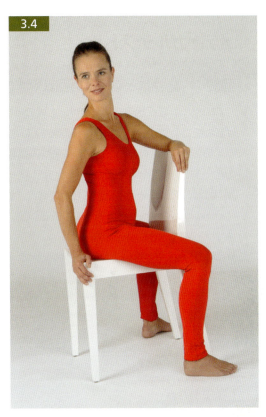

3.4

エラーパターン：腰椎。下背部に縦軸張力のない状態で回している。

腰椎：つねに縦軸張力をきかせて回旋

　座位のねじりのポーズでは、股関節が強く屈曲している。そのため、過前彎の姿勢で腰椎が不安定にねじれる心配はあまりない。どちらかというと、骨盤が後傾して直立しにくくなりがちである。腰部を誤って回旋するのが問題になるのは、股関節を伸ばして体幹を回した場合である。たとえば、走る、投げる、テニス、ゴルフ、ダンスなどのスポーツ行為である。動きに熱中していると骨盤のコントロールを失いやすく、骨盤が前傾して過前彎になる。腰椎はもはや安定して長くならず、靭帯の安全装置は働かず、椎間円板は危険にさらされる。その結果、大きなかたまりである骨盤と胸郭の回転振動は腰椎に集中し、椎間円板がギシギシときしむ。不安定な過前彎の姿勢をとりながら無理に回旋すれば、腰部には毒である。「頭部と骨盤の間が大きく回る感覚ではなく、ウエスト部が局所的に回る感覚」があると、この状態になっている。腰部の回転で覚えておくべきルールは、つねに「腰部を長く安定」させ、そして「胸椎まで回す」ということである。

177

メディカルテスト

回旋──脊柱はどのくらい回りやすいか？

　床に横になる。背部を壁につけ、上側の脚を伸ばし、骨盤を壁に安定させる。頭部を下側の伸ばした腕に乗せ、空いているほうの腕を胸の前で床につけて身体を支える。身体の背側すべてを壁に押しつける。伸ばした脚の踵、両側の寛骨、腰椎全体、背部、両肩、後頭部、そして伸ばした腕の指先まで。次に頭部と胸郭を壁から離して床のほうへ回す。以下に注意する。

- 両側の寛骨はしっかりと壁につけておく。骨盤をいっしょに回してはいけない。いっしょに回すと、胸椎に回転可動性がなくてもあるように見えてしまう
- 壁から離すときに背部を丸めない
- 肩を前方へ引かない。動かすのは脊柱で、肩ではない

　以上で、脊柱の回転可動性が推測できる。壁から大きく離して回せた場合は、脊柱の回転可動性がよい。ほんの何センチかしか回せなかった場合は、胸椎の回転可動性がかなり失われている。

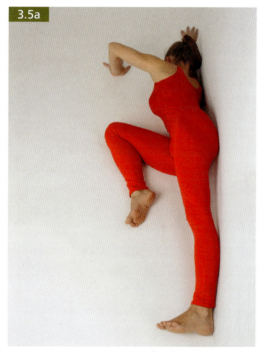 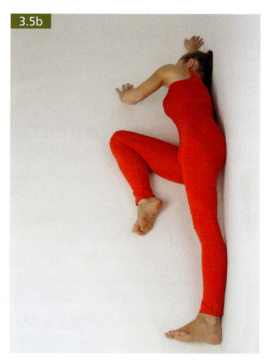

メディカルテスト：脊柱はどのくらい回りやすいか？　a）骨盤が壁についたまま。腕と肩を前方へ引いておらず、胸椎が回っている。b）擬似：肩が引かれて回り、回転可動性があるように見えている。

詳しい解剖学：骨、関節、靭帯

脊柱の回旋：どこも同じがよいわけではない

運動と負荷の分散。これが脊柱の「ゴールデンルール」である。脊柱（Wirbelsäule）とは、渦（Wirbel）と柱（Säule）の両方である。柱の原理に従えば、どのような肢位でも身体を安定できなければいけない。渦の原理では脊柱はどの方向にも動け、動こうとするが、関節の解剖的にはできるだけ「分散」されているのがよい。これは、脊柱を扱う多くのレッスンであれこれと禁止するやり方とはまったく違う考え、処置のアプローチである。

脊柱の回転力は各部位で異なる。原因は椎間関節のつき方で、それが回転運動を決めている。脊柱の各部位で回転力が異なることで、動きが全体的に分散される。

腰椎全体は各方向へ約5°しか回らない。腰椎の椎間関節は矢状面で垂直、つまりウエスト部に対して平行に並んでいる。回旋の場面ではストップの信号を出す。腰椎を何度も無理に回すと、小さい関節面が激しくぶつかり合う。軟骨と骨はひどい危険にさらされる。さらに、無理な回転運動によって椎間円板のあちこちがきしみ、椎体が脇にずれ出す。

胸椎では状況が変わる。小さな関節は前頭面で額に対して平行に並ぶ。回転時、関節面はすべっ

て、ぶつかり合わない。椎体も腰椎と違って回転時に脇にずれ出さず、軸に乗ってきちんと回る。この部位は好きなだけねじってよい。胸椎は関節の解剖的に回転運動に適した形に作られている。可動性がよければ、40-60°の回旋が可能である。ダンサーや曲芸師であれば60°を超える。トレーニングしていない成人の平均は、わずか10-30°である。

頸椎ではまた状況が変わる。ここでは関節が斜めになっており、回転時、頸椎はねじれて上方へ伸びる。全体として、50°以上回さないほうがよい。つまり、脇や後方を見るときは、胸椎をいっしょに回す必要がある。一番よいのは、頸椎を30-45°以上回すときには胸椎もいっしょに動かすことである。こうすると頸椎は守られ、胸椎の可動性が上がる。

解剖的に正しく行えば、ねじった脊柱は長くなる。胸椎と頸椎の関節が斜めになっているからで、これによって椎体は回転時に自然と上方へすべる。らせん状のねじりの直立力と延長力は、その言葉どおりの意味を得る。頭頂から尾骨まで能動的に縦軸張力を働かせると、脊柱は関節の解剖的に有効な形で回旋が分散される。折れ曲がることも、圧縮や過伸展することもない。

3　脊柱の回転：動態の本質

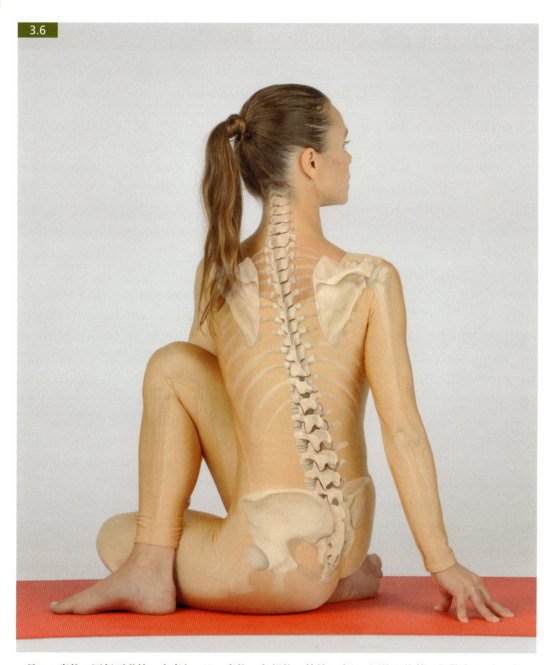

3.6

<骨>　脊柱の回転可動性。大事なのは、脊柱の各部位の特性に応じて回旋が均等に分散することである。腰部では小さな椎間関節は矢状面で垂直に並び、回旋運動に適していない。胸椎では関節面が前頭面で水平に並び、非常に回転しやすい。胸郭に可動性がないとほとんど回旋できず、腰椎と下部頸椎が代わりを務めなければならない。

トレーニングの目的：回旋―脊柱全体を回す

繊細な構造の頸椎

頸椎は解剖的にも機能的にも2つにわかれる。最上部の2つの頸椎（環椎と軸椎）は特別な配列をしている。後頭部と環椎をつなぐ上部の頭関節では、関節面は水平に並んでいる。環椎には頭蓋底の関節を転がす小さなくぼみがあり、かすかにしか回転を許さない。この最上部から頭部の回転は始まる。頭蓋底が後方へすべり、回したい方向に側方がわずかに開く。環椎と軸椎の間の頭関節は、回転運動に適して作られている。環椎は軸椎の力強い歯突起を中心にして完璧に回ることができる。回転運動はここから下方へ伝わり、下部頸椎を次々と働かせる。この下部では関節は後方へ斜めに下がっている。回転は必ず回転方向へ軽く側傾しながら

行われる。下部頸椎の側傾は、上部の頭関節の側方が開いていることで相殺される。この複雑な連係プレーのおかげで、頭部は横に倒れることなく水平に回転できる。水平に整えられた力学によって、左右水平に視線を動かす神経制御がしやすくなる。

逆にいえば、もし頭部が回転中に横に倒れたら頸椎はバナナのように曲がってしまい、中心となる垂直の回転軸が失われる。その上、顎が突き出て、頭部が前置し、項部にめり込んでいれば、よく見られる不良姿勢、ねじ曲がったハゲタカの首になる。下部頸椎を回しすぎている、まぎれもない印である。

非対称の骨盤は立体的な動態の表れ

座位のねじりのポーズでは、坐骨結節を中心にして骨盤を置くことも、非対称にして置くこともできる。非対称では、上体を右へ回す場合、骨盤をいくらか逆の左へ回す。このとき、荷重を左の坐骨結節へ移すと、右側が少し床から浮く。骨盤は上体と反対へ向かい、左側が低くなる。左側の腰部とウエスト部が長くなり、腰椎は右の側方へ傾き、骨盤は左へ回っている。座位のねじりのポーズで静的に非対称な骨盤の状態は、走行時の支持脚側の骨盤とまったく同じになっており、左側の寛骨に外らせんが働い

ている。これは、ある種のヨーガのポーズが、自然な運動過程の立体動態を静的なポーズに凝縮させていることをよく表している。昔のヨギーたちの何と賢かったことか。

流派によっては、座位のねじりのポーズで骨盤を対称にするようすすめている。そちらでも結構である。胸椎のねじれは対称だと強度が弱まる。胸椎の可動性をアップすることが目的であれば、座位のねじりのポーズで骨盤を非対称にすることをすすめる。

181

3 脊柱の回転：動態の本質

メディカルアドバイス

回旋&伸展は円背に効くヨーガのルール！

円背を起こすのに必要なのは、胸椎の伸展と回旋を組み合わせることである。回旋なしに直立はない。回転と反対回転のねじりは胸椎のあたりで行われ、頸椎や腰椎のあたりではない。意識してトレーニングする際は、以下の2点に注意する。

- 縦軸張力が働いて、項部と腰部が長くなっ

ている

- どこが回転し、どこが対置しているか見極める。座位のねじりのポーズでは、上体が回転し、骨盤が対置する。最低必要条件：臍は正面を向いたまま。上級編：骨盤を能動的に上体と逆に回す。走行時はこれと逆になる。骨盤が左右に回旋し、胸部から肩のあたりがそれと対置する。

詳しい解剖学：筋肉

2重らせん：2つの斜筋群

能動的な左右のねじりは、人間の脊柱の原運動である。身をくねらせて進むことは、魚類、爬虫類、両生類にもできた。その後、哺乳類が誕生して、屈曲・伸展運動が加わった。二足歩行に発展すると、縦軸を中心にした回旋が必要とされた。移動運動の進化は、体幹の筋肉解剖に表れている。体幹筋の大部分は斜めに走行しているのである。とくに脊柱の左右の背伸筋は、だいたいが繊維を編み込んで作ったロープのような斜筋でできている。脊柱に付着する斜筋には、必ず回転作用も備わっている。斜筋の数と種類の多さを見れば、回旋の重要性がよくわかる。回転運動が行われると、斜筋はその走行に応じて緊張・弛緩し、脊柱は柔軟性を取り戻す。左右対称の伸展・屈曲トレーニングでは、この効果はかなり小さい。回転運動は脊柱の健康の切り札である。

骨盤から頭部までの体幹は、筋肉から見ると、左右同等に回る2重らせんになっている。幅の広い包

帯が2本、それぞれ逆方向に巻きついていると想像してほしい。これは筋肉の状態とほぼ同じようなものである。2つの斜筋群は体幹全体を覆い、一方は左回り、他方は右回りになっている。それぞれの筋群は反対方向に走行するが、協力し合って働く。主動筋であり、協働筋でもある。回転とは、体幹をある方向へ巻き上げながら、同時に対の筋ループをプレストレッチすることである。これによって力が律動的に生まれて蓄えられる。テニス、ゴルフ、格闘技では、力が爆発的に解き放たれる。歩行、走行、水泳のクロールでは、蓄えられた力が運動周期に合ったリズムで放たれる。持久走などでは、左右に回旋する永久機関のように筋ループが働く。ある方向へ体幹を巻き上げることは、次に来る反対回転へのプレストレッチにもなっている。これは、運動合理性を高めるための公然たる秘訣である。斜めの筋ループの連係には、身体を意識して細かく観察すればアクセスできる。明らかに感じられるのは腹斜筋で、身体

182

トレーニングの目的：回旋—脊柱全体を回す

3.7

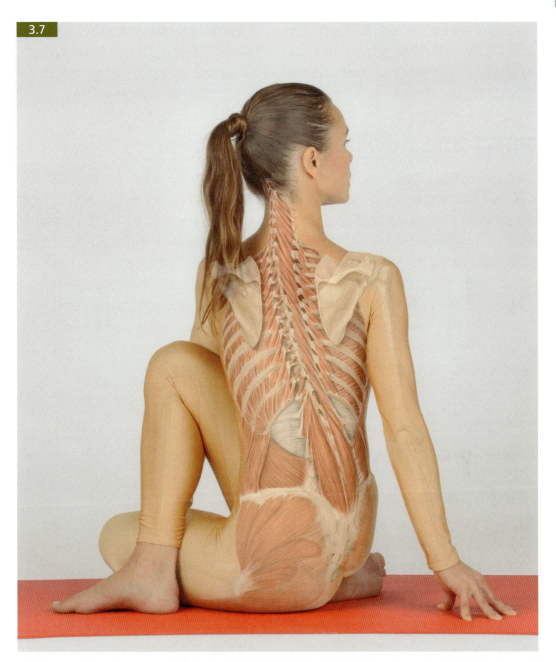

<筋肉> 2重らせん：2つの斜筋群。体幹筋は内側と外側の斜筋群からできている。動態では、2つの斜筋群は協働する。支持脚側の外側斜筋（殿筋、外腹斜筋、外肋間筋）は、遊脚側の内側斜筋と協働する。これは連結する配列からわかる。両筋群がいっしょに働くことで、歩行時の脊柱と体幹が左右交互にねじれる。

183

3 脊柱の回転：動態の本質

の中心に力が集まる感覚が伝わってくる。この三次元の「発電力効果」で、力強く動的かつ立体的に自分の中心をとることが可能になる。体幹筋は、支持筋として体幹を安定させることが第一の役割ではな

い。それは主に腕と脚の仕事である。体幹筋はその斜めの走行から、まず動的な回転筋である。こうしたとらえ方は、実際の運動を考えれば当然である。

深背筋：直立と回転の組み合わせ

背部の斜筋は回転して伸展する。これがらせんの直立力である。回転をトレーニングすることで、自然と身体は動きやすくまっすぐになる。いわゆる回旋筋は、広く重なり合った背伸筋の最深層を形成し、脊柱の支持筋である。脊椎ひとつひとつを本当に回すことができるのはこの筋肉だけである。脊柱の全体や分節を動かすには、この筋を深い眠りから覚まさなければならない。回旋筋の構成は細かいため、脊柱を均等にねじり、伸展することができる。背部のほかの斜筋はこれほど緻密に作られていない。

回旋筋は主に胸椎についている（ここでもっとも脊柱が回る！）。A字状に魚の骨のように走行し、上の棘突起中央から斜め横下に向かい、下の横突起に付着する。右回転ではA字の右側が伸張し、A字の左側が短縮しながら収縮する。さらに、脊椎がより垂直になって直立する。自分で試してみれば一番よくわかる。回転すると円背になったり、側傾したりするだろうか？　それとも、はっきりわかるほど直立して長くなるか？　これができていれば、あなたの回旋筋は目覚めている。

メディカルアドバイス

脊柱の立体的な可動性を活用する！

脊柱をらせん状にねじって直立させることは、ほとんどの背部疾患で一番にとり組むべき課題である。歩行の原運動でも、座位のねじりのポーズでも、左右交互に回転して身体を直立させる。らせん原理は屈曲・伸展運動や側傾と組み合わせることができる。たとえばテニスのサーブでは、プレーヤーがテークバックをとるときに、脊柱はねじれながら後方へ曲がる（後屈）。背面跳びの技術も同じである。脊柱を

均等に回しながら前方に丸める例には、柔道の前回り受身や円盤投げがある。過伸展の平背の場合、脊柱をねじって前方に丸めるのが効果的である。円背の場合、まずはねじって直立させ、その後、伸展力が徐々に戻ったら、ねじったまま過伸展まで持っていくのがよい。回旋を屈曲や伸展と組み合わせるのが、脊柱の立体的な可動性には重要である。

トレーニングの目的：回旋―脊柱全体を回す

脊柱らせんのトレーニング：安定した柱と回る柱

感知トレーニング――頭部を動かす：締めつけずに品よく

目的： 項部を長くしたまま、協調して頭部を動かすトレーニングをする。

スタート： まっすぐ椅子に座る。頭部は中心軸をとって起こし、視線は正面へ向ける。

アクション： 王冠を頭に乗せているとイメージし、回転時に落とさないようにする。サンドバッグか本を乗せると、頭部を水平に動かす感覚を確かめやすい。

まずは頭部と項部を起こす。項部を長くし、顎は突き出さずに水平を保ち、視線は正面か少し下げる。項部の延長線から回していく。回転運動は最上部の頭関節で始まる。項部を長くしてから回転を始めると、頭部は上方へねじれ、後ろに来た耳は後上方へ向かう（下がってはいけない）。頭関節の回転・直立刺激は、脊椎から脊椎へと下方に伝わる。頸椎は調和して折れ曲がらずに縦軸を中心にして回転する。回転運動がなめらかに胸椎まで行き渡る。

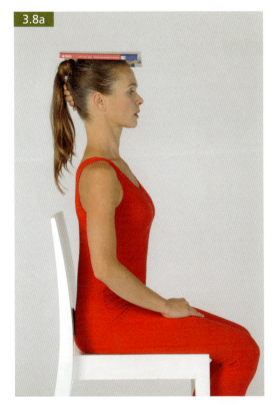 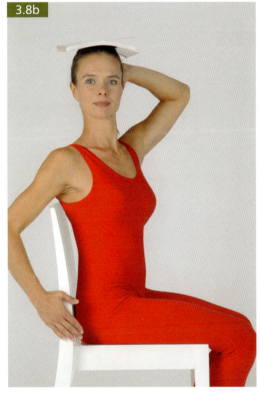

＜感知トレーニング＞ 頭部を動かす。締めつけずに品よく。詳細。a) 項部に縦軸張力を働かせて頭部を起こす。b) 頭部と胸椎を回す。

185

可動性トレーニング──回旋筋：脊柱を動的に回転・伸展する

目的： 回旋筋（脊柱の深層回旋筋）を目覚めさせる。回転しながら伸展する様子を感じとる。

スタート： 自分が気持ちよい形で座位のねじりのポーズをとる。右脚を交差させ、右手を身体の近くで床に置いて支えにする。

アクション： 弛緩と能動的回転のリズムに合わせて、円背と直立を交互に行う。交差した脚のほうへゆっくり右回転しながら能動的に直立する。その後、左に戻って弛緩しながら軽く円背になる。胸椎とそれを動かす小さな回旋筋に意識を集中させる。

左回転で円背位になるときはA字状の回旋筋の左側が伸張するのを感じる。右回転の伸展位では、この部分がまた収縮する。小さく何度もくりかえし、胸椎が十分に動き回り、だんだん回転がなめらかになってきたと思えるまで続ける。逆側も行う。

応用： 右手を左腋窩の下方へ持っていき、肋骨のあたりをつかむ。直立の右回転のとき、この手で肋骨を右へ回しながら引き上げる。肋骨は胸椎と連結しているので、胸椎が回旋・伸展する重要な動きの補助になる。

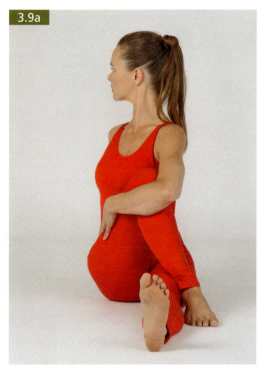 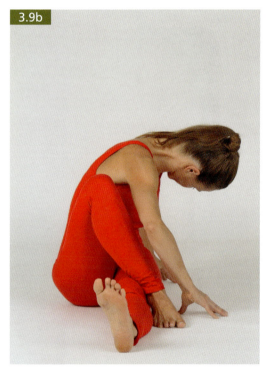

<可動性トレーニング> 　回旋筋。回転と伸展を組み合わせる。a) 交差した脚のほうへ回転し、伸展の直立位になる。b) 伸ばした下側の脚ほうへ回転し、円背位になる。

トレーニングの目的：回旋―脊柱全体を回す

強化トレーニング――座位のねじりのポーズ：セラバンドを使って強化

目的： 胸椎の回旋筋を強化する。抵抗をかけて回転・伸展させる。

スタート： 座位のねじりのポーズをとるか、椅子に座る。補助具としてセラバンドを使う。場合によっては二つ折りにして抵抗を高める。左回転の場合、セラバンドの端を右の坐骨結節の下にしく。もう一方の端は右手で持ち、上方の胸骨に持っていく。セラバンドはぴんと張る。

アクション： トレーニングの効果を計るには、「使用前・使用後」をテストする。つまり、最初はセラバンドなしで左右に回転し、どのくらい動くのかを見る。次にセラバンドを使う。ゆっくり左に回る。このとき、セラバンドはさらにぴんと張る。荷重を右の坐骨結節のほうにかけると、右の腰部がもっと長くなる。バンドの抵抗に反して回転するには、回旋筋の力が必要になる。左回転では、脊柱の右側で回旋筋が緊張するのが感じられる。胸椎のひとつひとつでA字状の回旋筋の右側が収縮し、胸椎が直立する様子をイメージする。

骨盤と頭部は直立を保つ。頭部はいっしょに回しても、正面を向いたままでもよい。片側を何回かくりかえす。繊細な運動刺激を与えながら動的にトレーニングすることが大事なので、静的にひとつのポーズをとり続けない。左へ回す、戻る、左へ回すと何回かくりかえす。その後、逆側に交代する。最後にセラバンドを外す。また回転して、セラバンドのない状態で最初の動きと比較する。最初よりも無理なく大きく回転するはずである。

応用： 床ではなく、椅子で座位のねじりのポーズを試す。

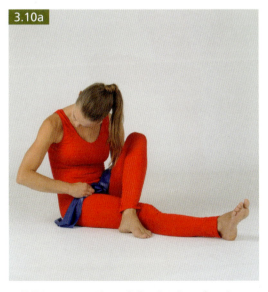 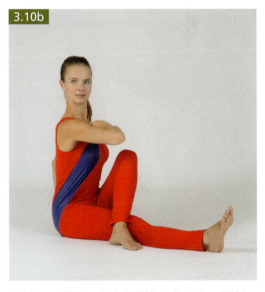

＜強化トレーニング＞　座位のねじりのポーズ：セラバンドを使って強化。a) 坐骨結節の下に入れて固定し、b) 上体を左へ回旋する。

187

動的トレーニング――
立位のねじりのポーズ：股関節を伸展したねじりの伸張位

目的：股関節を伸展したまま脊柱を回転するトレーニング。腰部を安定させて長くし、骨盤を直立する。原運動の走行と同じように、脊柱が完全にらせん状にねじれるのを感じる。

スタート：椅子の前に立ち、左足を乗せる。

アクション：まずは骨盤と頭部を直立させ、脊柱の縦軸張力を働かせる。まだ回転しない。次に右の支持脚を少し曲げて、骨盤をさらに直立させる。左膝を寛骨ごといくらか前へ押し出しながら、右の支持脚をゆっくりと伸展する。右の寛骨は左より低くなっている。これは支持脚側の骨盤側方傾斜というもので、「立位」の章で学んだ。骨盤はねじれ、左の寛骨は内らせん、右は外らせんへ回る。

頭部と胸部を左回転し、骨盤は能動的に対置させる。上体を左へ回すのに合わせて、骨盤も反対方向へ回していく。左膝を前へ押し出す。胸椎の回転を強く感じ、脊柱が上へ伸びれば、正しくできている。右の支持脚側は、頭頂から踵まで折れ曲がらずにまっすぐなラインを作る。胸郭や骨盤が横に傾い

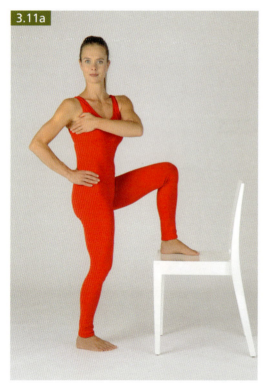 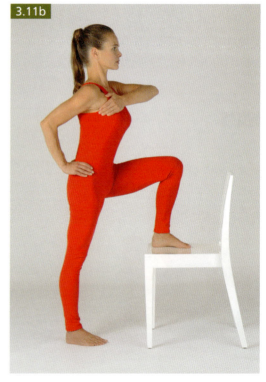

＜動的トレーニング＞　立位のねじりのポーズ：股関節を伸展したねじりの伸張位。a) 脊柱の縦軸張力で、回転の準備をする。b) 右手で寛骨の外らせんをアシストし、左手で肋骨とそれにつながる胸椎を回して骨盤と反対回転させる。

188

トレーニングの目的：回旋―脊柱全体を回す

たり突き出たりしないようにし、できるだけ身体の縦軸の近くで回転させる。

応用：比較する。適当に片足立ちをし、支持脚の股関節に身体を預ける。モデルや若いひとがやるよう な片足に体重をかけた姿勢。骨盤を支持脚側で高くし、前傾させる。過前彎と股関節の靭帯に寄りかかるような、楽した姿勢になる。脊柱のどこに回転が感じられるか？ 胸椎が上方へねじれる感覚はどのくらいあるか？

日常トレーニング――階段をのぼる：ねじれながら上へ

目的：階段をのぼる日常の動態で、脊柱を左右交互にねじるトレーニングをする。

スタート：階段の下で直立位。

アクション：ふつうは階段をのぼるときに身体を回さない。主に脚を屈曲・伸展しながらまっすぐ進む。そのため、ここでは1・2段飛ばしてのぼる。こうすると、ほぼ自動的に脊柱がらせん状にねじれる。まず右足を2段上に置く。このとき右の寛骨を前上方へ回し、左は反対に後下方へ回す。左側の骨盤が低くなり、腰部が長くなる。左脚が支持脚で、右脚にはまだほとんど荷重がかかっていない。骨盤は斜めで、いくらか左へ回っており、全体としてねじれている。重心を前方へ移動すると、左の鼠径部が最大伸張される。

後方脚を蹴り出す直前、胸椎と胸郭に注目する。骨盤を後ろの支持脚のほうへ左回転しながら、腰椎と下部胸椎もひとつひとつといっしょに回していく。上体は反対回転し、左の胸部がやや前方へ行く。頭部は正面を向いたまま、項部は長さを保つ。脊柱が胸椎を中心にらせん状にねじれるのがはっきり感じられる。

次に左足を蹴り出し、右脚に体重をかける。注意：過前彎にならない。また、右膝がX脚位にならないこと。右脚を伸ばし、新たな支持脚にする。左足を2段上に置き、左の寛骨を少し前上方へ回す。上体は反対回転し、先ほどと同じように続ける。左右にねじりながらスローモーションで階段をのぼる。

189

3 脊柱の回転：動態の本質

トレーニングの目的：
胸部——肋骨の檻を立体的に再生

コーディネーション

肋骨：回転と反対回転

重要ポイント

- それぞれの肋骨で回転・すべりが行われる。肋骨ひとつひとつが連続してすべって回転する
- 前方回転側では、それぞれ上の肋骨のほうが下の肋骨より少し大きく前上方へすべる
- そのため、下部胸郭よりも胸のあたりのほうが大きく回転する
- それには、支えが必要になる。下部肋骨は骨盤に根を下ろす
- ウエスト部の背側が長く、肋骨弓が上腹部のラインに平たく収まっていれば、根の支えが働いている
- 前方回転側が、腸骨稜から鎖骨上窩まで斜めに長くなるのを感じる

医学的な姿勢分析：椅子を使った座位のねじりのポーズ

胸郭全体の動きと、胸郭内の動きを区別する。活力のある胸郭を得るには、この区別が非常に重要である。胸郭内の動きとは、肋骨の互いに対する運動と反対運動である。「遊脚側」では上部肋骨が後方へ、下部肋骨が前方へ回り、それぞれの肋骨で「互いに近寄る」動きが生まれる。「支持脚側」では逆になる。それぞれ上の肋骨のほうが下の肋骨よりもいくらか前方へ回る。最上部の肋骨はかなり前方にあり、最下部の肋骨はずっと後方に位置する。支持脚側では肋骨は「互いから離れて」すべる。すなわち、胸郭内の動きでは、胸郭が非対称にねじれる。上部肋骨は前方回転側で前方へ、後方回転側で後方へ向かう。

肋骨：上部の回転、下部の反対回転

ここでは、椅子に座って回転をトレーニングする。坐骨結節で座り、骨盤を対称にして直立しておく。背部を丸めたり、過前彎にしたりしない。腰部は長く、ゆるやかに前彎していなければいけない。次に縦軸を中心に回転する。上部から始め、徐々に下の肋骨へ移行していく。それぞれの肋骨は、立体的に見て水平に横へ動く。1対ずつ回して高くなるこの動きだけで、「肋骨の檻」の柔軟化にはすでにかなりの効果がある。

下部肋骨の支え：両手を体側に置き、母指と示指でペンチのように肋骨弓をはさみ込む。母指が後

方、示指が前方。注意：肋骨弓は顎のように突き出る傾向がある。前方の示指が後方の母指よりも高くなっていれば突き出ている。手でこの姿勢を変える。示指で肋骨弓の前方を少し下げ、腹面をなだらかにする。母指で上方へ押し広げる力を与え、ウエスト部の背側を開く。これにより下背部の腎臓あたりが長くなり、上腹部が自然と引きしまる。手のアシストで下部肋骨が安定したら、上部肋骨を左右交互に回すことができる。左の肋骨弓を支えにして、上体を右回転する。右の肋骨弓を支えにして、上体を左回転。両手の上方に、肋骨の回転・すべり運動が感じられる。つねに少しずつ動かし、胸のあたり、最終的には鎖骨のあたりが最大に回転するまで続ける。肋骨弓を上体の回転運動と対置するよう、両手でアシストする。求めていた重要な立体的可動性が胸郭内に生じる。

胸部：三次元の肋骨回転

今度は骨盤を非対称に置いて椅子に座る。タオルか小さなボールを片方の坐骨結節の下に入れるとよい。骨盤が側方傾斜すると、片側で外らせんが、もう一方の側で内らせんが働く。どちらかの脚（たとえば左脚）を右脚に乗せて組み、左膝を少し前へ押し出したり戻したりしてもよい。

下へのねじりと上へのねじり：次に右手で、右の寛骨を後・下・外へ向かわせ、外らせんをアシストする。右の腰部は長く。骨盤の動きが体幹筋を介して下部肋骨に伝わるのを感じるだろうか？　右手を上方へずらし、母指と示指で右の肋骨弓をはさむ。低くなった右側の骨盤へ引いて手で補助する。もし肋骨弓が前に突き出たままなら、指でやさしくならしてもよい。この骨盤-肋骨弓の支えを使って、下方から肋骨をひとつひとつ前上方へ回していく。注意：肋骨弓が突き出てはいけない。腹部のラインに収めたまま、低くなった寛骨に胸郭をつなぎとめる。

らせん階段を可視化する：下部肋骨は回転して下へねじれ、上部肋骨は上へねじれる。上部肋骨はとくにはっきりと上へ向かって回転する。左手を右の腋窩の下方へ持っていく。上部肋骨が斜張力で前上方へ向かうのを指でアシストする。すると、何もしていない左側より右側の胸郭が明らかに長く伸びる。両手の距離（右手は下方の肋骨弓、左手は腋窩の下方の肋骨）が、斜めに最大延長している。この斜張力を胸郭に長く刻み込むには、回転していない開始肢位に戻ったり、またねじって上へ伸びたりを何度かくりかえす。両手の位置は変えない。そうすることで、両手の距離が変わるのがわかる。

3 脊柱の回転：動態の本質

3.12

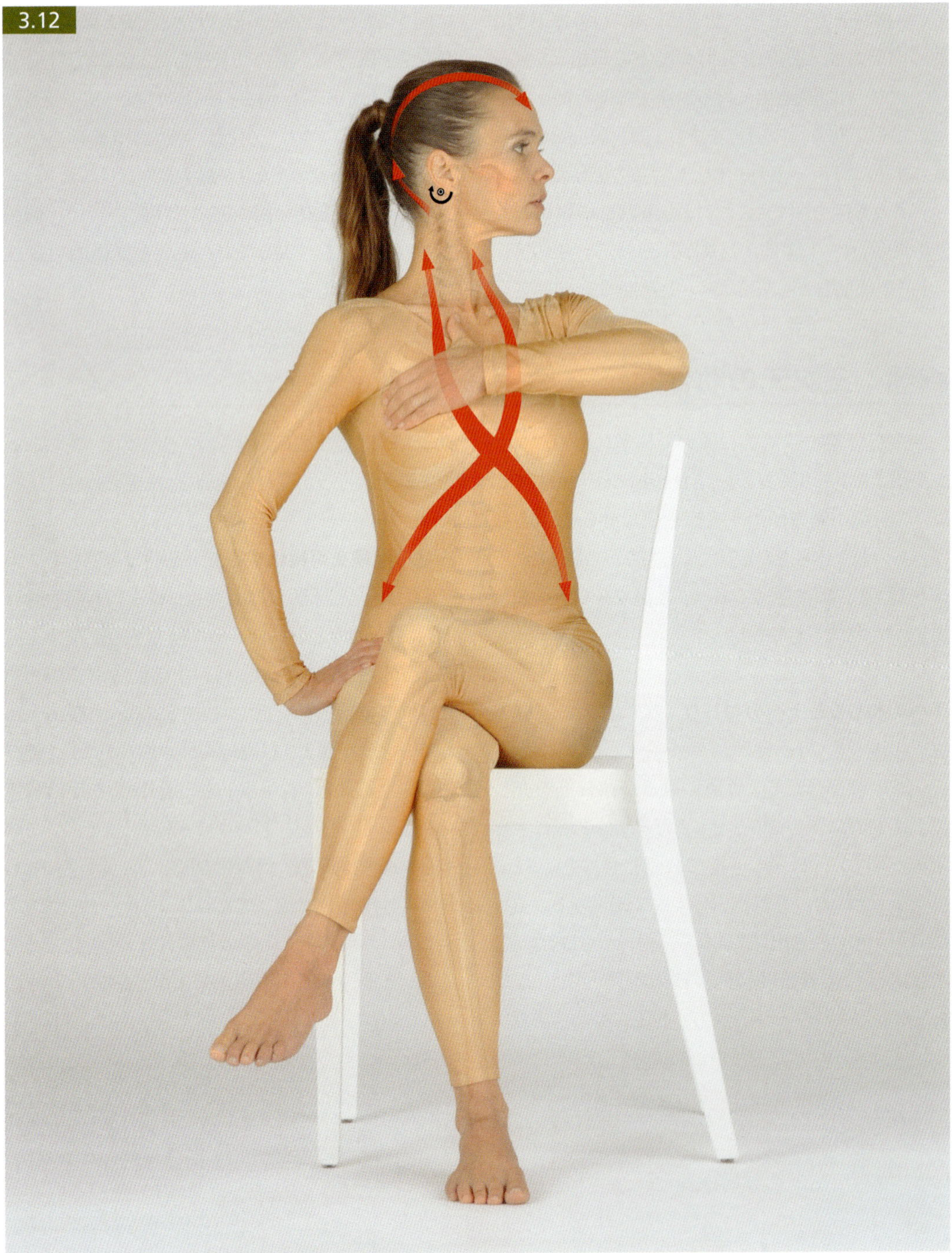

<コーディネーション＞　脊柱の回旋：椅子を使った座位のねじりのポーズ。重要ポイント：胸郭には立体的な内部の可動性がある。胸部を回転伸張位に持っていくと、各肋骨が順番にすべり運動を行う。下部肋骨は骨盤の動き、上部肋骨は頭部の動きに従う。下側の手で寛骨や肋骨弓を引いて体側を長くし、上側の手で胸のあたりの肋骨を前上方へ回す。

トレーニングの目的：胸部—肋骨の檻を立体的に再生

メディカルエラーパターン

一体回転：胸郭 VS 骨盤

　肋骨それぞれが回転・すべり運動をせずに、胸郭が一体となってウエスト部で骨盤と反対に回る。その際、肋骨弓は前に出る。問題は、胸郭が左右に回っているものの、まとまって動いて、内部が固まっていることである。「胸郭全体の動き」と「胸郭内の動き」の違いが明確にわからないのであれば、自分の身体をだまして動かしている。

　過前彎傾向に注意する。この典型的な不良姿勢では、ねじりの支点が下がる。回転個所は腰椎と下部胸椎になり、たいていはウエスト部が過伸展している。小さな椎間関節を支える靭帯が機能していない。一体回転にすべてが飲み込まれ、それぞれの肋骨は適切な運動刺激を得られなくなる。さらに、過前彎の姿勢のせいで体側のスペースが閉じ、呼吸や声が平坦に弱々しくなるのがはっきりと感じられる。

　円背傾向に注意する。円背傾向は胸郭内の回転によって強まることが多い。上部肋骨は沈み込んだまま、上方へ向かわなくなる。前方の長さが足りないからである。長年きちんと回転させていなかったり、座っていることが多かったりすると、胸郭の前面が縮まる。肋骨弓の根を下ろし、下背部を長くして回転しようとしても、上部肋骨は上へねじれず、上部胸椎は伸展しない。代わりに肩が動き、高く上がって、上部肋骨が動いたように見せかける。

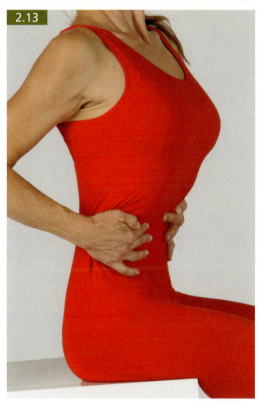

エラーパターン：一体回転。胸郭がウエスト部からまとまって持ち上がり、そのまま回転する典型例。

メディカルテスト

胸郭内に動きがあるか？

メディカルテスト（図3.5）で、胸椎の回転力はすでに検査した。床に側臥位になり、背部を壁につけるテストである。今回のテストでは、胸郭の立体的な可動性を、ねじらない仰臥位で検査する。胸郭に可動性があるときのみ、背部全体を広く横たえることができる。

背中を下にして横たわり、両足を立てて置く。脊柱全体（上部頸椎を除く）を平らに床につけることができるか？　背部も胸郭も広く床についているか？　下部肋骨は脊柱過前彎にならずゆったりと横たわっているか？　また、上部肋骨は亀首にも円背にもならず、平らになっているか？　それとも、どこかに隆起や床との隙間を感じるか？　床に強くあたっているところと、床から離れているところがあるか？

円背が固定していると、床に横たわったときに湾曲した波形板のようになる。胸郭に可動性がないと、背部全体が床につかない。

上部肋骨は頭部の直立に合わせて動くか？

このテストでは、胸郭の吊り下げ、また頭部と上部肋骨の連動について検査する。上部肋骨が胸骨といっしょに下方の恥骨のほうへ沈み込んでいるかがわかる。今回も仰臥位になり、両足を立てて置く。片手を後頭部、別の手を上部胸骨にあてる。頭部を少し丸め込みながら、やさしく項部を伸ばす。頭部を引くと、胸骨は軽く持ち上がるか？　これが重要である。確認のため、頭部を戻し、また軽く丸め込む動きを何度もくりかえす。頭部で小さなブランコの動きを行う。このブランコの動きは胸郭に引き継がれるか？　もしイエスなら、上出来である。ノーの場合は、上部円背が固定して（老婦人の猫背と呼ばれる）、上部肋骨がつねに沈み込んでいる。脊柱と肋骨で不良姿勢が固定しており、頭部の直立が下方へ伝わらない。この場合は胸郭に直接取り組み、上部肋骨を持ち上げるトレーニングをする必要がある。

トレーニングの目的：胸部―肋骨の檻を立体的に再生

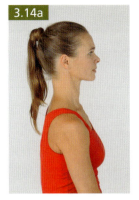 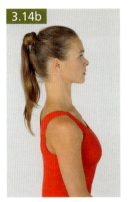 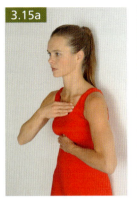 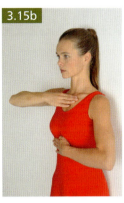

メディカルテスト：椅子に座った場合のテスト。上部肋骨は頭部の直立に合わせて動くか？ a）頭部を起こしても、上部肋骨は沈み込んだまま。肩が前方へ丸まるのがはっきり見てとれる。b）頭部の直立で肋骨も動く。肩はまっすぐ。

メディカルテスト：胸郭の前方に十分な長さがあり、直立して広がるか？ a）前方が短い。b）前方に長さがある場合のみ、胸郭は頭部と骨盤の間で直立する。

胸郭の前方に十分な長さがあり、直立して広がるか？

　前方の長さとは、下方の肋骨弓から、鎖骨のすぐ下の上部肋骨までの距離のことである。この長さは、胸椎の伸展、腕の挙上、胸筋の伸張に欠かせない。これが足りないと、胸郭はまとまって持ち上がる。

　背部を壁につけて立つ。片手を左右の肋骨弓間のみぞおちに、別の手は胸骨・鎖骨のあたりに置く。身体を曲げて、背部を丸める。両手の距離は短くなる。身体を伸展し、壁にそって最大に直立させる。理想的には、両手の距離が広がり、脊柱過前彎にも亀首にもならず背部が壁につく。

　それとも、項部を長く保って後頭部を壁に近づけていったときに、腰部が過前彎になってしまうか？ 肋骨弓の前方が上がってくるか？ 腹筋を使って過前彎や肋骨弓の突出を防ぐことができるか？ 腹筋を使って、上側の手が下がらずに下背部を壁につけられるか？ アドバイス：胸郭を軽く左右に回すと、前方に長さが出る。

195

詳しい解剖学：骨、関節、靭帯

胸部：呼吸の流れに必要な空間立体性

完全呼吸とは、肺全体で息をすることである。完全呼吸では胸郭があらゆる方向へ広がり、三次元に長く、広く、厚くなる。具体的にいえば、後下方の横隔膜から、体側、前上方の肺尖まで、肺が満たされる。単純化すれば、吸気が後下方から前上方まで斜めに流れる。肋関節のメカニズムの違いから、下部肋骨は側方へ（吸気時に広がる）、上部肋骨は前方へ持ち上がる。下方では長さと広がり、上方では長さと奥行きが変化する。

呼吸の動態： 一息ごとの呼吸の流れを観察すると、感知に役立つ。横隔膜が下がり、胸郭下口が広がることで呼吸は始まる。息をすると、腰部・ウエスト部あたりでこの変化がおだやかに起こるか？　広がりを感じるか？　吸気の刺激が体側に届き、下部肋骨が横に広がるか？　胸郭は前上方にはずむか？呼吸は胸骨にそって「はい上がってくる」か？　呼吸は最後に2つの「エアクッション」になって肺尖を満たすか？　上部肋骨が前上方に広がり、胸が開いて広がるのを感じるか？　このとき、上部胸郭の奥行きが増すか？　肩は下がってゆったりと広がり、肩甲骨の間のスペースが満たされるか？

肺底呼吸： 横隔膜はもっとも大事な呼吸筋で、前方よりも後方の位置が低い。肺の容量は、後下部の肺底がもっとも大きい。呼吸はここで行われ、容量が増える余地があるのもここである。そのため、肺底呼吸は非常に重要である。これには、腰椎が正常に前彎し（底部の支え）、下部肋骨が側方に広がること（底部の拡張）が欠かせない。

横隔膜の動態： 横隔膜の後部（腰椎部）と側部（肋骨部）は、吸気時に収縮する。横隔膜は下がり、肺は受動的に広がる。胸部に陰圧が生じて、空気が流れ込む。筋起始部の支えも広がりもないと、横隔膜の収縮は後・下・外で行われず、骨盤のほうへ向かわない。背部のスペースと肺底が明らかに狭くなる。脊柱過前彎の姿勢で、胸郭と骨盤の「つながり」が消え、吸気は前上方へ移動する。呼吸力のもっとも小さい横隔膜の前部で息をするようになる。十分な肺底呼吸は失われてしまう。こわばらずに後下方から前上方へ向かう肺の完全呼吸はもうできない。

トレーニングの目的：胸部―肋骨の檻を立体的に再生

3.16

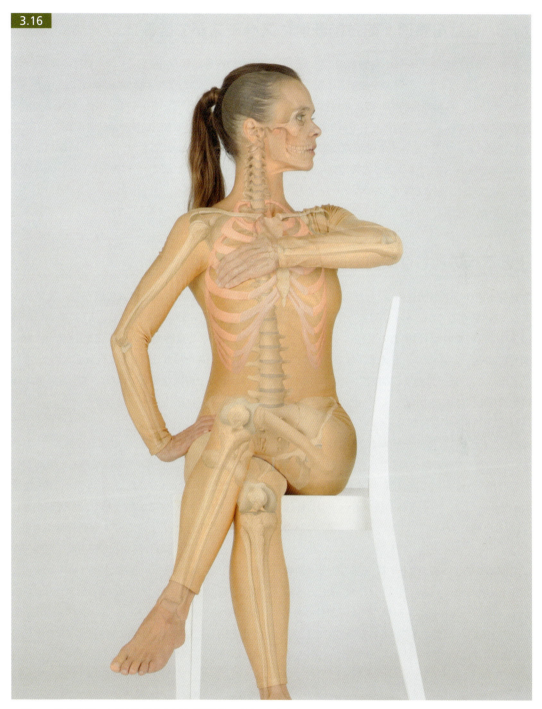

＜骨＞　胸部と肺の回転伸張位と回転閉鎖位。右側の胸部では、肋骨が互いを引き合って回転伸張位になり、肺が呼吸するスペースがある。下部肋骨は寛骨といっしょに後・下・外へ向かい、肺底が広く開く。反対側では肋骨が互いを押し合い、胸郭の底部幅が小さく、肺のスペースが狭くなる。

胸郭とらせん原理：前方回転側にスペースができる

肋骨の優れた連係プレーは、移動運動における左右のねじりと、斜めの完全呼吸を協調させる。別の言葉でいえば、移動運動時の呼吸は非対称である。比較して考えてみよう。全力疾走している猫は、対称に呼吸する。大きく踏み出す跳躍期に胸郭が広がって息を吸い込み、負荷のかかる接地期に胸郭は閉じて息を吐く。動きと呼吸のリズムがぴったり一致している。人間の場合はそうではない。走行時、左右の胸郭が異なる反応をし、非対称に動くのである。支持脚側で前方回転する胸郭は開き、もう一方の遊脚側は閉じる。もう一度、座位のねじりのポーズを考えよう。前方回転側では肋骨が扇のように広がり、後方回転側ではきつく寄り合う。胸郭は一歩ごとに非対称に動き回り、対称的にコンパクトにまとまっていない。

上と下へのねじり：前方回転側の肋骨の動態

骨盤へ向かう下部肋骨の下へのねじり：後下方でもっとも広がるのが、第11・12肋骨である。この2対は魚の骨のように後方の脊柱につながって、胸骨には結合していない。見えず、触るのも難しい肋骨なので、「最下部肋骨」の位置・方向を知るには肋骨弓を代わりに利用する。下へのねじりで肋骨弓が長く広く引かれ、腹部のラインになじむのが見ても触ってもわかる。体側と腰部は最大に伸張している。これは、支持脚側が長く引かれる状態と同じである。下へのねじりで、横隔膜、片肺、呼吸にスペースができる。これでやっと肺が後下方へ十分に伸張し、空気で満たされる。

上部肋骨の上へのねじり：最上部の肋骨（鎖骨の後下方に隠れている）は、回りながら前上方へ向かう。回転とともに持ち上がり、胸骨・鎖骨のあたりが広がるのが重要である。これが正しくできていると、肺尖部に「エアクッション」ができて、この大事な部分がリズムよく満たされて広がる。吸気が少ないと、ここに肺病が好発する。とくに多いのが結核で、たいていは肺尖部の石灰化をともなう。肺には、底部から先端までの十分な吸気が欠かせない。これは決して贅沢な要求ではなく、むしろ最低条件である。

上部肋骨の直立張力は、頭部から始まる。斜角筋群は頸椎と上部肋骨を接続している。項部が長くて頭部が直立していれば、上部肋骨は自然と優雅に持ち上がる。よくある虚脱姿勢で、頭部が項部にめり込んだ形になっていると、上部肋骨はずぶずぶと沈み込む。誇らしげに直立した胸部は、人間の本質を表している。胸骨が自然に持ち上がり、垂直に立っていると、オープンで自信のある印象が伝えられる。それとは反対に、軍人のように胸を突き出し、腹を引っ込めた姿勢は、本当の自信というより虚勢の表れである。

トレーニングの目的：胸部—肋骨の檻を立体的に再生

メディカルアドバイス

斜めの呼吸——肺底から肺尖へ

　胸郭を上下へねじるのに役立つのは、千の言葉よりも2つの手である。まずは椅子に身体をねじって座る。片手を前方回転側の胸部、鎖骨のすぐ下方に置き、もう一方の手は肋骨弓の後下方に置く。まずは背中を丸めて確認してみる。鎖骨の下方の上部肋骨が沈み込み、身体の奥へ消え、背部が湾曲して広がるのを感じるか？　確認したら、両手を利用して身体を起こす。両手があることで、長くなる回転伸張感覚が胸郭に伝わる。下側の手で肋骨弓を寛骨の外らせん方向へ導くと、体側と腰部が長くなる。上側の手を腋窩に入れて上部肋骨を前方へ運ぶと、肋骨が前方回転し持ち上がる。この回転伸張位で、息を肺尖まで吸い上げる。呼吸の力が自然に広がるのを両手で感じる。肺底呼吸から肺尖呼吸が行われる。

肋骨弓：肋軟骨の柔軟性

　無理なく自由な呼吸には、肋骨弓の柔軟性が絶対に欠かせない。肋骨弓は硬くなっていることも多く、狭まっていたり広がったままになっていたりする。肋骨弓は1つの大きな肋軟骨でできており、第7-10肋骨がここでひとつになって胸骨につながる。肋軟骨の柔軟性を保つには、下部肋骨の繊細な連係が必要である。

　肋骨弓がすべる動きは、胸郭のときとまったく同様である。小さな範囲で、胸郭全体と同じ斜めの扇の動きを行う。第10肋骨（肋骨弓の下端）は腸骨稜へ向かう下へのねじりに従い、吸気時にもっとも後下方へすべる。すぐ上の第9肋骨はそれよりもいくらか前上方へ向かう。この原理は胸郭全体で同じである。吸気時、下側の肋骨のほうが後下方へすべる度合いが強く、上へ行くほど前上方へすべるようになる。呼気時はこの逆である。歩・走行中、支持脚側の肋骨弓は長く伸び、狭まった遊脚側では小さく縮まる。リズミカルに圧縮と展開をくりかえすことで、肋骨弓は柔軟性を保つ。つねに動かしていないと硬くなるゴムバンドのようなものである。

199

詳しい解剖学：筋肉

肋間筋：回転するとなぜよいのか

胸郭に活力があっても、肋間筋が短縮して張りつき、肋骨の呼吸、スイング、すべりの動きが邪魔されていれば意味がない。肋間筋が柔軟でないと、肋骨が呼吸時に広がらず、胸郭が大きく開かない。とくに前方の長さが制限されてしまう。

肋間筋は内外の2層の筋肉でできている。どちらも、腹筋群と同じように斜めに走行している。外肋間筋は上外側から斜めに下内側へ走行する。これは外腹斜筋と同じで、両筋の走行は連続している。片手を斜めにズボンの前ポケットに入れると、外腹斜筋の走行を表した形になる。内肋間筋の走行は逆で、前上方から後下方へ向かう。こちらは内腹斜筋と同じで、両筋は続いている。ナポレオンのように片手を斜めにベストの内ポケットに入れると、内肋間筋の走行がわかる。

片手をズボンのポケットに入れた角度で肋骨に置き、母指と四指ではさんで押してみる。どうなるだろうか？　上側の肋骨は前方へ、下側の肋骨は後方へすべる。肋骨の回転運動が起き、それが胸郭に伝わって前方回転する。今度は逆に、片手をベストのポケットに入れた角度で肋骨にあて、また指ではさんでみる。どうなるか？　上側の肋骨は後方へ、下側の肋骨は前方へ向かう。反対回転が起き、胸郭に伝わって後方回転する。

タオルモデル：肋間筋を柔軟にするには、回転以外にない。そこで、濡らしたタオルをしぼってみよう。らせん状にねじっていくと、動きが繊維1本1本をとらえ、水が出てきてタオルがしぼられる。ただ丸めたり、引っ張ったりしただけではこうはいかない。これと同じことが体幹を回したときに肋間筋でも行われる。右へ回転すると、右側で内肋間筋が収縮し、外肋間筋が伸張する。左側は逆で、内肋間筋は伸張し、外肋間筋は収縮する。これがもし胸郭内で肋骨をすべらさず、全体をまとめて動かした場合だと、肋間筋の起始部と停止部の距離はそう開かない。肋間筋は最大伸張もしないし、きちんと収縮もしない。だからこそ私たちは回転を重視し、対称よりもねじった前屈や後屈のほうを優先するのである。

トレーニングの目的：胸部―肋骨の檻を立体的に再生

3.17

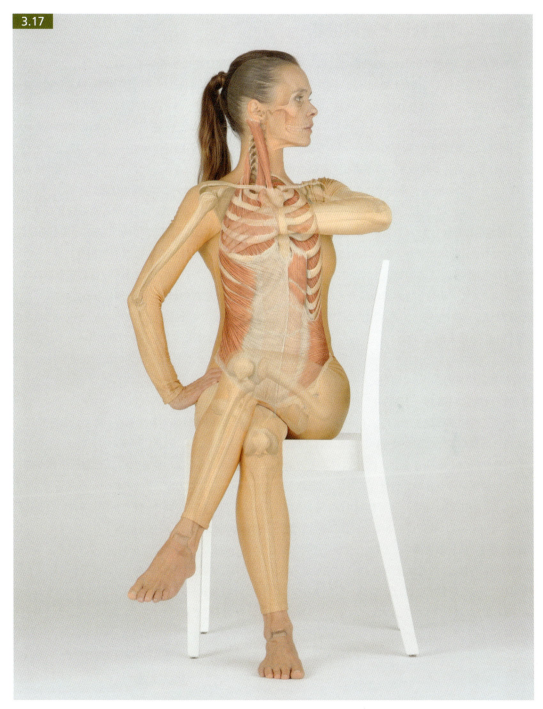

<筋肉>　肋間筋：外肋間筋が肋骨を動かすと、上部肋骨が前方へ、下部肋骨が後方へすべる。右の支持脚側で全体が回転伸張して肋骨が広がる。反対側ではこれがすべて逆になる。内肋間筋は、上部肋骨を後方へ、下部肋骨を前方へ動かす。遊脚側の肋骨は寄り合って狭くなる。

201

肋間筋：呼吸機能と運動機能

呼吸や解剖のテキストでは、外肋間筋は吸気、内肋間筋は呼気を行う筋肉だと端的に書いてある。これは正しいが、十分ではない。

肋間筋の呼吸機能は、胸郭のグローバルな動きで誘導される。運動で呼吸するのである。運動強度が増すと、生物の酸素需要は高まる。移動運動がハードになるほど（たとえば動物が獲物を狩るときなど）、必然的に呼吸もきつくなる。これは動物も人間も同じである。呼吸のメカニズムは運動動態に応じて働く。人間では、2本の脚の上で左右のねじりが行われることで、肋骨と肋間筋の呼吸メカニズムが誘導される。支持脚側で肋骨が扇のように開き、遊脚側では寄り集まる。

支持脚側の骨盤が正しく傾くと、腹部と腰部の筋肉（腰方形筋）が第11・12肋骨と肋骨弓を後下方へ引っ張る。腰部の長さ（延長し、支えになる筋張力）は、肺底の吸気に欠かせない。上部ではこのとき、斜角筋群が上部肋骨を引き上げている。その結果、支持脚側全体が動いて肋骨は広がり、回転伸張位になる。遊脚側は逆で、肋骨は扇を閉じるようにすべって狭くなる。肋骨が広がるか狭まるかは、胸郭に付着する体幹筋の働きによるもので、肋間筋ではない。これはよく考えれば当たり前のことである。肋間筋は、それ単独で見れば肋骨間を収縮することはできるが、力強く広げることはできない。

移動運動中に肋骨がすべる方向は、肋間筋が定めている。肋間筋は、格子の横棒のような肋骨をそれぞれ動かす。すべりの方向は肋間筋の斜めの走行によって誘導される。前方回転して開く側の胸郭では、上側の肋骨は前方へ、下側の肋骨はそれよりも後方へすべる。このすべり方向を担当するのは外肋間筋である。こちら側では肺の容量、つまり吸気が最大になる。後方回転する側の胸郭はすべり方向が逆になって閉じ、内肋間筋が呼気を助ける。肋間筋の運動機能と呼吸機能は相互に働くものであって、一致はしないのである。移動運動において肋間筋は左右のねじりの一部になっている。「まず動きがあって、呼吸がそれに応じる」という酸素需要の原理のとおり、肋骨が非対称にすべることで肋間筋は呼吸をサポートし、胸郭の柔軟な可動性に一役買うのである。

呼吸の根本は非対称である。機能的な呼吸は左右同じではない。吸気・呼気のリズムは、左右の運動リズムに重なる。呼吸リズムとは胸郭全体が開いたり閉じたりをくりかえすことであり、移動運動リズムとは片側の胸郭が開き、他方が閉じるのが同時に行われることである。呼吸を改善するには、らせん状にねじる運動と呼吸の関係を利用しよう。たぶんヨーガではこの根本的な関係について昔から知識があり、その公式トレーニングとして座位のねじりのポーズが「発見」されたのだろう。昔のヨギーたちの何と賢かったことか。

トレーニングの目的：胸部―肋骨の檻を立体的に再生

メディカルアドバイス

丸まった上背部はこれで起き上がる

首のつけ根あたりで見られる円背、「老婦人の猫背」は、上方へ起こすのがかなり大変である。根気よく緻密に対処していくしかない。正しく行うには、まず前方を開いて長くし、それから背部に伸展張力を働かせる。必ずこの順番を守ってほしい。逆に行うと、短縮した胸筋の抵抗と背伸筋が戦うことになってしまう。この2段階の動き（前方の緊張を解いて、後方の力を作る）は、なるべくらせん状のねじりの直立力を加えて非対称にトレーニングする。こうすると関節、靭帯、筋肉に立体的に働きかけることができる。ここに、左右対称に作られたトレーニングマシーンでねじらずに鍛えることの問題がある。たしかに筋張力は作れ、時間とともに筋量も増える。しかし、進化史に基づいた体幹のらせん原理をとり入れずにトレーニングをすると、新しく得た力で前からあった不良姿勢が固まる傾向がある。その結果、たくましい円背ができあがる。とはいえ、たとえ円背でも弱々しいよりはたくましいほうがずっとよい。背部の健康と見た目の印象に関する解決策はひとつしかない。背部は強く、そしてしっかり起きていなければいけない。

平たくなった上背部はこれで柔軟になる

平背傾向では、過伸展になった後方の張力を解いてやることが大事である。背側に過剰な伸展張力が生まれ、頭部と骨盤の極間に合理的な縦軸張力が働いていない。平背はきれいな直立姿勢に見えるが、肩甲骨の間に極度の張力が生じている。この張力が動きと呼吸の流れをブロックする。平背の場合、たいてい胸郭の動きがわるくなっている。奥行きが足りず、その分横に広がっている。胸骨は前方で立派に直立しているが、後方では胸椎が無理やり前方へ押され、胸椎同士の間隔が前後ともに減少している。上部平背を改善するには、伸展する「上方への推進力」は抑えて、力みなく左右へ回転するのがよい。ねじりながら何度も前屈して脊柱を丸め、背部が広がる感覚を味わう。これはとくに後方回転側に感じられる。後方の緊張を解き、力まずに長くすることが課題である。息を吸うと上部肋骨が持ち上がり、邪魔な頸椎の過伸展が起こらなくなる。前方では胸骨が高く弾み、肩甲骨の間にゆったりとしたスペースができる。

203

腹筋トレーニング：理屈よりも回転

シットアップの腹筋トレーニングは、気をつけて行わなければならない。腹筋がひどく短縮し、立位で前方の胸郭を引き下げる可能性があるからである。腹筋トレーニングをやりすぎると、今度は身体をまっすぐ起こせなくなる恐れがある。

歩・走行中、腹筋は交互に斜めに伸張し、短縮する。このとき大事なのが、伸張性筋活動、すなわち「張力を保ち」ながら「長くなる」ことである。腹直筋、腹横筋、腹斜筋といった腹筋はそれぞれ、弾力のあるガードルのように折り重なっている。「コルセット」とたとえられることも多い。わかりやすいたとえだが、その場合はどうか動きのあるコルセットであってほしい。短縮と延長、緊張と弛緩の活気ある連係プレーは、腹筋全体で行われるが、とくに盛んなのが腹斜筋である。この筋肉は体幹の大きな斜め

の筋ループに属し、回転の働きを担っている。腹斜筋の張力にはウエスト部を細くするといううれしい作用もある。

身体にある斜めのラインを見つけられれば、すばらしいパワー感覚を得られるようになる。仰臥位になり、寛骨から反対側の肋骨弓にかけて斜めのラインをイメージしてみる。左の寛骨を臍のほうへ斜めに動かすときには、左下腹部の内腹斜筋が働く。同時に右の肋骨を前方回転させると、これは右上腹部の外腹斜筋が担当する。2つのパワーは腹部の正中線で出会う。このとき、右の外腹斜筋と左の内腹斜筋は、短縮しながらともに働く。もう一方の斜行ライン（右の寛骨と左の肋骨弓）は、この変化に合わせて長くなり、2つの腹斜筋が伸張しながらともに働き、張力を働かせて最大長さを達成する。

トレーニング：胸部——活発な胸郭

感知トレーニング——回転伸張位：側臥位における胸部の可動性

目的：胸郭を可動化する。肋骨が段階的に回転しながらすべる感覚を育てる。胸郭の可動性を上げる導入トレーニング。とくに中高年に向いている。

スタート：側臥位。股関節と膝を曲げる。上下の膝を重ねる。必要であれば、ウエスト部にクッションをしいて、上側の体側が均等に長くなるようにする。項部を長くして力を抜いたまま、頭部を下側の腕かクッションの上に置く。上側の腕を胸の前に持ってきて、手はゆるやかに床につける。胸郭は軽く前傾させる。

アクション：

- 最初は前方回転だけを行い、側臥位に戻る。上側の胸郭の肋骨がすべる動きに意識を集中する。下部肋骨は骨盤に根を張り、最上部の肋骨（鎖骨の後方）から前方回転させていく。開始点は第1肋骨である。続いて第2、第3肋骨を回転させる。まずはこの3対だけを回し——戻す——次に第5肋骨まで——また戻す。肋骨弓に行き着くまでくりかえす。回転中は、肋骨弓と寛骨の反対回転を強調し、肋軟骨の柔軟性を感じるよう努める。2-3分くりかえしたら仰臥位になって休み、回転の余韻を味わう。左右の胸郭を比較する。
- 今度は後方回転も加える。側臥位で、上側の腕を天井へ伸ばし、手を項部にあて、ゆっくりと後方の床のほうへ回転していく。無理はしないこと。たいてい腕と上背部はきちんと床につかない。腕に合わせて肋骨を動かすのは、胸郭が動く範囲だけにする。少しだけその姿勢を保ってから、側臥位に戻る。下部肋骨から戻し始め、上部肋骨はなるべく長くねじっておく。

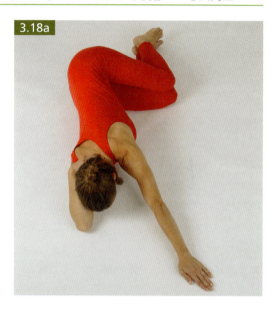

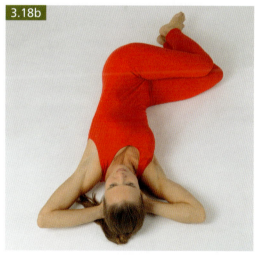

〈感知トレーニング〉　胸部の回転伸張と側臥位での可動性。a) 立体的に開く。b) 立体的に閉じる。

応用： 前方回転の最後に、その姿勢のまま上側の腕を長く伸ばす。すると上側の体側がさらに長くなり、寛骨の外らせんが強調される。後方回転の最後では、曲げた上側の膝をやや前方へ押し出す。寛骨の内らせんが強調される。

可動性トレーニング──側臥位で走る：回転の立脚相と遊脚相

目的： らせん状のねじりが原運動の走行でどうすれば最適になるか、全体的なコーディネーションをトレーニングする。その際、股関節、骨盤、胸郭、脊柱が機能的に可動化する。

スタート： 前ページと同様の側臥位。

アクション： 上側で支持脚と遊脚を切り替える。まずはゆっくりスローモーションで、その後は少しずつ速くしていく。

- 支持脚から始める。上側の脚を伸ばし、踵を伸張する。踵の動きに従って寛骨が下方へ向かい、側方傾斜する。下側の脚は曲げたまま。体側が長くなるのを感じる。ここで肋骨を前方回転する。下部から始め、1対1対回していく。上側の肋骨ほど前方へ向かうようにする。胸椎の伸展を感じる。呼吸は自由にしてよい。肺底と肺尖が開く。

- 今度は遊脚。前ページのトレーニングのように腕を前上方に置き、頭上に大きな円を描きながら後方の床に持っていく。胸郭は腕の動きに従って後方回転する。同時に、脚の位置を変える。先ほどまで伸びていた上側の脚を曲げ、前方へ振り出す。側臥位で階段をのぼるようなイメージ。膝は宙に浮かせたまま前上方へ押し出し、母趾を床につける。こうすることで胸郭内がねじられ、下部肋骨が骨盤や膝といっしょに前方へ押し出される。上部肋骨は腕といっしょに後方回転している。上側の胸郭は最大に狭まり、能動的にねじれて遊脚側を閉じている。

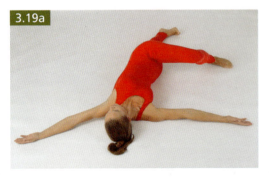 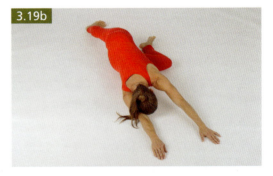

＜可動性トレーニング＞　側臥位で走る：回転の立脚相と遊脚相。a) 回転時の遊脚側。股関節と膝が曲がった状態で骨盤は前方回転し、上部胸郭は後方回転している。上側の膝に注意。宙に浮いて足よりも高くなっていることで、大腿の外旋が強調される。b) 回転時の支持脚側。骨盤は外らせんになり、上部胸郭は前方へねじれている。

トレーニングの目的：胸部—肋骨の檻を立体的に再生

強化トレーニング——肋間筋：仰臥位での斜動トレーニング

目的：上部胸郭を可動化し、下部肋骨の根を張るトレーニングをする。同時に上肢帯が可動化する効果もある。トレーニング後の肩は、開始時よりも広く床につくようになる。

スタート：力を抜いた仰臥位。脚を屈曲させて、両足を立てて置く。項部は長く。左右の手をそれぞれ同側の肋骨にあて、曲げた肘は床につける。

アクション：

- まずは力を抜いて横たわり、床についた体面を感じながら、意識的に深呼吸する。両手で肋骨の呼吸運動を感じとる。吸気時に肋骨が持ち上がるかどうか、胸骨と胸椎の間隔が開くかを観察する。

- 腋窩の下方で肩甲骨の外側縁に触れ、肩甲骨を床にしっかり固定する。その状態で胸郭を小さく左右に回す。肩甲骨と下背部を床につけたままにし、いくらか腹筋の張力を働かせて肋骨弓を固定する。

- 今度は腹筋運動のように身体を上げていく。このときも胸郭を小さく左右に回し続ける。こうすることで、胸郭に力みのないパワーが生まれる。ねじりのない仰臥位に戻り、深呼吸する。10-20回くりかえす。上部肋骨の間にパワーと動きが増すのが感じとれるか？

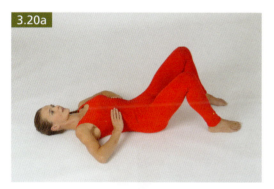
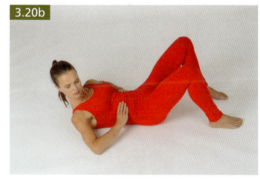

＜強化トレーニング＞　肋間筋：仰臥位での斜動トレーニング。a) 力を抜いた仰臥位。b) 身体を上げながら胸郭を小さく左右に回し続ける。

動的トレーニング──立つ：胸郭を能動的に回転スイングする

目的：胸郭をゆるめる。骨盤を安定して起こし下背部を長くした状態と、脊柱過前彎の姿勢で、回転スイングが違うのを感じる。

スタート：直立位。両足を骨盤の幅に開く。

アクション：両膝を屈曲・伸展させて上下にはずむ。腕は左右互い違いにやわらかく前後に振る。腕のスイングを胸郭に伝わらせ、力まずに左右へ回転させる。骨盤は直立させたまま、臍は正面に向けておく。上部肋骨が(呼吸と同じリズムで)下部肋骨よりも大きく前後へ回るのを観察する。身体の中心が安定し、腹筋が反射的に活動して肋骨弓を制御するのを感じる。

比較する：過前彎になり、胸郭を後傾して腕をスイングする。すぐにウエスト部の回転感覚が増し、胸郭の回旋が減る。

応用：ランジのポーズ、片足立ち、フェンシングのポーズで腕をスイングする。

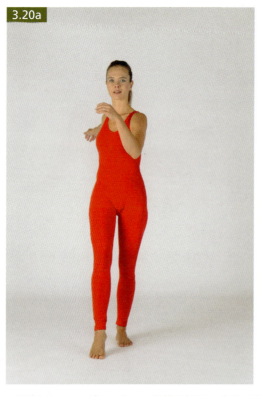 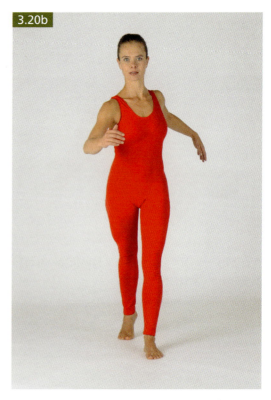

<動的トレーニング>　立つ：胸椎を起こし、身体の中心を安定させて、胸郭を能動的に回転スイングする。
a) 右の胸郭が閉じる。b) 右の胸郭が開く。

トレーニングの目的：胸部―肋骨の檻を立体的に再生

日常トレーニング――斜対歩：胸郭も揺れる

目的：歩行時に胸郭が正中線を軸にしてスイングすること、力みのないスイングは支持脚側の骨盤の外らせんと直にかかわることを感じる。後下方へ向かう力と、前上方へ揺れるスイングが一体になる。

スタート：歩く。または走る。自然のあるところや公園で行うと一番よい。

アクション：

● 歩幅を大きく。小股で歩かない。大きな歩幅できびきび歩くと、胸郭のスイングが促される。支持脚側の股関節をしっかり伸展させることに集中して、寛骨の外らせんが内らせんになったり、骨盤底の刺激がなくなったりしないようにする。こうした勢いのある歩き方でよくある問題は、骨盤がくねくね回ることである。回旋が多すぎ、その上

に前傾して過前彎になっている。安定した中心を見つけ、骨盤をコンパクトにまとめる感覚で歩く。臍はまっすぐ、恥骨は高く、下背部はとにかく絶対に長くする。

● 骨盤が「座る」と（根気が必要）、そのご褒美として自然と腕と胸郭が振られることに気づくだろう。胸郭のスイングに導かれて、腕は力みなく行き来する。前方回転側では前方へ振れて遊脚と相対し、後方回転側では後方へ向かう。人間の進化史に基づいた斜対歩である。

応用：胸郭を動かさないと歩行はどうなるか？　胸郭を後傾させるとどうなるか？　骨盤がくねくね回るとどうか？　背部と腹部のどちらに多く筋活動を感じるか？

209

トレーニングの目的：
肩を広げて回転──肺の端まで解放

コーディネーション

最上位：肋骨が前方回転すると、肩が下がって広がる

重要ポイント

- 肋骨の運動と肩の反対運動を区別できる。まとまって同方向には動かない
- 前方回転側では、上部肋骨から回転が始まる。肩ではない。肩は活動せず、肋骨の前方回転に少し遅れてついていく。絶対に肩が肋骨を「追い越し」てはいけない
- 後方回転側では、肋骨は後上方へすべり、肩甲骨は広がりを保つ。肩甲骨は脊柱のほうへ引き寄せられて狭くならない
- 自己感知力が鋭敏ならば、肋骨が肩甲骨の下方で前後にすべって回転するのを感じることができる
- 肺尖の呼吸運動を前方では鎖骨まで、後方では肩甲骨の間に感じる

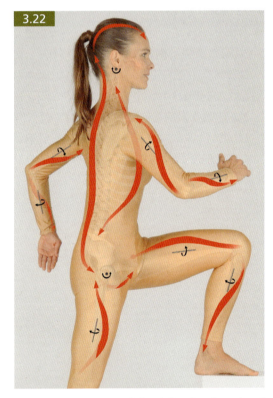

＜コーディネーション｜脊柱｜立位のねじりのポーズ＞ 重要ポイント：上部肋骨の回転運動と上肢帯の相対的な反対運動をわけて感じとる。支持脚側の肋骨（右）は前上方へ回り、肩甲骨は反対に後下方へ向かう。これにより呼吸が肺尖まで開放される。座位のねじりのポーズでも原理は同じである。腕と脚のらせんは、各自の回転方向を維持する。

トレーニングの目的：肩を広げて回転―肺の端まで解放

医学的な姿勢分析：
座位のねじりのポーズ（アルダ・マツィエンドラーサナ）

　肩と肋骨のコーディネーションは、回転運動の最後の仕上げで、双方によい影響がある。

　まずは座位のねじりのポーズをとる。すでに学んだとおり、2つの原理「回転前の長さ」と「胸郭内の回転と反対回転」を整えておく。ここからは肋骨と肩の運動構造を区別する。前方回転側では、肩は後方にとどまり、肋骨は「肩の下で」すべって上方へねじれていく。このとき肩を前方へ引いてしまいがちなので、回転の最初に注意を払う。まずは肋骨を少し前方へ回し、肩はそのまま動かさずにおく。肩は待機して空間での位置をまだ変えない。肋骨をさらに前方へ回すと、肩が少し遅れて回転し始める。

　空間的に見れば、上部肋骨と肩甲骨は前方へ回転する。どちらも同じ方向である。身体的に見ると逆になる。上部肋骨は腹側へ向かい、肩甲骨はそれに対して背側・側方へ回る。こう聞くとややこしい感じがするかもしれないが、よく考えれば当然のことである。大事なのはどこを基準にして見るかで、これが周囲の空間になったり、人間の身体になったりする。この状況は、走行中の電車で1両目から後ろの車両へ向かって歩くときと同じである。レール（周囲）を基準にすれば、あなたは前へ移動している。電車（身体）を基準にして見ると、あなたは後ろへ向かっている。自己感知力を鍛えて、体内のどこがどの方向へ動くかがわかれば、肋骨と肩の相対する動きを区別できる。

　後方回転側では、肩は広がりを保ち、後方の脊柱のほうへ引っ張られない。肋骨はいわば単独で後上方へ回転しすべる。肩は動かないが、上部肋骨は活発で、肩甲骨の下方で前後にすべり回る。

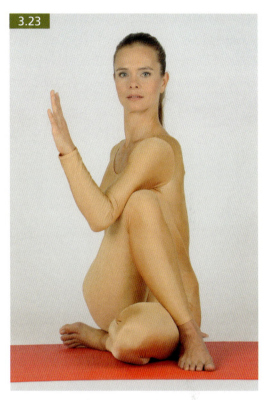

3.23

床における座位のねじりのポーズ（アルダ・マツィエンドラーサナ）。肩が広がり、脊柱が回転伸展する。前に来た腕の肩甲骨の下方で、肋骨は前上方へ回り、同側の胸郭を開く。このとき肩甲骨は後下方のまま。後ろ側の胸郭は閉じる。

　座位のねじりのポーズで腕を使う：最初は、ただだらりと腕を下げて回転してみる。肩は胸郭とわかれているので動かさず、肋骨と胸椎だけを動かす。こうすることで体幹の回転力が十分に得られる。しかし、回転半径は腕を使ったときよりも小さくなる。

211

3 脊柱の回転：動態の本質

今度は、右手を軽く床に押しあて（右回転の場合）、右肩の広がりを安定させる。交差した脚を左腕でかかえ、左肩を前方へ引かないようにする。左腕と右脚の接触を利用して両肩を広げながら、肋骨を回転伸展させ、上方へねじっていく。注意：腕を使って動かさないこと！　腕と膝の接触は補強であって、能動的な体幹のねじりにとって代わるものではない。

前方回転側では、とくに前方が開かれる。肩がゆったりと広がり胸椎が回転伸展することで、呼吸が上方の肺尖まで届くのが感じられる。鎖骨は水平に整い、胸部は開いた印象になり、胸郭に奥行きが出る。後方回転側では、とくに後方が開かれる。肋骨が後方へ回り、肩が広がりを保つことで、肩から脊柱の間のスペースが広がる。こちらでは胸郭に横の広がりが出る。

212

トレーニングの目的：肩を広げて回転──肺の端まで解放

メディカルエラーパターン

肩が引かれて狭まると、心臓と呼吸が開かない

　上部胸郭が閉じているひとは多い。前方に丸まった肩が胸郭に負荷をかけて、重くのしかかる。そのため、心臓と肺のスペースが狭くなる。上部胸郭には十分に空気が入らない。柔軟性に必要な呼吸も運動もさせなければ、上部肋骨の肋軟骨は20歳でも石灰化し始める。

　具体的に説明しよう。日常では、胸郭の運動が足りず、代わりに肩を動かしすぎている。手を使っているときの自分を観察してみてほしい。車を運転する、パンを切る、手すりにつかまる、手を上げて挨拶する。肩を前方へ引き上げる動きがどれほど多くて、肋骨を回したり持ち上げたりする動きがどれほど少ないことか。肩と肋骨の位置は近いため、両者の運動は混同されやすい。内部の回転をトレーニングすれば、身についた悪癖を解消できる。肋骨をもっと動かして、肩を休ませよう。

　肋骨と肩が誤って連動していると、座位のねじりのポーズにはっきりと表れる。肩を動かすことで上体が回り、能動的な体幹力が使われていない。できるだけ大きくねじろうとすると、一番回しやすいいつもの個所（肩）が動いてしまい、胸郭の能動的な回転力が発揮されない。

　腕のアシストも罠になる。脊柱を回転伸展させ、肩を広げるのに腕を利用するのではなく、腕で体幹を動かしてしまう。よくある例では、前方回転側で肩が前方へ引き上げられ、ゆったりと広がらない。肋骨は沈み込んでいる。後方回転側でよく見られるパターンは2つある。同じように肩が前方へ引き上げられているか、後方へ押されて狭くなっている。肩甲骨が脊柱のほうへ移動し、肋骨が後方回転できない。

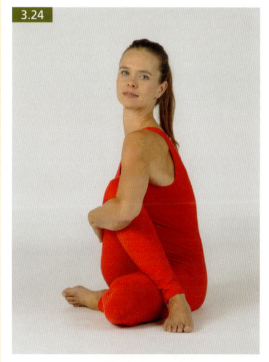

3.24

エラーパターン：肩が引かれて狭まると、心臓と呼吸が開かない。前に来た肩は丸まり、胸部は狭くなる。胸骨が沈み込み、肩甲骨が突き出て、上部肋骨は回らない。

3 　脊柱の回転：動態の本質

メディカルテスト

胸郭は肺尖まで自由になっているか？

　肺尖まで高く息を吸い込む――これには、上部肋骨と肩が繊細に連係して働く。大きく息を吸うと、上部肋骨と胸骨が前上方へ持ち上がり、肩はゆったりと広がりながら沈むか？　それとも、大きく息を吸うと肩のほうが上がって、上部肋骨は上がらないか？　肩が広がって、胸骨が直立していれば、上部胸郭が開いて空気が入っているということである。呼吸と姿勢は対になっている。

- 吸気時、上部胸骨と上部肋骨が前上方へ持ち上がる
- 肩は沈んで広がる
- 鎖骨はほぼ水平
- 肩甲骨の間のスペースが吸気時に開く
- 肩先は胸郭のちょうど側方にある
- 頭部は直立している

肩を引き上げた典型的な不良姿勢は以下のとおり。

- 鎖骨は斜めになっており、縮こまって見える
- 肩甲骨は翼のように突き出ている
- 肩から項部の筋肉はパッドのようにふくらみ、厚く、硬くなっている

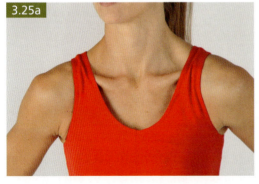 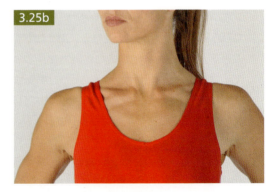

メディカルテスト：胸郭は肺尖まで自由になっているか？　a) 胸部が落ち込み、肩が丸くなり、肩から項部のあたりが硬直している。b) 上部肋骨が持ち上がり、肩と項部に力みがない。

トレーニングの目的：肩を広げて回転—肺の端まで解放

詳しい解剖学：骨、関節、靱帯

鎖骨：回転でどのように鎖骨領域が開くか

鎖骨領域が開くと、自信と健康が育まれる。心臓と呼吸の聖堂である胸郭が、その丸天井の最上端まで開く――これもヨーガで身体を整える大きな利点である。重い負荷は胸郭からとり除かれ、呼吸が自由になる。とくに恩恵を受けるのが項部である。肩が前方に出ていると胸部の負荷が片寄るため、項部が支え続けることになり、凝って、厚く、硬くなる。しかもこの凝りは頑固である。「肩が開いている」とは、解剖学的にいうと、「上部肋骨が上方へねじれながらも、最上部の肋骨と烏口突起の間隔ができるだけ大きい」状態である。

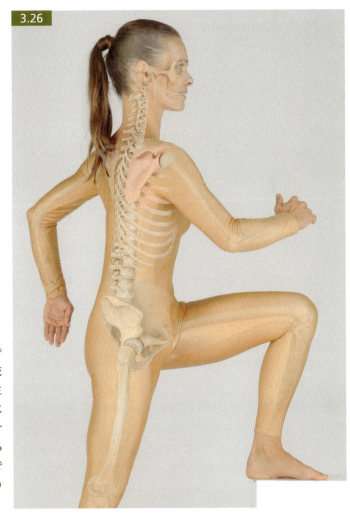

3.26

<骨> 支持脚側の上肢帯。回転でどのように鎖骨領域が開くか。上肢帯の外らせんは複合運動である。主な回転は、肩が身体の横軸を中心にして後方へ転がる動き、そして肩甲骨が縦軸を中心にして後方へ回旋することで前方の鎖骨が伸張する動きである。肩甲骨が後・下・外へ向かうと最大に広がる。

上肢帯は頭部にぶら下がり、胸郭とはわかれている。馬につけた鞍のように胸郭に乗っている。もしこの鞍がぐらぐら動いて、馬は動かなければ、まず役に立たない。

鎖骨領域を開くには回転が最適である。どのような運動フォームでもねじらなければ効果が劣る。また、関連する骨を細かく観察することも大事である。その骨は鎖骨の下方に位置する。肩甲骨の烏口突起と、最上部の肋骨である。

背部の肩甲骨には曲がった「骨の指」があり、前方の胸部のほうへ突き出ている。これが烏口突起である。目で見てもあまりわからないが、鎖骨と上腕骨頭でできた角を触ってみるとわかる。烏口突起は肩のコーディネーションには重要な目印である。肩が前方に出て、胸にかぶさったようになっている場合、烏口突起はかなり前方に来ている。反対に肩が広がっていれば、烏口突起も後方へ引かれて広がる。すると、胸骨についた上部肋骨と烏口突起の間隔が大きくなる。これが大事なのである。

前方回転側では、上部肋骨は胸骨のほうへ、つまり身体の中心に向かって内側に回る。烏口突起は後外側へ動く。この「後外側」の動きのおかげで、広がる感覚が得られる。鎖骨の外縁がいわば広がるのである。ねじらなければ間隔はこれほど大きくならない。肋骨を前方回転してはじめて、胸骨と烏口突起の距離が最大になる。すなわち、胸骨が回って肩から離れると、肩が動いて胸骨から離れる。

後方回転側では、肋骨が烏口突起のほうへ回る。鎖骨領域が自然に閉じ、そのあと逆に回転するときにまた開く。鎖骨が閉じるのと反対に肩甲骨から脊柱のスペースが開き、こちら側の肺の後方に空気が入る。以上を達成するには、注意すべき点が2つある。

1つめは後方回転する肋骨が上方へのねじりを失わないこと。肋骨は後上方へ回る。2つめは、肩が広がりを保ち、烏口突起は上外側へ向かい続けること。肩甲骨を後方の脊柱のほうへ引いてはいけない。

肋骨と肩のらせん運動：全体として見ると、烏口突起（肩）と上部肋骨の間では、らせん状に逆の二方向へ進むひとつの運動が行われる。実際に立体的ならせん運動を生むには、肩を動かすときに、すべりと回旋のそれぞれの要素に気を使う必要がある。肩甲骨の平面的なすべり運動は、たいていの人の身体感覚では、回旋よりもはっきりわかる。

まず肋骨を上方へ回し、肩はゆるめたままにしておく。動きは肋骨から始め、肩は待機して何もしない。次に肋骨を前方へ回し、肩を逆の後方へ動かす。このとき、肩甲骨は三次元に回旋し、後・下・外の「外らせん」へ向かう。もしこれが逆だったら、肩の前方回転は「内らせん」へ向かい、前方の烏口突起は沈み込み、肺尖のあたりは上方から狭くなってしまうだろう。肩甲骨の外らせんは難しく思うひとが多いが、仕組みは以下のとおりである。

- 烏口突起は上・外・後へ向かう。この「上方」は肩を引き上げることではなく、横軸を中心に肩甲骨が回って上がるということである。
- 縦軸を中心にした回転は、烏口突起が「外側」へ向かうことで行われる。肩甲骨は外旋する。前方へ回る肋骨は内側へ向かい、肩甲骨は逆の外側へ回ってすべる。もしこれが逆だったら、縦軸を中心にした内旋になり、肩甲骨が翼のように突き出てしまうだろう。
- 3つめの次元、矢状軸を中心にした回旋によって、肩甲骨は垂直に整えられる。肩甲骨の下角はまっすぐ下方を示し、内側縁は脊柱と平行になる。

トレーニングの目的：肩を広げて回転―肺の端まで解放

メディカルアドバイス

仰臥位で回転運動を行うと、肩が広く安定する！

　横たわって回転伸張すると、肩甲骨が接触して落ち着くので、肩甲骨と胸部の連係を安定させるのに有効である。回転トレーニングは、座位や立位よりも仰臥位を優先したほうがよい。座位や立位では肩の位置や方向を定めづらく、機能的に安定させにくい。仰臥位で回転する際に、肩と胸部のコーディネーションで重要な点が2つある。1つめ、肋骨を肩から離していく側で、肩甲骨を床につけたままにする。2つめ、肩甲骨の接触点をできるだけ外側にし、肩峰の近く、腕との移行部あたりにする。肩を床に安定させながら肋骨を離していくには、この接触点が欠かせない。

詳しい解剖学：筋肉

胸筋：小さな筋肉にひそむ大きな問題

　小胸筋には、短縮していて、意識されない筋肉というかなしい称号が与えられている。典型的な目立たない筋肉である。しかし、肩の位置を機能的に整える小胸筋の重要性は、骨盤を直立させる腸腰筋に勝るとも劣らない。短縮していたり凝っていたりすると、小胸筋は前方にある「肩の鼠径部」を閉じてしまう。解剖学的にはこの筋肉は烏口突起と第3-5肋骨をつないでおり、上外側-下内側を斜めに走行している。肋骨が沈み込んだ姿勢になっていると、短縮して柔軟性を失い、肩をつねに誤った位置に持ってくる。烏口突起を引っ張り続け、これといっしょに上肢帯全体を前下方へ移動する。典型的な内らせ

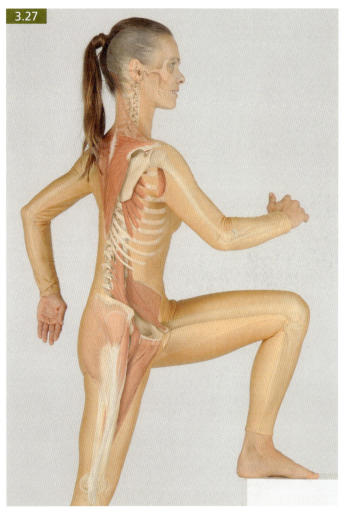

3.27

＜筋肉＞　小さな胸筋にひそむ大きな問題。盛り上がったパッド状の僧帽筋。肩が前に出ると、小胸筋がひどく短縮する。後方の肩甲骨を引き寄せても意味はない。烏口突起は後方へ動くが、広がらないのでプラスマイナスゼロである。上肢帯の外らせんが協調してはじめて小胸筋は伸張する。適切に伸張するには後外側へ動かす。これによってもうひとつの問題も解決する。僧帽筋はバッファローの首のようにパッド状に盛り上がって、硬くなっていることが多い。外らせんで僧帽筋がなだらかになり伸張する。

トレーニングの目的：肩を広げて回転—肺の端まで解放

んである。逆に、頭部が直立して肩が広がった姿勢
では、烏口突起を上後方の固定ポイントに持ってく
る。これによって肋骨が持ち上がり、広がりも出る。
このとき、小胸筋は吸気の補助筋になり、空気が肺
尖まで入る。意図的に高く息を吸い上げようとする
と、肩が上がるひとが多い。肋骨よりも肩のほうが
上方へ動いてしまう。

　肩の前面を開くとは、小胸筋を弛緩させて長さと
柔軟性を再び与え、鎖骨下のくぼみ（鎖骨下窩）を
満たすことである。後方の肩甲骨と前方の「肩の鼠
径部」は直接関係しているので別のいい方をすれ
ば、肩甲骨の外らせんを得るには、小胸筋に長さが
あることが絶対条件になる。後方の肩甲骨を背部
の脊柱のほうへ引き寄せても、肩は決して開かない。
これは本当によく誤解されている。必要なのは、肋

骨が上下左右で別方向へ回りながら肩甲骨とも違
う動きをする繊細で三次元の運動であって、肩を大
きく回してはいけない。小胸筋を活躍させるには、ひ
とそれぞれの緊張と弛緩、最大短縮と最大長さを見
つけることが大事である。

　大胸筋は、小胸筋と同じように肋骨から肩のほう
へ走行しているが、肩甲骨ではなく上腕骨に付着し
ている。腕を前方へ力強く動かすのが主な機能であ
る。小胸筋は肩甲骨の安定を助け、大胸筋は打つ、
投げるといった前方へ向かう力を作る。この2つの
筋肉が伸張・弛緩する動きは、多くのポーズや運動
で併せて使われる。よく見られるのが、回転伸張位
で肋骨を前方、肩甲骨を後方、腕を頭上へ動かした
り、前方回転する肋骨の腕を水平、または少し高い
位置に持ってきたりする動きである。

パッド状の僧帽筋：回転で、力みのない長い項部ラインを作る

　小胸筋は硬くなっても指で押さないかぎり痛みが
ないので気づかれない。それに比べて、肩から項部
のあたりの凝りは痛みが広がり、マッサージ後に悲
鳴を上げていることも多い。この筋肉は主に僧帽筋
の上部（下行部）で、後頭部、項部、鎖骨をフードの
ようにつなげている。凝った僧帽筋は見た目も実際
も硬く、パッドのようになっている。つねに静的に支
える作業をしているのだから当然である。胸筋が短
縮すると、肩と頭部が前方へ押し出される。そうな

ると頭部の荷重は脊柱上でバランスがとれず、棒に
乗った球のようにはいかない。頭部は前方に突き出
し、筋肉で支えなければがっくりと落ちてしまう。こ
の苦役を担当するのが僧帽筋である。僧帽筋は痛
みと凝りで応えて、時間とともに厚い筋肉のパッドに
形を変える。これの治療法は、項部ラインを長くし、
頭部を胸郭の上方に置き、後方の肩甲骨に広がりを
持たせることである。どのような僧帽筋パッドも癒や
され、長く効く唯一の方法である。

219

3 脊柱の回転：動態の本質

メディカルアドバイス

前後の回転で、肩凝りを解消する

　肩凝りを解消する一番の方法は、リズミカルに前方回転と後方回転をくりかえすことである。これは片側ずつ行うのがよい。肩を「内らせん」へ前方回転するには、意識して前方を狭め、後方を広げる。外らせんへ後方回転するには、意識して前方の胸筋を伸張しながら、肩から項部にある後方の僧帽筋を弛緩させる。前方の長さと後方の弛緩が協力し合って働く。内らせんと外らせんをリズムよくくりかえすと、それぞれの筋肉がしっかりと弛緩し、効果が長く続く。

トレーニングの目的：肩を広げて回転──肺の端まで解放

トレーニング：胸部の上開口部──鎖骨領域を開く

感知トレーニング──
上部肋骨：胸骨を指で動かして項部を弛緩させる

目的：沈み込んだ上部肋骨をアシストして、身体の横軸を中心に上方へ回し、項部の負荷を減らして、肩甲骨を背部で力みのない位置に持っていく。

スタート：座位または立位。頭部と骨盤を直立させ、脊柱に縦軸張力を働かせる。母指と中指で胸骨の上端をはさむ。第2肋骨（鎖骨のすぐ下）の胸肋関節に指先をあてる。

アクション：繊細な感覚で、胸骨を上方へ持ち上げる。少し動かすだけで大きな変化が得られる。烏口突起が持ち上がり、両肩が弛緩して後方へ下がり、項部が底部からゆるやかに長くなるのを感じる。動きをリズミカルにくりかえす。上部肋骨をまた沈ませて、肩が丸まり項部が再び短縮するのを意識して感じとる。

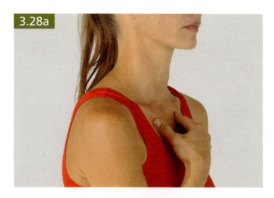

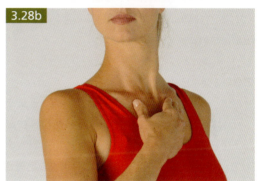

＜感知トレーニング＞　上部肋骨をリズミカルに動かす。a）沈ませる。b）持ち上げる。胸骨を指で動かすと、鎖骨下の肋骨が開き、項部が弛緩する。

可動性トレーニング──
体幹の3Dストレッチ：肩を広げた回転伸張位

目的：肩と肋骨の動きを反対運動として区別し、鎖骨領域が開くのを感じとる（図3.33を参照）。ねじった状態とねじっていない状態の仰臥位をリズミカルに活気よくくりかえし、右肩から左の股関節に続く斜めの筋ループを活性化する。胸筋の緊張を制御する。

スタート：仰臥位。左回転の場合、左脚を長く伸ばして、右脚を立てて置く。右足が左膝の隣に来る。骨盤を10cm右へずらし、このあとの回転位で過前彎にならないようにする。右腕を横に広げ、手掌を床に置き、肩甲骨を広く床につける。腕を指先まで長く引くと、右肩が広がり、鎖骨がガムのように伸びる。項部はつねに長く、力みを抜く。

アクション：

- 立てた右脚から骨盤を左へ回していく。右脚を先に左へ移動させる。骨盤の回転が胸椎に伝わり、肋骨1対1対にのぼっていくのを観察する。過前彎にならず、右肩は広げたまま定着させておく。右肩が床から離れない範囲で回転を続ける。
- 胸筋が伸張する感覚を強めるため、右腕を伸ばして手を床に押しつける。手を押しつけることで、胸式呼吸が深まる。左手をみぞおちの近くの下部胸骨に置き、やさしく臍のほうへ押すと、大胸筋の伸張が強まる。追加で、頭部を骨盤と逆方向に回してもよい。

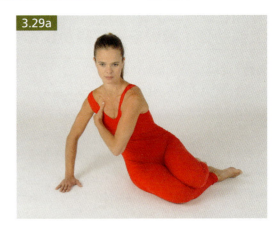

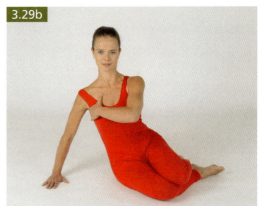

＜可動性トレーニング＞ 座位での応用。体幹の3Dストレッチ：肩を広げた回転伸張位。a)「肩甲骨を固定」して肋骨を後方へ回す。左手で補助して肋骨を前上方へ持っていき、開く。

応用：

- 仰臥位でのトレーニングが完全にできたら、片腕をついた座位でやってみる。今度はねじった骨盤と両脚は動かさず、肩甲骨を固定して右の支持腕の下方で肋骨を動かす（図3.29を参照）。

トレーニングの目的：肩を広げて回転—肺の端まで解放

強化トレーニング——小胸筋：仰臥位で伸張・弛緩させる

目的： 目立たない小胸筋に注目し、伸張・弛緩させて長くする。肋骨と肩甲骨の反対運動を区別し、鎖骨下にある「肩の鼠径部」を開く練習をする。

スタート： 楽に横たわり、左手の指を右の鎖骨下、烏口突起にあてる。

アクション：

- 集中しながらゆっくりと右肩を前方へ動かして胸部の上方を狭め、天井のほうへ引き上げる。肩甲骨は内らせんへ動く。指で烏口突起の動きを追う。小胸筋が収縮し、肩が前上方へ引かれる。
- 肩を沈める。できるだけゆっくり均等に動かして、小胸筋の緊張制御を訓練する。指で烏口突起を導き、肩が大きく広がる位置まで持っていく。何度もくりかえして、肩をリズミカルに内らせん・外らせんへと動かす。鎖骨下の領域を最大に閉じたり開いたりする。
- 今度は肋骨の反対運動を組み合わせる。肩甲骨を能動的に内らせんに回し、肋骨は下方の床のほうへすべらせて、反対側の胸郭はやや床から持ち上げる。鎖骨下のくぼみは深まる。逆も行う。肩甲骨を外らせんへ回し、肋骨を前方回転させて上方へのねじりを生むと、鎖骨下のくぼみは平らになるか完全に消える。何度も小さくゆっくりと動きをくりかえすと、小胸筋の伸張・弛緩がなめらかになる。

応用： セラバンドやサンドバッグを肩の「重り」にして、下方への負荷をかけると、トレーニング強度が増す。

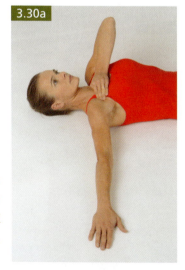 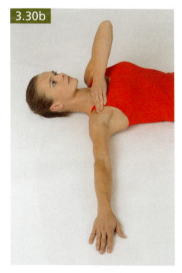

＜強化トレーニング＞ 小胸筋：仰臥位で伸張・弛緩させる。a) 烏口突起にあてた指が、重力に反して軽く持ち上がった肩甲骨を、b) 広げて床に沈める助けになる。

動的トレーニング——
座位のねじりのポーズ：肩をリズミカルに前後へ回す

目的：肩周辺の筋肉を弛緩させる。胸郭、脊柱、肩を三次元で可動化する。

スタート：床か椅子で座位のねじりのポーズ。右手を左肩に持っていく。母指を鎖骨の外側にある烏口突起に、残りの指を前腋窩ヒダにあてる。各側で3-5分くりかえす。

アクション：肩を突き出した円背の姿勢と、肩を広げたねじりの直立を交互に行う。左肩から始める。

- 最初は体幹をねじらずに、左の肩甲骨だけを動かす。前・上・内の内らせんへ回し、それから、後・下・外の外らせんへ持っていく。烏口突起の移動を母指で確かめ、鎖骨領域が開いたり閉じたり、「僧帽筋のパッド」が大きくなったり小さくなったりするのを観察する。

- 同じ運動を逆から行う。肩甲骨は外らせんへ広げて安定させる。今度は肋骨を動かす。能動的に安定させた肩甲骨の下で、肋骨を一定のリズムで前方・後方へすべらす。左の上部肋骨を前方へ回すと鎖骨領域が広がり、後方回転時には肩甲骨と脊柱の間のスペースが広がる。

- 最後は2つの動きを同時に行う。肋骨と肩の反対運動である。左の上部肋骨を後方回転しながら脊柱を屈曲する。左の腋の下から向こうを覗こうとするようなイメージ。同時に左肩を能動的に前上方へ引く。次に肩甲骨を外らせんへ持っていき、肋骨を上方へねじる。腋窩にあてた指で肋骨のねじりをアシストする。肩が前方へ向かってしまうのを、烏口突起の母指で抑える。

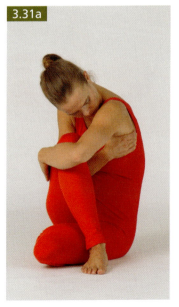

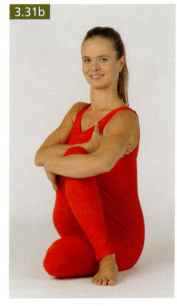

＜動的トレーニング＞ 座位のねじりのポーズ。肩をリズミカルに前後へ回す。a）肩を突き出した円背で始める。肋骨は、あてた手の下で後方へ回っている。b）肋骨は腋窩から出て前方へ回り、肩よりも前方に来ている。

トレーニングの目的：肩を広げて回転―肺の端まで解放

日常トレーニング――電話：胸部の回旋で腕を長くする

目的：「肋骨は前方回転」、「肩はそのまま後方」の組み合わせを定着させる。肩ではなく肋骨を動かすトレーニングをし、日常にとり込む。

スタート：携帯電話を持ってテーブルの前に座る。正面の、ぎりぎり手の届かないところに携帯電話を置く。

アクション：右手を携帯電話のほうへ伸ばす。胸郭を左へ回転させて、腕の届く距離を増やす。肩を前方へ引かない。

応用：キッチンで家事をする、挨拶のために手を差し出す、鍵でドアを開けるなど、手を前方へ出すときには、胸部も前方へ回し、肩はそのまま後方に残す。

225

アーサナ＆ヨーガの流れ

胸部のセットトレーニング：立体的な可動性

ヨーガの流れ――
座位のねじりのポーズ：アルダ・マツィエンドラーサナ

目的：脊柱を延長して、項部と腰部を長くする。頭部と骨盤を反対に回転運動させる。回転運動は胸椎で行う。

スタート：長座位で床に座る。両脚を前方へ伸ばし、背部を直立する。頭部と骨盤をそれぞれ伸張する。

アクション：

- 右回転の場合、左脚を曲げて、足を右の殿部の下に置く。
- 右脚も曲げて左脚と交差させ、足を左膝の横に立てて置く。右手は骨盤の横か後方で床につける。
- 右膝をやや前方へ押し出すと、寛骨も前方回転して内らせんになる。左の寛骨はやや低くなっており、左の坐骨結節を床へ向けて伸ばすと、骨盤全体がいくらか左へ回る。

- 左腕は右の大腿に置いて、そこで固定する。胸郭の可動性がよい場合は、肘を膝に巻きつけてもよい。もしくは、手で膝をつかむ。
- 左腕を利用して左肩を広げ、同側の上部肋骨を上方へねじる。
- らせん階段をのぼるように肋骨を1対ずつねじっていく。下部肋骨は骨盤とともに反対回転を保つ。吸気時には脊柱を能動的に長くし、呼気時には力を抜いて回転するが、直立は失わない。
- 最後に頭部も右へ回す。直立は保ったまま。項部は長く、力みなく、折れ曲がらない。視線の動く方向を利用して、頭部を水平に動かす。

アーサナ&ヨーガの流れ

3.32

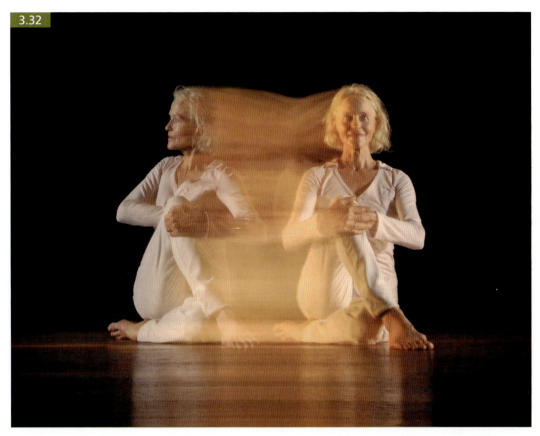

トレーニング　ヨーガの流れ：座位のねじりのポーズ。アルダ・マツィエンドラーサナ。

アシスト：自分で行う場合。右手を床につける代わりに、左の腋窩に持っていく。左の坐骨結節がさらに低くなって、バランスがとれる。右手でアシストして、左の上部肋骨を上方へねじる。

他者によるアシスト。パートナーが上部肋骨のねじりを補助する。前方回転側を両手でつかむ。片手は腋窩で肋骨を前上方へ押し出し、もう一方の手は肩の広がりを維持する。

227

3　脊柱の回転：動態の本質

ヨーガの流れ──回転伸張位：マカラーサナ

目的：仰臥位で体幹を回しながら、反対側の肩を能動的に対置する。とくに、肋骨 - 肩の適切な可動化を目標とする。

スタート：身体を伸ばして横たわる。項部と腰部を長くする。頭部と骨盤を軽く丸めて、それぞれを伸張させる。回転する前に骨盤を10cm右にずらして（左回転の場合）、過前彎にならないようにする。目視でのチェック：ねじった最終肢位では、左の股関節と肩が、伸ばした脚の踵から頭頂までのライン上に並ぶ。

アクション：

- 両腕を横に広げて置き、手掌を床につける。
- 左右に張った腕を利用して、肩と肋骨を広げる。両肩はきちんと床につけておき、上腕骨頭が前方へ向かってはいけない。肩関節は中心軸をとり、肩甲骨は床についている。

- 右脚を高く持ち上げる。伸展しても屈曲してもよい。左手で右足の外縁か（脚を伸ばした場合）、右膝の外側（曲げた場合）をつかむ。
- 左側へ回り、右側の骨盤を持ち上げる。左脚は伸ばしたままにし、踵を骨盤から離すように押し伸ばす。
- 右の腕と肩は床に定着させておく。この2点を床につけておける範囲で回していく。項部は力みなく長いままで、顔は天井を向いている。頭部をゆっくり30°右へ回す。
- 右の寛骨をゆっくりと左へ回し、右肩を能動的に対置する。回転を急ぐと、肩が床から離れることが多い。この回転伸張位では身体から力を抜いて、呼吸のリズムでねじりを強めたりゆるめたりする。吸気時はねじりがゆるみ、呼気時は強まる。

アーサナ&ヨーガの流れ

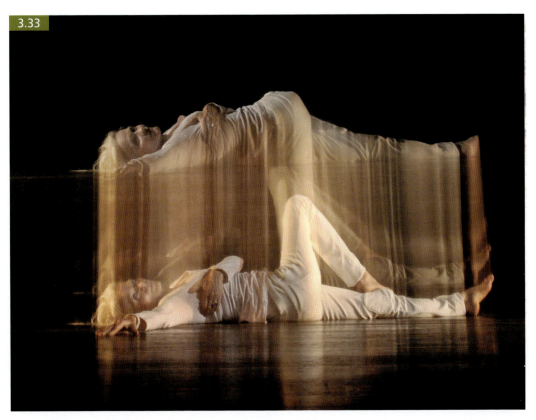

3.33

ヨーガの流れ：回転伸張位。マカラーサナ。右肩を広げて定着させる。

アシスト：自分で行う場合。左手を右の腋窩にあて（左回転の場合）、右の上部肋骨の回転を補助する。

　他者によるアシスト。パートナーが手伝って右肩を床に定着させる。指を2本、肩の外下方、後腋窩ヒダのすぐ上方に置く。この指が、ここが下がるというメッセージを発し、軽い刺激を与える。もう一方の手では、伸ばした右腕に軸方向の負荷をかけて、誘導抵抗を与える。要するに、腕を胸郭のほうへ押してやるのである。こうすると、肩と腕が広がりやすくなる。

229

ヨーガの流れ──横座りのポーズ：バラドヴァジャーサナの応用

目的：股関節を可動化する。前方脚を外旋、後方脚を内旋しながら、胸椎を適切に可動化する。

スタート：身体を起こして床に座る。左回転の場合は、右脚を曲げて、足を右の股関節の横に置き、足背を床につける（ヴィーラーサナの脚）。これにより右の股関節が内旋する。左の足底を右膝の近くの大腿につける。これにより左の股関節が外旋する。

アクション：
- 左腕を横に置いて支えにする。左肩は広がりを保ち、肩関節は中心軸をとり、上腕骨頭をテニスボールのように突き出さない。
- 荷重が左の坐骨結節にかかり、右は床から浮き上がっている。
- 股関節をさらに内旋させる：右の寛骨を持ち上げて、また沈める。右の坐骨結節が可能なかぎり床に近づけば、正しくできている。右手を寛骨に置いて、沈む動きを補助する。この寛骨の「ダンス」を何度も小さくくりかえすと、右の股関節の可動性が上がる。
- 今度はおなじみの回転である。右手をウエスト部か左膝に置き、右の胸部を前方へ回す。肩は広がりを保つ。回転時、右のウエスト部と腰部をできるだけ長くする。
- ここでも骨盤のダンスを行う。右の寛骨を高く持ち上げると、胸郭はさらに回転する。寛骨を沈めると、骨盤と逆の方向へ回る。
- ゆっくりとポーズを解く。

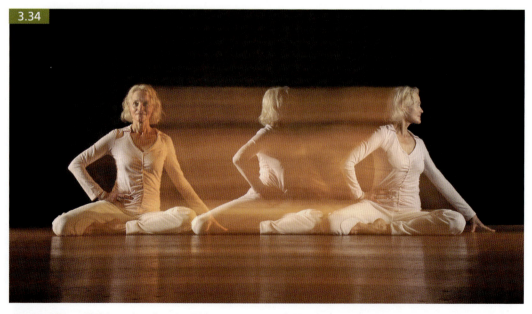

3.34

ヨーガの流れ：横座りのポーズ：バラドヴァジャーサナの応用。右のウエスト部をできるだけ長くし、肩の広がりを保つ。

アーサナ＆ヨーガの流れ

ヨーガの流れ──ねじったピラミッドのポーズ
（パリヴリッタ・プラサーリタ・パードゥッターナーサナ）

目的：背筋、腹筋を強化し、骨盤を安定させる。

スタート：開脚立位。股関節を曲げ、右手（左回転の場合）を真ん中に持ってきて、顔の下方で床につける。手と両足で三角形を作る。最初は膝を曲げて、とにかく背部をまっすぐにする。膝を伸ばすのは、背部をつねにまっすぐにできるようになってから。足と膝は正面に向ける。

アクション：
- 脊柱を能動的に長くする。頭頂点と尾骨をそれぞれ伸ばし、頭部を垂らしておかない。
- 左回転をするため、左手を右の腋窩に回して、四指で側方の肩甲骨縁をつかむ。
- 指で右の肩甲骨を後下方の外らせんへしっかり引く。その位置を保つ。
- 同時に右の胸部をやや前方へ回す。体幹が左へ回旋する。
- 骨盤はいっしょに回さず、安定して水平を保つ。腹筋と体幹筋を利用して能動的に対置する。
- 最後に左手の補助を解き、左腕を伸ばして大きく弧を描きながら天井のほうへ上げる。注意：この肩でも広がりを維持する。腕は胸郭を「追い越し」てはいけない。胸郭の可動性が非常に優れた場合のみ、左腕が垂直に上がる。

アシスト：自分で行う場合。頭部の姿勢を鏡で見てチェックする。頭部が垂れ下がっていたり、項部に引き込まれたりしていたら修正する。

他者によるアシスト。パートナーが骨盤を安定させ、水平に保つ。体幹の回旋を手で補助する。これには以下の方法がある。両手で腋窩をつかみ、前方へ回して持ち上げる。後方で肩甲骨を背部に固定する。頭頂点と尾骨を能動的に長くするのを手伝う。

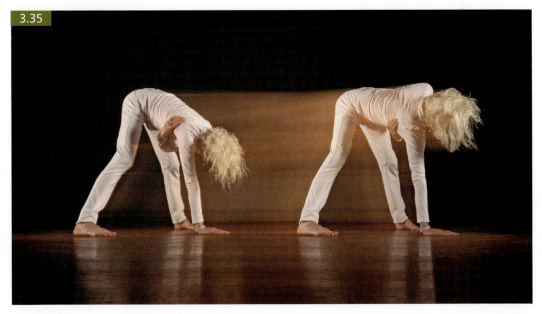

3.35

ヨーガの流れ：ねじったピラミッドのポーズ。パリヴリッタ・プラサーリタ・パードゥッターナーサナ。肋骨が前上方へ回るのを自分で補助する。

ヨーガの流れ：
ねじった三角のポーズ：パリヴリッタ・トリコナーサナと
パリヴリッタ・パールシュヴァコナーサナ

目的：ねじった立位で股関節を集中的に可動化する。

スタート：開始肢位は戦士のポーズ（ヴィーラバドラーサナ II ）。

アクション：

● 骨盤を直立させて、ヴィーラバドラーサナ II で立つ。両腕は横へ伸ばし、左の前方脚は曲げておく。

● 胸郭を前方脚のほうへできるだけ前方回転する。脚と骨盤は動かさない。

● 右の支持脚側で腰部と体側が長くなるのを感じる。右の下部肋骨は寛骨といっしょに必ず後下方へ向いていること。この状態で右の上部肋骨が前上方へ回っていると、体側が長くなる。

● 胸郭をねじったまま骨盤から前屈し、曲げた前方脚の上方へ持っていく。右手を左足の内側で床につける。

● このとき、後ろの足を前方へ回して、ランジのポーズになる。後ろの膝にねじりのストレスがかからないよう、踵を浮かせる。

● 左右の骨盤の高さを同じにする。後方脚を強くすると、パリヴリッタ・パールシュヴァコナーサナになる。

● 左腕を垂直に高く上げる。肩を広げて、腋窩の下方で左の肋骨を後方へ回す。注意：大事なのは、肋骨の回転・すべり運動である。腕を後方へ引かない。

● 頭部もいっしょに回す。項部が長くなるよう気をつける。視線は、左の腋の下から天井を見上げる。

● 背部を湾曲させずに左脚を伸ばしてみる。パリヴリッタ・トリコナーサナになる。背部を長くまっすぐにし、頭頂点と尾骨をそれぞれ引く。後ろの膝をねじ曲げない。胸郭の回転がきつくても呼吸を続けること。肩を広げる。

アーサナ＆ヨーガの流れ

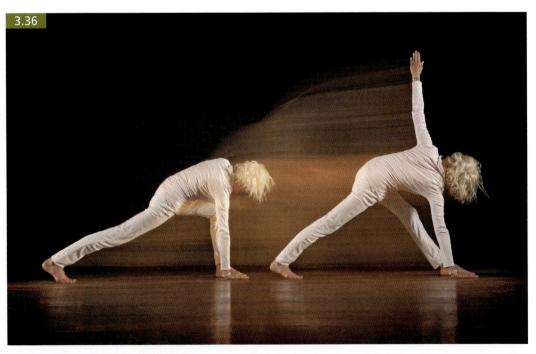

ヨーガの流れ：ねじった三角のポーズとねじった体側を伸ばすポーズ。パリヴリッタ・トリコナーサナとパリヴリッタ・パールシュヴァコナーサナ。

アシスト：自分で行う場合。前の手を床ではなく、ヨーガブロックか、椅子、テーブルに置く。大腿の伸張よりもねじりが重要である。後ろの足を壁にあてる。踵を上げている場合は、踵を壁にあてる。

他者によるアシスト。パートナーが腋窩のすぐ下で上部肋骨をつかみ、回転を助ける。かなり強く回転しても平気で、効果がある。肩甲骨はそのまま動かさない。

応用：
- 胸郭の可動性が非常によい場合の上級編。支持する手を足の内側でなく、外側に置く。胸部の回転が強まる。
- パリヴリッタ・パールシュヴァコナーサナのとき、手ではなく、前腕で支える。骨盤がさらに低くなり、後方脚で股関節の可動化と鼠径部の伸展が強まる。

3　脊柱の回転：動態の本質

ヨーガインストラクターへの
アドバイス

座位のねじりのポーズ（アルダ・マツィエンドラーサナ）

　本章の具体例として、ここでは「脊柱の回転」に関する重要なアーサナをひとつ取り上げる。どうすれば生徒に正しく教えられ、姿勢を判断できるかを学ぶ。

語源：アルダ「半分」、マツィエンドラ「魚の王」。

応用：坐骨結節を片側だけ床につけて行うと、脊柱全体の可動性が増し、頭部と骨盤の極が三次元に動くのを感じとりやすくなる。正しく行えば、アルダ・マツィエンドラーサナは、体幹の立位的なねじりの本質そのものとなる。以下の説明は、右回転の場合である。片側だけ床につけた骨盤は、矢状軸を中心に回転し、低く傾く。

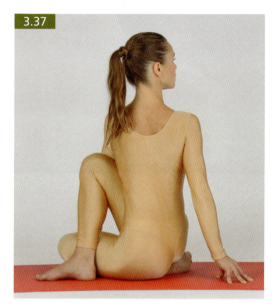

3.37

座位のねじりのポーズ
（アルダ・マツィエンドラーサナ）

言葉によるキューイング（バーバルキュー）

- 長座位（ダンダーサナ）で座る。両脚を伸ばし、脚の内側を触れ合わせ、両手を股関節の横に置く。
- 左脚を曲げ、踵を右の坐骨結節の下に置く。すると、座位が斜めになる。左の坐骨結節は床につき、右は左の踵に乗っている。
- 右脚を曲げ、下腿を左の大腿の外側に持っていき、脚を交差させる。右足は足趾すべてを含めて床にしっかりつける。とくに母趾球と踵外側の接地を強調する。足がきちんとねじれていると、姿勢が根を張り安定する。足趾は前に向ける。
- 右手を右の殿部の側方・後方に置く。
- 左腕で右の膝下あたりを押さえる。可能であれば、肘を右の脛骨にあてる。難しければ、手で脛骨をつかむ。
- 左の坐骨結節で身体を突き上げる。坐骨結節を支持脚にしたようなイメージ。左の寛骨は外らせんのほうへ動き、右へ回転するパワーが与えられ

る。同時に右膝を左腕のほうへ押すと、骨盤の左
回転が強まる。

- ここで脊柱を回し始める。息を吐いて回転を強
  める。息を吸うときは少しだけ身体が戻る。
- 息を吐きながら臍を右へ回す。
- 息を吐きながら胸骨を右へ回す。
- 腕の力を加えて、上肢帯をさらに右へ回す。
- ここからはフェーズ2。腕の姿勢に注目する。左
  の上腕外側を右の大腿外側に持っていけるか？
  左腕を右脚に交差させる。左の前腕と指はまっ
  すぐ天井へ向ける。
- フェーズ3は、身体が柔軟なひと用の腕の姿勢。
  肘を伸ばさずに左の前腕を床のほうへ回し、右
  の脛骨をつかむ。このとき、左の上腕外側ではな
  く、内側が右の大腿外側とついている。右手を
  動かし、背部で左手首をつかむ。

どの腕の姿勢でも以下に続く：

- 息を吐きながら臍を内側の脊柱のほうへ引っ込
  め、腹部、胸骨、上肢帯をさらに右へ回す。
- 鎖骨下の上部肋骨を持ち上げて、腹側を最大の

長さに戻す。

- 最後に力を入れずに頭部を右へ回す。無理やり
  頸椎を回さない。
- 項部を長くする。
- 右耳を上方へ回すようにする。項部に不快な圧
  縮が感じられない。

すべてのフェーズで行う：

- ときどき胸骨を持ち上げて、体幹の両側を均等に
  伸展しながら右へ回る。
- 左胸部の下方あたりを持ち上げる。
- 左肩をできるだけ背部のほうへ動かす。左側の
  上部肋骨を持ち上げる。左の鎖骨下の領域を開
  く。
- 右膝を大腿の延長線上、前方へ押し出す。骨盤
  と頭部の反対運動を安定させて、脊柱の三次元
  のねじりを強める。
- 最終肢位を30秒間キープする。その後、腕の姿
  勢を解く。右脚、左脚の順番で伸ばして、開始肢
  位に戻る。

姿勢を判断する

目的：解剖学・医学の観点を取り入れる。

どこを見るか：
脊柱が三次元で回転しているかに注目する。

全体を判断する：姿勢は安定した感じがするか？
それとも、いまにも倒れそうか？　ねじった脊柱は長
くなっているか、押しつぶれているか？

3　脊柱の回転：動態の本質

骨盤の三次元運動を判断する

- 骨盤は横軸を中心に後方へ倒れ、仙骨が出ているか？　股関節が硬いと、仙骨が後方へ出る。骨盤をしっかり直立させる。仙骨が床に対して垂直になる必要はないが、骨盤が強く後傾してはいけない。
- 左の踵に乗った右側の骨盤は高くなっているか？　高ければ上出来。これが骨盤の側方傾斜になる。

- 骨盤は縦軸を中心にして、立てた膝のほうへ回っているか？　この動きはもっとも難しく、もっとも失われやすい。骨盤を立体的にねじるには、右側の骨盤が前方の右膝のほうへ回らなければならない。体幹の右回転といっしょに回ってしまって、体幹の立体的なねじりが下から解かれていないかに注目する。

頭部の三次元運動を判断する

- 項部に深い横じわが見えるか？　この場合、頭部は横軸を中心に後方へ倒れている。顎を引いて、項部を長くし、頸椎を押しつぶさないようにする必要がある。注意：顎を引きすぎない。頭部が協調していれば、顎と頸部の角度は約90°になる。
- 右耳の下方のあたりは閉じているか？　右耳が左より低くなっているか？　頸部の右側に浅い斜めのしわができているか？　この場合、頭部は矢状軸を中心に右へ倒れ、項部の側方を押しつ

ぶしている。横軸を中心にした後傾も起こっていれば、頸椎の害になる。右耳がもう少し天井のほうへ向くように指導する。最終肢位では、右の耳と眼が左よりやや高くなる。
- 縦軸を中心にした動き：頭部を回すときは必ず慎重に行う。無理に回してはいけない。さもないと、骨盤もいっしょに右へ回って、縦軸の左回転（反対回転）が消えたり、繊細な頸椎に無理を強いたりすることになる。縦軸回転は主に体幹で行われ、頭部と骨盤の極は方向を定める。

ヨーガインストラクターへのアドバイス

体幹の三次元統合を後ろと横から見て判断する

- 体幹の回転運動は、主に胸椎の回転によって行う。腰椎が動くのはごくわずか。
- 右のウエスト部はひどく折れ曲がって見えるか？ ここは長いままのほうがよい。右側が短縮するのはたいてい回避運動である。その場合は胸椎の可動性が低いので、回転を減らす。
- 左の股関節の延長線上に肋骨がなく、突き出ているか？ 肋骨が右へ倒れていると、この状態になる。右側を引いて長くし、左側を短縮する。
- 左の胸部の下方が沈み込んでいるか？ これは腹側が短縮し、円背が強まっていることを表す。腹側の伸展を強調する。とくに右の胸部の下方

を持ち上げる。これまでにあげた方法はすべて体幹を長くするものである。腰椎を少なく、胸椎を多く回旋するには、まずしっかり伸展して長さを得ることが欠かせない。
- 胸骨は右へ大きく回っているか？ これは、胸椎がきちんと回旋していることを表す一番重要な目印である。
- 胸椎は大きく後彎しているか？ この場合は前面の長さを強める。姿勢全体をできるだけ伸展させる。腕の姿勢（言葉によるキューイングを参照）は、脊柱の過伸展を防ぐ。もし過伸展の場合は、脊柱を軽く丸める運動が必要である。

237

4　支持位：負荷に強い肩

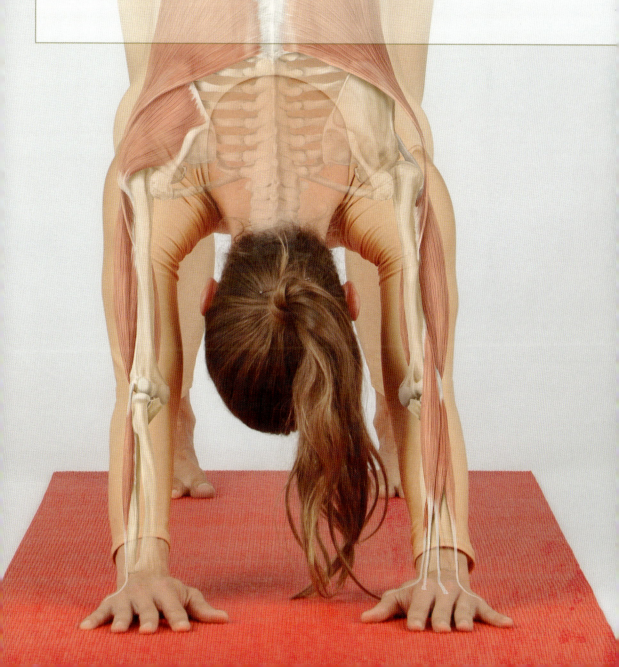

4　支持位：負荷に強い肩

4.1

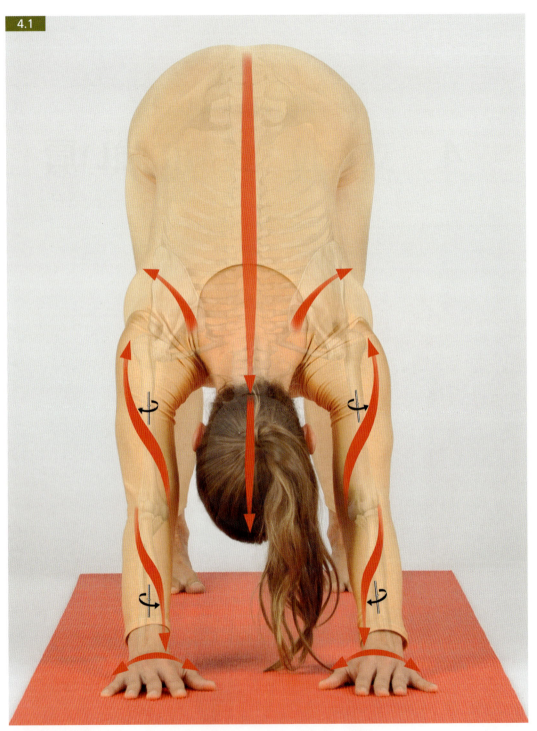

<支持位>　下を向く犬のポーズ（アド・ムカ・シュヴァーナーサナ）：無理のない力を使う。肩甲骨を広げ、肩関節の中心軸をとり、腕をらせん状にねじり、手で平たいアーチを作る。

ポイント：
体幹安定性──上からまっすぐ

体幹：下を固定し、上を動かす

支持位は、体重のすべてまたは一部を前腕や手で支え、腕をいわば「前足」として使うトレーニングである。このとき手や前腕は、実際の自重よりも大きい圧力を床にかける。支持位には、ヘッドスタンドやハンドスタンドといった逆転のポーズもある。ヨーガではさまざまなポーズをとるが、それにはもっともな理由がある。ヨーガによって、精神が求めるものと実際の肉体がつながり、それによって、進化史に基づいた太古からの運動の質が意識できるようになる。イメージしやすいようにいえば、「瞑想で身体の覆いから解放されるには、肉体が持つものを事前に把握しておく必要がある」のである。

「重は軽の根なり」と老子は言った。重力と自重を対抗させると、私たちの身体は優秀なひとつの組織にまとまり、しなやかに軽快になる。幼児は最初に腕で身体を支え、支持位のまま重心を移すことを学び、それから這ったり歩いたりを練習する。運動のコントロールは中央から周辺へと発達していく。子どもはこうした動きを本能的に学んで体験する。腕で支えて身体を持ち上げることで体幹は安定し、腕と脚が連係し、自分の「身体の統一」を身をもって知るようになる。刺激にあふれた重さの体験は、体幹の安定をしっかりと促進する。これを目的とする支持位のトレーニングは、ヨーガでも多くのメソッドでも中心的存在であり、実際に自分の中心から力が湧く感覚を与えてくれる。的を絞って練習すれば、大人でもマイナスを取り戻すことができる。

賢いトレーニングシステムは、可動性と安定性の両方を育てる。一面だけを伸張したり、一面だけを強化したりしない。理学療法には、中央が安定すれば周辺が可動化するという原則がある。四肢を目的どおりに動かすには、骨盤、脊柱、上肢帯といった身体の中心に近い部位の安定が欠かせない。たとえば腕の挙上は、一見すると単なる独立した腕の動きである。しかし実際は、気づかないところで体幹、脚、肩が緊張して支え、全身のバランスをとっている。たとえば深層の腹横筋は、背部に問題がなければ腕を動かす前に身体を安定させ始める。腕を動かそうと思うだけで、脊柱を守るために腹横筋の緊張が高まるのである。慢性の背部痛があると、この筋の反応が遅く、腕を動かすたびに身体が中心から外れ、脊柱過前彎になってふらつく。

4　支持位：負荷に強い肩

肩：上肢帯を固定し、肩関節を動かす

　40歳成人の30％が肩関節に問題を抱えており、この傾向は強まっている。日常の使用で肩に適切な負荷がかけられていないと、相対的過負荷や間欠的過負荷が生じやすい。肩がつねに突き出て内らせんになっていれば、肩と項部が凝り固まる。それと併せて肩関節そのものに炎症性の刺激が生じることも珍しくない。解剖機能的に好ましい、胸が開いて肩が広がっている姿勢は、昔から美の理想とされている。古代ギリシャの彫像や古代エジプトの絵画をよく見てみよう。広げた上体が美しいとされるのは、直立と強さが伝わるからである。

　人間は抵抗を受けて成長する。これは、多くのものを支えたり、荷物を担いだりする人を見ればわかる。たとえば、水がめを頭に乗せて運びながら、気品のある頭部や全身の姿勢を保つアフリカやインドの地方の女性などである。支持位は美しい上体を作り、胸郭の伸展を助け、肩に自然な広がりをもたらす。ヨーガで支持位が円背の矯正に使われるのは当然といえる。

　いわゆる「肩」は、正確に見れば2つのシステムにわけられる。上肢帯（肩甲骨と鎖骨）と、肩関節（上肢帯の一部の関節窩と上腕骨頭）である。そのため、「広げた肩」の定義にも2つのポイントが存在する。1つめは肩甲骨の位置。広がって平たく背部についている。2つめは、肩関節の骨頭と関節窩が中心軸をとらえた姿勢になっていることである。以上がつまり、支持位で身につけるべきポイント、肩の位置と関節のセンタリングである。

　反対に、肩が狭まり、上腕骨頭がだいぶ前方へずれていると、手すりにつかまろうが、車のハンドルを握ろうが、床に手をつこうが、身体は支えられない。狭まった肩は負荷に弱く、一方向にしか動かない。逆にいうと、肩の位置が正しく、関節が中心をとらえた姿勢になれば、腕の活動範囲は最大になり、自由に動き回る。

進化：自由な動きを発見する

　進化史から見た人間の腕は、「自由」の象徴である。動物の「上腕」は体幹に「貼りつき」、いくつもの強力な筋肉で覆われている。これは前足の安定に必要な保護装置である。犬や猫の足を持って振ろうとすれば、背中全体もいっしょに動く。見えている前足は人間でいう前腕にあたり、上腕は体幹深くに入り込んでいる。人間の場合、上腕は体幹から離れ、自由に動かせるように進化した。直立とともに大地との密着から解き放たれ、腕と手は動作のために自由になった。「動物の腕」は負荷に強く、移動運動に使われるが、人間の腕と手は世界に介入してい

る。動作とは何かを作る意思の実行である。物事を行う手と考える脳がともに発達している。このことは、把握、掌握、挙動などの言葉に表れている。

　手の立体的な活動範囲は、解剖学的に見ると、肩甲骨の特殊な姿勢に支えられている。四つ足動物では、肩甲骨は胸郭の側方についている。類人猿になってはじめて後方の背部へ移る。これによって類人猿は腕を頭上に上げたり、何かにぶら下がって移動したりできる。ぶら下がる腕は、支える腕の次の段階である。有史前の骨が発見された場合、肩甲

242

ポイント：体幹安定性―上からまっすぐ

骨の状態を推測することで、それがヒト科の骨かを判断する。

肩甲骨が側面から背部へ移動したことで、同時に胸郭も変化している。犬、馬、猫などの多くの哺乳類では、胸郭は横幅よりも奥行きに厚みがあり、後方が丸く、体側が広く平らになっている。そのため、肩甲骨は安定してついていられる。霊長類は直立して腕の機能が変化したため、胸郭は横に広がり、平らになった。そして肩甲骨は後方の肋骨に落ち着いている。四つ足動物の肩関節は、関節窩が下方を向き、移動運動の負荷に対応している。人間の関節窩は側方を向いている。こうして腕が横にぶら下がることで、直立の姿勢を助けている。肩が突き出ると、生体力学的に円背姿勢になる。肩が脊柱に負荷をかけ、前下方へ持っていくからである。

腕：活動中のらせん原理

手が三次元に活動するには、腕のさまざまな屈曲・伸展運動が必要である。このおかげで物をつかむために手を伸ばしたり、手を顔に持っていったりすることができる。すなわち、屈曲・伸展と回内・回外は不可分にひとつになっている。正確に見ていくと、こうした屈曲・伸展運動には、回旋とらせん状の動きが組み合わさっている。人間の腕には2つのらせんパターン、らせん伸展とらせん屈曲がある。

食事の際、腕が正確に曲がるのは、解剖機能的には上腕二頭筋、そして肘と肩関節の関節力学のおかげである。肘が曲がる一方で手の向きが変わり、手掌が口のほうへ向かう。同時に肩関節では三次元の複合運動が行われている。ここでは手を難なく口に運ぶために、肘をやや前方、上方、側方へ動かす必要がある。解剖学的に見れば、肩関節では前方挙上、内旋、外転が行われている。肘が横に伸び、前肘部のしわが内側へ回るのは、肩関節で上腕が内旋したことの表れである。もし肘を体幹から離さなければ、上腕はいくらか外側へ回ったままになる。これではらせんの基本パターンと明らかに反してしまう。人間の解剖的には、腕の屈曲時、前腕は外側へ回り、上腕は内旋する。

対となるらせん伸展は、支える、押すなど多くの伸展運動で使われる。ここでは前腕が内側へ、上腕が外側へ回る。腕のらせん屈曲とちょうど逆の回転方向である。ほかにも腕はさまざまに動かすことができる。バスでポールにつかまって試してみよう。手と肩の姿勢がそのままでもどれほど腕に変化をつけられることか。または、ピアノの演奏。叩く鍵盤に応じて、上腕は何のつかえもなく内旋と外旋を行き来する。肩の関節は球関節なので、なめらかかつ三次元に異なるポジションに移行する。ヨーガの例をあげれば、ゴムカーサナ（牛の顔のポーズ）がある。このポーズでは、上側に来た腕が上腕も前腕も外側へ回り、下側の腕はどちらも内側へ向かっている。

243

4　支持位：負荷に強い肩

トレーニングの目的：上肢帯──ゆるやかなアーチの背部に乗った大きな天秤棒

コーディネーション

支える：肩甲骨をずらさず安定させる

重要ポイント

- 脊柱には縦軸張力、肩には横軸張力
- まずは縦軸張力を整える。頭頂点と尾骨をそれぞれ能動的に押し出す。これにより体幹が安定し始める
- 次に横軸張力。肩先をさらに押し広げる
- 体幹、とくに下腹部にはっきりと張力が働く
- 手をさらに床に押しあてると、体幹の張力が強まる
- 身体の前方と後方のバランスを整える。胸部と背部が均等に開いた状態

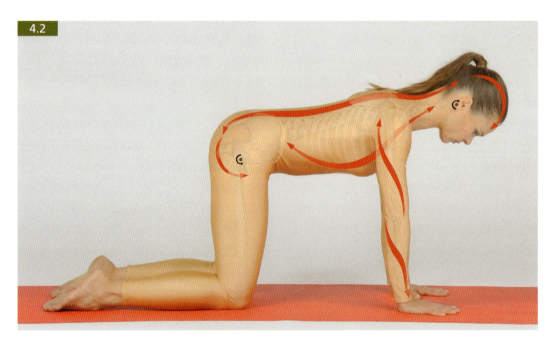

4.2

＜コーディネーション｜支持位の上肢帯｜猫のポーズ（ビダラーサナ）＞　重要ポイント：頭部と骨盤の両極をそれぞれ回すと、尾骨から頭頂に縦軸張力が生じる。左右の肩を後・下・外へ回すと、上体が横に広がる。これで肩甲骨が胸部で安定する。

医学的な姿勢分析：猫のポーズ(ビダラーサナ)

オールフォーポジション（四足位）の猫のポーズ。基本のポーズは以下のとおり。支持する関節が、手と肩関節、膝と股関節で、上下に垂直に並んでいる。最初に少し自己分析を行う。鏡か身体感覚を使って、以下の3つの問いに答える。頭部は垂れ下がっているか？　腹部と腰椎が下がっているか？　胸椎は肩甲骨の間に落ちくぼんでいるか？

次に縦軸張力を整える。頭頂点と尾骨をそれぞれ押し出して長くする。体幹張力が安定し始めるのを感じるはずである。とくに顕著なのが腹部で、自然と持ち上がってぴんと張る。胸郭は縦軸張力の流れに統合され、背部が平たく広がる。頭部と項部は背部の延長線上にあり、肩は広がっている。

手と膝をさらに床に押しあてると、張力が強まる。

縦軸張力で肩が広がるのが感じられる。この刺激を強めるために、肩先を押し広げる。

肩といっしょに肋骨も横に引かれるとイメージする。胸郭は立体的に新たな形を得る。前後の厚みが減り、左右の横幅が増える。目標は、背部が平たく広がり、肩甲骨が横に伸び、鎖骨が張って開いた状態である。

支持するときには、この体幹の縦軸・横軸張力が絶対に欠かせず、これが働くことで腹側の体幹筋の張力が均等に高まる。肩甲骨は体幹全体の安定に根を下ろし、背部に広く定着し、ずれたり突き出たりすることはない。

子ども向けのヨーガでは、このトレーニングを「ドラゴンのポーズ」と呼んでいる。長さと広がり、2つの支えで大きく身体を伸ばし、ドラゴンは雲を越えて飛んでいく。縦軸と横軸の張力がなければ、風に押し飛ばされて墜落してしまう。大切なのは、「ドラゴンの張力」が縦と横に働いても、胸郭をゆるやかに保つことである。ドラゴンが無理なく大空へ舞い上がるには、肋骨は風を受けてしなうくらいがよい。

4 支持位：負荷に強い肩

> ### メディカルエラーパターン
>
> #### 上肢支持で体幹が安定していない──お腹の垂れた豚の姿勢
>
> 体幹張力で安定させずにオールフォーポジションになってみる。ドラゴンの張力なしにただそのまま支持位をとっただけだと、重力で自然と過前彎になる。猫のポーズがお腹の垂れた豚のポーズに変わり、体幹の安定性が失われる。手をつく力で肩甲骨は脊柱のほうへずれ落ち、その間に「嘆きの谷」ができ、肩甲骨自体は傾いて不安定な丘になる。お腹の垂れた豚の姿勢では、床の圧力に対抗する体幹の安定力がない。
>
> #### 上肢支持で肩が安定していない──肩を突き出した姿勢
>
> 上肢支持でよくあるもうひとつのエラーパターンは、体幹ではなく、肩だけに力を入れた姿勢である。身体は床の圧力に対抗する力を出してはいるが、「肩で押している」だけで、肩甲骨が体幹全体の安定に根を張らず、腕と体幹中心のつながりが途切れている。この不良姿勢では、肩が前方へ押し出され、胸部の前方が狭まる。安定した広がりは必然的に失われる。日常の場面で見れば、肩が突き出ていても重い物を持ったり、家具を移動したりすることはできる。しかし「体幹の安定がなく肩で押す」動きは、決してよいものではない。理由はいくつかある。まず、最大に出せる力が明らかに小さい。さらに、肩から項部にかけてが凝りやすくなる。ひどい場合には、肩関節内の回旋筋腱板が誤った負荷をくりかえし受けることで損傷する。

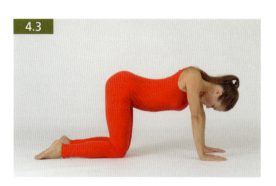

4.3

エラーパターン：ドラゴンの張力のない、お腹の垂れた豚の姿勢。受動的な猫のポーズ。頭部が垂れ下がり、肩甲骨が突き出て脊柱のほうへずれ、脊柱が落ちくぼんでいる。この姿勢では、腕を押しつける力で肩は耳のほうへ上がり、脊柱過前彎で体幹の安定性は失われる。

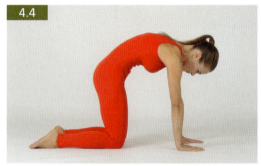

4.4

エラーパターン：上肢支持で肩が安定していない。肩で押しているため、肩が突き出て狭まり、円背になっている。

トレーニングの目的：上肢帯 ― ゆるやかなアーチの背部に乗った 大きな天秤棒

メディカルテスト──壁を使ったサイドプランク

上肢帯は負荷に強いか？

　肩に負荷をかけずに腕を下ろした状態だと、負荷を受けたときに肩の姿勢がよくなるのか、わるくなるのか観察しにくい。片手を壁についた負荷テストを行えば、すぐに判断できる。まず、腕の長さの分だけ距離をとって、壁に横向きに立つ。腕を水平に上げて伸ばし、寄りかかるようなイメージで手掌を壁に押しつける。このとき、体幹張力が自動的に高まるか？　高まれば上出来である。それとも、側方に身体がくずれるか？　壁側の肩甲骨が耳のほうへ持ち上がったり、脊柱のほうへ押しやられたりするか？　空いているほうの手で肩甲骨を触ってみる。丘のように突き出ているか、または背部に広く落ち着いているか？　鎖骨を触って調べる。斜めに傾いているか、あるいは長く水平に張っているか？

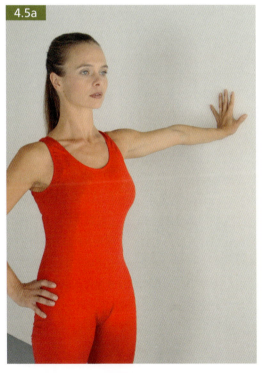 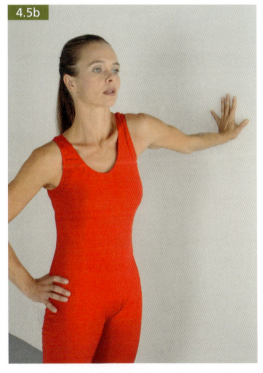

メディカルテスト：上肢帯は負荷に強いか？　壁を使ったサイドプランク。a）負荷に強い上肢帯。b）負荷を受けて肩甲骨の位置がずれる。

247

詳しい解剖学：骨、関節、靱帯

上背部：湾曲せずに平らに広げる

ヨーガの支持位は、円背や呼吸困難で悩む人に最適である。腕を固定したクローズドチェーンのおかげで、腕に負荷のかからない状態よりも肩が安定しやすく、胸椎が伸展しやすい。呼吸困難のひとは無意識に手をどこかに置いて、呼吸補助筋の効率を上げたり、肋骨を持ち上げやすくしたりしている。胸椎を起こして呼吸を楽にする腕の機能は、あくまでも補助として使う必要がある。支持腕を固定するだけでは胸郭は伸展しないし、肋骨は持ち上がらない。

必要なのは、ポーズの最初に頭部から骨盤に縦軸張力を働かせてやることで、これによって肩甲骨が安定する。両極で肋骨に長さを与えてやることが絶対に欠かせない。もうひとつ大事なのが、肩を広げることである。この2つは最初から完璧にできなくてもよいが、運動の刺激と方向が体感でも見た目でも正しく現れている必要がある。そうでなければポーズは成立しない。肋骨が強く湾曲し、縦にも横にも張力のない円背では、肩甲骨は安定する場所を見つけられない。たとえ円背でも最初に長さと広がりを与えてやれば、まったく違う。トレーニングを続けることで、肩甲骨を胸部で平たく安定できるようになる。

上肢帯の安定性：無理のない力

ヨーガの初心者には、逆立ちで倒れることをこわがるひとがいる。これは自分の肩と腕を信用していないからである。「腕が弱いから」というが、支持腕と肩が安定する秘訣はまず骨の配列にあり、筋肉そのものの力にはない。下肢帯と上肢帯の形状と機能を比較すると理解しやすいだろう。肩関節も股関節も使われている構成要素は似ているが、何千年もかけてできた異なる機能にはそれぞれの重点がある。

骨盤は負荷を支える球関節として頑丈にできている。骨盤全体はかなり硬いかたまりで、左右の寛骨が仙骨ときつく結合していて、それほど動かない。骨盤内の動きの遊びはごくわずかである。ここでは安定性が優先される。

対して上肢帯はかなり軽やかにできており、胸郭に不必要な負担を与えない作りになっている。頑丈な寛骨と比べて骨量もそれほどない。肩甲骨は透けるほど薄く、鎖骨は細長い。上肢帯には非常に高い可動性があり、この可動性が優先される。肩の骨は小さな接点だけで胸郭と結合している（胸鎖関節）。このように上肢帯の可動性は非常に大きいため、骨だけで安定する配列を一発で見つけることは難しい。重要ポイントは以下の2点である。

トレーニングの目的：上肢帯 — ゆるやかなアーチの背部に乗った 大きな天秤棒

4.6

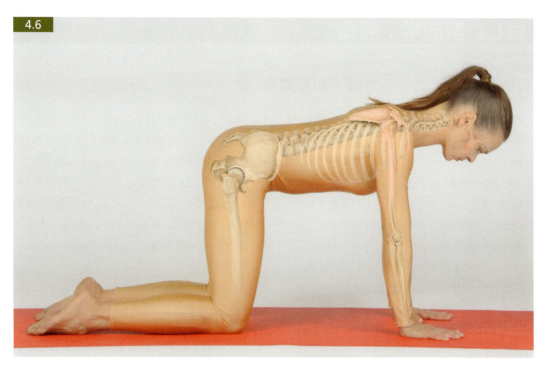

＜骨＞ 上肢帯。肩の接触安定性に重要なのは、上肢帯の位置と、胸部との関係である。1) 肩甲骨はゆるい弧を描いた骨で、同じようにゆるい弧を描いた肋骨の上でしか安定しない。2) 肩甲骨のポジショニングは後・下・外のため、（進化史と同様に）「矢状面から前頭面のほうへ」回る。3) その際、鎖骨は長くなり、上腕骨、肩甲骨、鎖骨の立体形状はピラミッド構造になる。

- 胸郭と肩甲骨の接触安定性。理想的には肩甲骨は肋骨の上に平たく乗る。手背に手掌を重ねたような状態である。広く接触することで圧力と張力の負荷が分散し、肩甲骨のずれ落ちを防ぐ。
- 肩甲骨、鎖骨、上腕骨の空間関係も大切である。この3種の骨は、ピラミッド状に並んだときに最大の負荷強度を示す。比較してみよう。ポール3本のシンプルな三角テントは、ポールが互いを安定させる構造になっており、天辺で互いを押し合っている。もし3本のポールが平行に並んでいたら、支えがなくなり、内部の安定性が成立しない。ハンドスタンドやヘッドスタンドの場合もこの原理が適用される。広がった肩は上肢帯のピラミッド配列を守るが、耳のほうへ引かれて前置した肩ではピラミッドがくずれる。

詳しい解剖学：筋肉

肩甲骨筋群：支える力は下から来る

肩甲骨は、まるで筋ループに囲まれた骨の島のように胸郭の上を漂う。どの角にも縁にも筋肉がついているので、あらゆる方向へ動かすことが可能である。広範囲で内側へも外側へも、また上方、下方にも動き、身体にある3つの軸を中心に回転する。この自由には代償がある。一面ばかりを使って、肩をつねに突き出したり突き上げたり、脊柱のほうへ引き寄せていたりすると、筋ループの一部が短縮し続け、ほかの部分は過伸張し弱まってしまう。負荷に強い肩には、あらゆる筋肉がバランスよく連係することが欠かせない。中でも注目すべきは、後・下・外の外らせんに定着させる肩甲骨固定筋で、僧帽筋と鋸筋である。

● 僧帽筋の下部（上行部）は肩甲骨を引いて横軸を中心に後下方へ回し、下方の骨盤と連動させる。上行部は第3-12胸椎から起始し、肩甲棘まで広く走行する。単独では肩甲骨を広げずに脊柱のほうへ引いてしまうので、必ず前鋸筋をいっしょに使う必要がある。僧帽筋と前鋸筋が同時に活動してはじめて、肩甲骨は外らせんに固定される。

● 前鋸筋は肩甲骨を外側へすべらせて脊柱から離し、同時に縦軸を中心に外側へ回す。これによって肩甲骨の内側縁が安定して胸郭に接する。前鋸筋はいわば肩甲骨の「翼化を防ぐ筋肉」である。

「鋸筋」という名称は、この筋が胸郭の側方でノコギリのようにぎざぎざに付着しながら、第1-9肋骨から起始していることに由来する。前鋸筋は進化史的に見ると腹側の筋肉で、外腹斜筋とかみ合った形になっている。こうして肩甲骨は腹部の力とつながる。前鋸筋が肩に働きかける様子は、支持位で肋骨の側方にはっきり感じられる。

以上の肩甲骨固定筋が正しく同時に活動するには、拮抗筋が緊張して支えながらも適切に伸張して長くなっていなければならない。僧帽筋上行部でもっとも重要な拮抗筋は、小胸筋である。小胸筋が短縮していると、上行部が弱まる。さらに、肩甲骨を上方へ固定する筋肉が伸張して長くなっていることが大事である。これには僧帽筋の上部（下行部）や肩甲挙筋が該当する。前鋸筋が肩甲骨を外側へ引くには、肩甲骨を脊柱へ引き寄せる筋肉に長さがなければいけない。この筋肉は菱形筋や僧帽筋横行部になる。要するに、肩甲骨の固定筋が機能するためには、鎖骨領域が広がり、項部のあたりが長く、後方の肩甲骨の間が広がっている必要がある。

筋肉の連係プレーが完璧に機能すれば、支持位に根を下ろした肩甲骨は支点として働く。すると小胸筋が上部肋骨を持ち上げ、僧帽筋と前鋸筋が脊柱の縦軸張力と肩の広がりを助ける。

トレーニングの目的：上肢帯 — ゆるやかなアーチの背部に乗った 大きな天秤棒

4.7

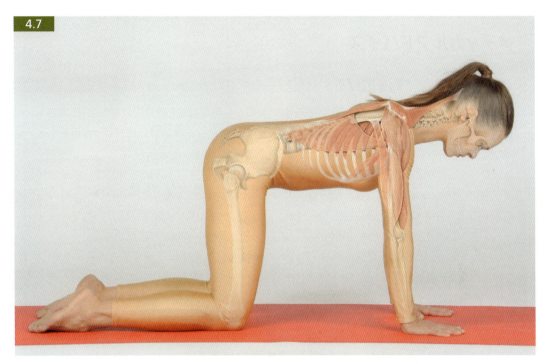

＜筋肉＞　上肢帯の筋肉。肩は筋肉で支えられた典型的な関節である。肩甲骨と胸部の接触が安定するには、肩甲骨筋群の複合的な連係が欠かせない。1）走行方向に応じて、すべての筋肉が肩甲骨を「自分の方向」へ安定させる。2）僧帽筋上行部と前鋸筋が肩甲骨を前頭面のほうへ回す。3）小胸筋などの筋肉に十分な長さがなければならない。

メディカルアドバイス

ねじった支持位で肩を広げる！

　支持位に小さな回転を加えると、肩甲骨の外らせんがしっかり働く。支持位での体幹回転は、負荷のない場合よりも当然小さい。たとえば「ねじった猫のポーズ」。まずは左右対称のオールフォーポジション（四足位）で始める。次に左右交互に肘をゆっくり屈曲させる。肘が下方の床へ向かうと、胸部がやや内側へ回り、臍よりも低い位置に来る。骨盤は水平・対称を保ち、頭部と項部を背部の縦ラインから外さない。脊柱のまっすぐな軸を保ち、横に曲げないこと。胸郭だけを身体の縦軸を中心に回す。胸郭の可動性、肩甲骨の広がりと安定性がともに増進される。

- 床に向けて前方回転する側では、前鋸筋が伸張しながら活動する。この筋は肋骨の側方に付着しているので、前方回転で伸張する。同時に小胸筋が延長する。
- 後方回転側では、肩甲骨と脊柱の間のスペースが開く。凝り固まっていることの多い菱形筋が伸張する。

自分の感覚で正しいトレーニング強度を見つける！

　支持位でドラゴンの張力（p.258）を意識的に働かせると、肩がゆるみ、負荷が軽くなる感覚がある。これは立位でも変わらない。しかし、短縮している腰筋は、負荷をかけてやらないと効果的に伸張しない。負荷強度を適度に使うことが肝心なのである。プッシュアップ（腕立て）のポーズではすぐに全身の荷重を支えなければならないので、筋肉という筋肉がたちまち緊張してしまう。こうなると、肩の広がりという細かな修正はなかなか難しい。「ねじった猫のポーズ」や壁で軽く身体を支える姿勢など、適度に負荷のある状況であれば、負荷力や広がりの感覚をつかめるまで自分の肩を使って実験できる。肩を前へ出して胸部を狭めたり、後方の脊柱へ引き寄せたりして部分的な負荷をかけてみよう。どこで必要な筋張力が働き、どこで不必要な筋張力が生じるか、違いを感じることができる。

トレーニングの目的：上肢帯 ― ゆるやかなアーチの背部に乗った 大きな天秤棒

トレーニング：広げた肩と体幹安定性

感知トレーニング――肩の広がり：鎖骨を長く

目的：少しの負荷をかけて、肩が広がる感覚をつかむ。このとき骨盤と胸郭が自然と直立し、気持ちのよい基礎張力が働くのを感じる。

スタート：壁に正面を向いて立ち、両手をつく。腕を伸展し、足は壁から少し離しておく。

アクション：壁を押しのけるようなイメージで。壁を押す力を少しずつ強くする。脊柱は安定したまま、胸骨は上方へ伸びていく。力は体幹の中心から来る。肩だけに力を入れて単独で押し出さない。

　壁に向かって小さくプッシュアップ（腕立て）を行う。肘だけを曲げて伸ばし、ドラゴンの張力（p.258）を維持する。

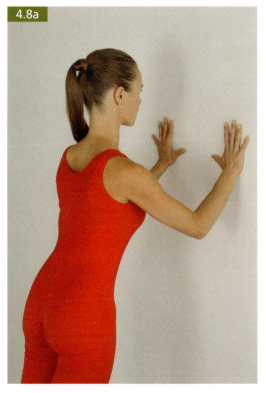 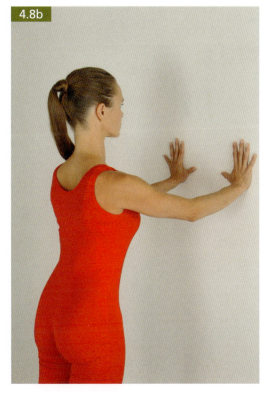

<感知トレーニング>　肩の広がり：鎖骨を長く。a) 肘を軽く曲げる。b) 壁に向かって小さくプッシュアップするときは、肩の「広がり」と鎖骨の「長さ」を保つ。

253

可動性トレーニング──上肢帯の可動性：床に座ったサイドプランク

目的：上肢帯が弧を描いて外らせんへ回るのを感じる。前鋸筋を強化する。

スタート：両脚を曲げて床に横座りになる。骨盤を床につけ、浮かさない。肩を矯正するときはこの骨盤の位置に注意する。負荷をかけすぎると脚の筋肉が緊張してしまう。手か肘を床につく。

アクション：

- 最初は、支持側の肩に楽に身体を預ける。このとき、肩甲骨が上方へずれ、鎖骨が圧縮し、肋骨が垂れ下がるのを観察する。また、脊柱はぐらつき、股関節にも荷重がかかっている。高く上がった肩を使って身体を床から離してみる。ふつうは押し上げる力がそれほど出ない。肩は負荷を受けてさらに上方へずれることが多い。
- 次は肩を広げて持ち上げる。下がった肋骨を横へ動かして床から離し、重力に対抗しながら持ち上げる。同時に、負荷のかかった肩甲骨を広げる。このとき、腹部とウエスト部にはあまり力を入れない。理想的には前鋸筋の緊張を感じとるとよい。この筋が肋骨を持ち上げて床から離す。
- 胸郭に小さく回転を加える。支持側の肋骨を少し前上方へ回す。空いているほうの手を肋骨の側方、腋窩の下方にあてると、前鋸筋の緊張が感じられる。

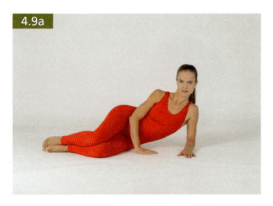 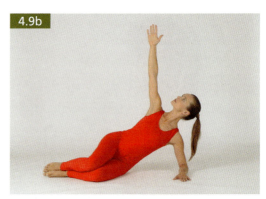

<可動性トレーニング> 上肢帯の可動性：床に座ったサイドプランク。a) 開始肢位。b) 鎖骨が長く、肩が広がって持ち上がっている。

トレーニングの目的：上肢帯 ── ゆるやかなアーチの背部に乗った 大きな天秤棒

強化トレーニング──上肢帯の安定性：ヘッドスタンドの土台

目的：肩甲骨の固定筋が協働し、項部がさらに長くなるのを感じる。

スタート：まっすぐ座る。両手を組んで頭頂点に置く。肘を前方へ向ける。ヘッドスタンドのような姿勢。

アクション：

- まずは協調していないバージョン：あえて肩を持ち上げる。ほどよい力で両手を頭部に押しあてる。項部と頸椎に圧縮感が生じるのがすぐに感じられる。頭部の姿勢はおかしくなり、項部と上部肩領域の筋肉が反射的に緊張する。
- 次は協調しているバージョン：頭部を直立させ、項部を長く、肩を低くする。下から頭頂点を両手に押しあて、手に力を入れて押し返す。このとき、下方の肩甲骨筋群が緊張するのを感じることができる。背部で僧帽筋の下部、肋骨の側方で前鋸筋が活動するのが感じられる。

応用（上級者向け！）：

- ヘッドスタンドでトレーニングしてみる。

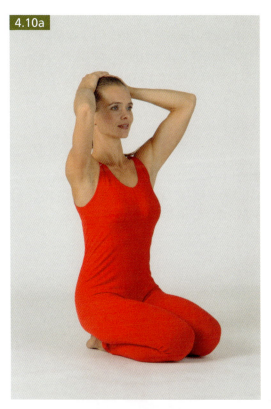 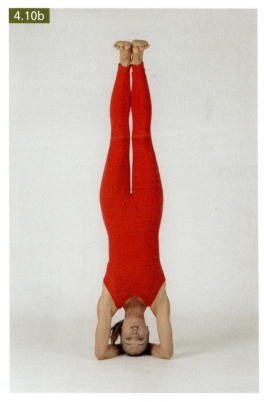

＜強化トレーニング＞ 上肢帯の安定性：ヘッドスタンドの土台。a) 項部を長く、肩を低く。b) ヘッドスタンドでの応用（上級者向け）。

255

動的トレーニング──肩甲骨-胸部の動態：「猫」のようにしなやかに

目的： オールフォーポジションの応用で、胸郭と脊柱をリズムよく前屈・後屈位に動かしながら、肩を広げて安定させる。

スタート： オールフォーポジション「猫のポーズ」

アクション：

- 柔道の前回り受身のポーズ：すでに紹介した、ねじった猫のポーズから身体を丸めて、低い側の肩を床につける。支持腕は軽く肘を広げながら屈曲させ、肩は広がりを保つ。骨盤は水平のままにし、下がった側がやや高くなるような感覚で肩と反対方向へ回す。肩甲骨の間がゆるんで伸張するのを味わう。両膝はしっかりと床につけておく。
- 大きくねじった猫のポーズ：片手を床から離し、支持腕は伸展を保つ。脊柱は長く張ったまま。空いているほうの手を胸骨にあて、天井へ向けるイメージで胸郭を大きく回す。ねじりのない姿勢へ戻り、また大きく回す。何度もくりかえす。手をあてていることで、毎回少しずつ大きく開くようになる。支持側の肩は広がりを保つ。今度は腕を高く空中に上げ、天井のほうへ伸ばす。ただし、鎖骨の延長線以上には動かさない。回転刺激と回転半径を決めるのは胸郭で、腕はその動きに従う。

応用：

- 丸まった猫のポーズ：頭部と骨盤から始めて、脊柱を丸めていく。脊柱の縦軸張力を維持する。胸郭を全体の動きに統合させ、両極から丸める。肩甲骨の間で呼吸する。
- 伸びをする猫のポーズ：胸椎を伸展させる。頭部と骨盤は縦軸張力を維持する。腹部と骨盤底の張力を保ち、お腹の垂れた豚の姿勢にはならない。肩は広がったままで、間に谷を作らない。

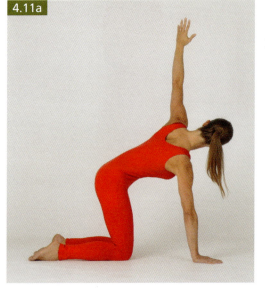

4.11a

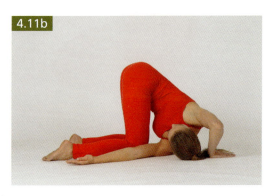

4.11b

<動的トレーニング> 肩甲骨-胸部の動態：猫のようにしなやかに。a) 肩を安定させて胸郭を開く。b) 支持腕を曲げた「柔道の前回り受身」。

トレーニングの目的：上肢帯 ― ゆるやかなアーチの背部に乗った 大きな天秤棒

日常トレーニング──自転車に乗る：イージー・ライダー

目的：自転車に乗るときに肩を広げて胸椎を伸展する。

スタート：自転車かサイクリングマシンに座る。身体を起こして乗れるようにサドルとハンドルをセットする。

アクション：幅があってかなり高いハンドルが、今回、手を支える場所である。腕をいくらか伸展し、手でハンドルを押して胸骨を上方へ伸ばし、背部を伸展させる。

手で押すのではなく引いても同様の効果が得られる。両手でハンドルをつかみ、腕を伸展させ、胸骨を引き上げて胸椎を伸展させる。

257

4 支持位：負荷に強い肩

トレーニングの目的：
肩関節を軸にすえる――
軽やかな中心

コーディネーション

身体を曲げずに肩から持ち上げる

重要ポイント

- 「ドラゴンの張力」を働かせる（脊柱の縦軸張力と肩の横軸張力）
- 支持側の肩を最大に広げ、その角に上腕骨頭を持ってくる
- 骨頭は前方から見えなくなる。後方へ動いて関節内へ入り込む

- 力は途切れることなく体幹から肩、腕へ流れ込む。腕からも体幹へ力が流れる
- 肩から身体が持ち上がっているような感覚が得られる。押しつける感じではなく、軽やかさがある
- 肩関節のまわりに等しく張力が働き、しっかり支えられているのが感じられる

医学的な姿勢分析：サイドプランク

「中心は軽やかに感じられる」（ドイツの心理療法家バート・ヘリンガー）。これは精神にも肉体にもあてはまる言葉である。中心軸をとらえた頭部は茎の上の花のように軽やかに動き、片足立ちで股関節が中心に来ていれば、身体はゆるやかに上方へ伸びる。支持位で肩関節を軸にすえれば、身体が肩から持ち上がるような感覚になり、負荷を受けて肩にぶら下がることはない。

サイドプランクでは、腕で床を押す力がそのまま肩を広げる力になり、肩関節が前方へ丸まっているのか、完全に中心をとらえているのかを自分の目で確かめることができる。まず身体を横にして座る。下側の脚はまっすぐ伸ばし、上側の脚を交差して重ねる。片腕を胸郭の横で床につける。手でも前腕で

もよい。もう一方の手は腹部の前で床に置くが、荷重はかけない。この先は2つの方法を試すことができる。

- 「ドラゴンの張力」を作る：受動的に垂れ下がったままの肋骨を床から離し、頭部と骨盤をまっすぐにして斜めのラインを作る。これで身体の縦軸に長さが出るので、次に支持側の肩を持ち上げて広げる。先に長さがあることで、両肩の広がりが生まれる。
- 肩関節を中心に持ってくる：前方に丸く出ている上腕骨頭を意識的に持ち上げて肩に入れ、後・下・外の位置で「見えなくする」。この動きによって前腕が床を押す力が強まり、負荷のかかる肩のまわりで均等に筋張力が働くのが感じられる。

トレーニングの目的：肩関節を軸にすえる―軽やかな中心

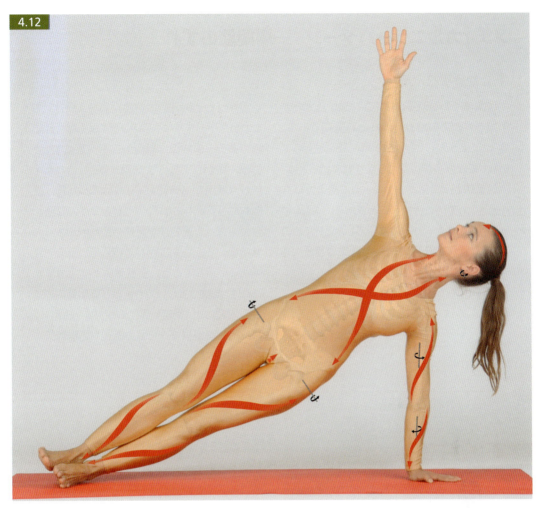

4.12

＜コーディネーション｜支持位の肩関節｜サイドプランク＞　重要ポイント：負荷を受けて支える腕では、たいてい上腕骨頭が前上方にずれ出る。能動的に関節の中心を整えると、上腕骨頭が高く上がって前方へ突き出るのを防ぐことができる。押しつける感覚ではなく、力強い軽やかさが得られる。

体幹筋群がぴんと張る。能動的に広がって床を押していることで、肋骨は垂れずに床から離れ、脊柱が伸展する。先に肩の広がりがあることで、体幹の縦軸張力が生まれる。

どちらの方法でも、肩関節がより中心へ運ばれる。これは快適な姿勢で、軽く、関節に圧が集中せず、負荷軸が折れ曲がることもない。主観的には、持ち上げられているような感覚が生じる。

続き：骨盤を高く持ち上げ、片腕と両足だけで支持する。ドラゴンの張力が強まるのを感じる。もう一方の腕は負荷をかけずに上げて、肩を広げる。呼吸を補助に使う。大きく息を吐きながら、骨盤を持ち上げる。

4　支持位：負荷に強い肩

メディカルエラーパターン──肩関節のずれ

中心からずれた肩

　肩領域でよく見られる不良姿勢は、いくらか前方へずれて中心から外れた肩関節である。ヨーガのレッスンでも、このポイントに注目していないことが多い。いくらかずれているとは、上腕骨頭がテニスボールのように前上方に丸く出っ張っている状態のことである。10人中8人は、腕に負荷をかけず下ろしたときにこの姿勢になっている。肩関節の健康で見るべきは、負荷のかかったときの挙動である。

　突き出た上腕骨頭の位置が負荷を受けても変わらない、またはさらにひどくなる場合は問題である。肩関節は機能的に不安定になっている。サイドプランクで観察すると、伝わるべき力が肩関節で途切れるのがよくわかる。機能的に不安定なことで、もうひとつ別の問題が発生する。上腕骨頭と肩峰の距離が狭まるのである。ここには筋腱が走行しているのでスペースが必要である。上腕骨頭が前上方にずれれば、筋腱は押しつぶされる。肩関節内のインピンジメント（衝突）は長く続けば、腱鞘炎、石灰化、腱板損傷から腱の断裂や剥離骨折まで引き起こす。

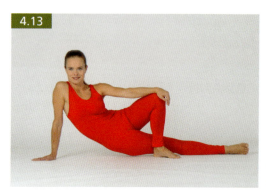

4.13

エラーパターン──ずれた肩：ずれて前上方に突き出た肩に寄りかかっている。

トレーニングの目的：肩関節を軸にすえる── 軽やかな中心

メディカルテスト

肩関節が負荷にどう反応するか？

　ペットボトル飲料か、重みのある物を目の前のテーブルに置く。課題は、右腕や左腕でそれを持ち上げることである。まずは何もせず下ろした状態の腕を観察する。肩の前方で、球状の上腕骨頭が半分にしたテニスボールのように出ているのを視覚や感覚で確認できるか？ 多少はそうなっているだろう。それでは、この本でもよいのでつかんで持ち上げてみる。

　能動的な関節センタリング：「テニスボール」は筋肉の覆いの中に消えるか？ 下後方へ動くのを感じるか？ すばらしい！ 肩関節は負荷を受けて自然と中心に来ている。もうひとつのパターンとして、上腕骨頭が負荷を受けてさらに突き出る場合がある。これは、負荷下の肩関節が適切に中心をとらえていないことを表す。

　受動的な関節センタリング：片手の母指と四指で、反対側の肩の上腕骨頭をはさむ。母指を使って上腕骨頭を後下方へ動かし、肩峰の下方へ収めることができるか？ 受動的ではあるが、肩関節は中心をとらえる。もしできなければ、後方の関節包の筋肉がひどく短縮している。肩関節は受動であっても中心に向かわない。

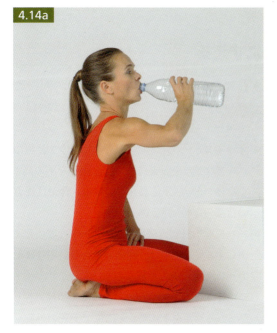 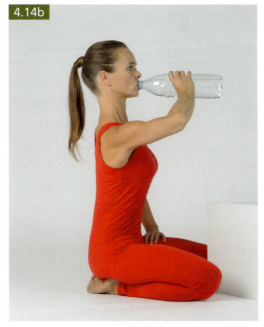

メディカルテスト：肩関節が負荷にどう反応するか？ 肩関節が中心に来ている。　a）項部と肩が協調できていない。b）項部が直立し、

詳しい解剖学：骨、関節、靭帯

肩関節：小さなくぼみ

　肩関節で正しい中心を見つけるのはかなり難しい。そうでなければ、支持位で肩が突き出るひとがこれほど多くならないだろう。問題はどこにあるのか。筋肉で支えられている肩関節は、ほかの関節以上に周囲の状況に左右される。円背で全体が直立せず、肩が前置した状態だと、肩関節は中心からずれてしまう。

　肩関節は上腕骨頭と肩甲骨関節窩がセットになってできている。上腕骨頭はかなり厚いが、関節窩の作りは小さい。股関節のような深い洞窟にはなっていない。自然は、荷重の関係から骨量を節約したのである。盛り上がった骨頭は関節窩の小さなくぼみに寄りかかることはできるが、しっかりとは包まれない。そのため骨頭は、関節窩の支えをわずか

でも得られる前上方へずれやすい。

　肩峰もまた肩甲骨の一部である。肩峰は肩の外端を触ると確認できる。骨の角張った部分で、その前ではたいてい上腕骨頭が丸く出っ張っている。

　肩関節を正しく中心に持ってくるというのは、単純な理屈である。関節窩と骨頭ができるかぎり大きな面で接触すればよい。身体を持ち上げたり支えたりするとき、肩関節には強い負荷がかかる。そのため接触の安定性が非常に重要になる。関節面がきちんと合わさっていれば、安定して軽やかな感覚が得られる。対して接触が不十分ならば、圧がそこに集中し、圧迫感（骨頭が上方へずれる）と、不安定感（前方へずれ出る）が伝わる。

肩甲骨の位置：肩関節を正しく中心にすえる

　股関節で大腿骨頭を正しく覆うには、まず骨盤を支持脚側に傾けることが必要である。肩関節の機能も同様である。第一に肩甲骨を動かさなければいけない。肩が突き出て上がっていれば、関節窩も前上方を向くので、上腕骨頭がこの方向へずれやすい。肩甲骨の位置が正しいと、関節窩も適切な位置に来る。肩甲骨が後方へ広がっていると（外らせん）、関節窩はある程度側方を向き、骨頭が接触しやすい。「わずかな接触面を最大活用して安定させる」というこの原理は、肩のほぼどの姿勢にも適用される。たとえば次のようなものがある。

- 片腕だけを横について支えるサイドプランクでは、関節窩は側方を向き、上腕骨頭は荷重によって側方から関節窩に押しあてられる。
- オールフォーポジション、プッシュアップ、板のポーズなどの正面支持位では、両腕を胸の高さで身体の前方に出して床につける。骨頭は後方の背部のほうへ押しやられる。
- ハンドスタンドや下を向く犬のポーズなどの頭を下にする支持位では、関節窩を含む肩甲骨は上方へ回転し、その位置で骨頭としっかり接触する。骨頭は骨盤のほうへ向かって関節窩に押し込まれる。頭を下にする支持位で上腕の外旋を加えると、関節がさらに中心をとらえる。

トレーニングの目的：肩関節を軸にすえる— 軽やかな中心

上腕骨頭の位置：骨頭の回転・すべり

　上腕骨頭を関節窩に押しつけると、肩甲骨が安定しやすくなる。身体を支えようとする力がプラスに転換され、手や前腕が床を押す力を適切に利用できるようになる。骨頭はできるかぎり中心に運ばれ、肩甲骨が動いて肩が広がる。

　肩関節でもっとも多い不良姿勢（前上方に突き出た状態）では、中心をとらえるために、骨頭を後下方、つまり背部と骨盤のほうへすべらせる。上腕を内旋しながら腕を曲げる場合も、上腕を外旋しながら腕を伸ばす場合も、骨頭は回転しながら関節窩にねじり込まれる。このねじりの感覚が大切である。これこそが球関節の本来の性質、回転である。支持の負荷を受けた肩関節が回転・ねじり運動を行うと、それを囲む筋肉や靭帯が活性化して最高の形で身体が支えられる。

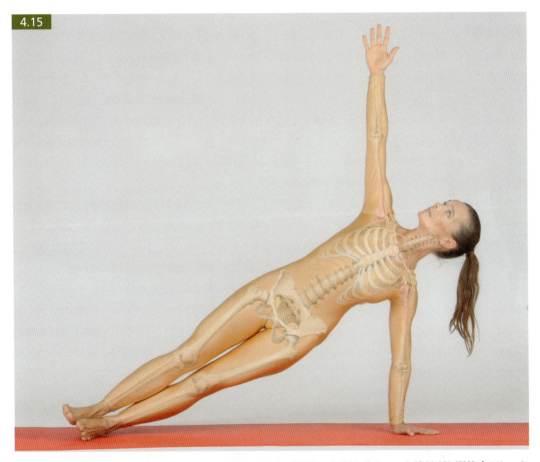

4.15

＜骨＞　軽やかな構造：小さくても安定。股関節と異なり肩関節は軽量な作りで、上腕骨頭と関節窩がしっかりとははまっておらず、接触安定性も低い。肩関節が中心をとらえた状態では、上腕骨頭は後・下・外に位置し、頭部から肩峰の間に十分なスペースがあり、関節面同士が最大に接して圧を分散している。

詳しい解剖学：筋肉

回旋筋腱板：前方を力強く、後方をゆるやかに

肩甲骨関節窩が関節の安定に不向きということは、筋肉がそれを補わなくてはならない。肩関節は典型的な筋肉で支えられる関節であり、ほかのどの関節よりも筋肉の活動を必要とする。関節包自体はやわらかいので肩を支える力も動かす力もあまりなく、靭帯には股関節で見られるほどの強さはない。必要な支えを与えられるのは筋肉だけである。この有名な筋肉、ローテーターカフ(回旋筋腱板)は肩甲骨から起始して上腕骨頭を包み込み、骨頭を保護しながら固定して、腕が動くたびにできるかぎり関節窩に引きつける。

関節を包んで支えるというローテーターカフの立派な姿には、ひとつ弱点がある。残念ながら完璧に機能することが非常に少ないのである。もしこの機能が完全だったならば、ただそこに身体を預けるだけでよく、本書の説明も省略できただろう。肩関節には三次元の筋肉のコントロールが必要で、そのために筋肉のアンバランスさに苦しめられる。前方のローテーターカフは過伸張して弱まっていることが多く、肩関節の前方の力点が弱点になっている。それよりも目立たないのが後方の関節包の部分で、弾力がなく短縮している。これが上腕骨頭を前方に出した姿勢に固定し、後方へのスペースを減らして、肩関節が中心に来ることを妨げる。

トレーニングを行うと、特定の支持位で上腕骨頭のずれが魔法のように独りでに消えることに気づくだろう。

頭を下にする支持位(ハンドスタンドや下を向く犬のポーズなど)では、驚くほどたやすく肩関節が中心をとらえる。上腕骨頭は自動的に関節窩の中心に引かれ、押し込まれる。ただしこれには条件があり、胸郭と伸ばした腕が1本のラインを作らなければならない。また、背部が丸くなって上腕よりも後方に来ていてはいけない。腕を挙上して上腕が外側へ回転しているときが、肩関節のもっとも安定するポジションである。この独特なポーズで、関節窩と骨頭は最大に接する。さらに、靭帯と関節包が最大に張り、肩関節に靭帯の「ロック」がかかる。

頭を下にする支持位で関節が最高に安定するのは、猿だったころの名残ではないか。前腕が回内し、上腕が外旋して、すべての荷重を片腕か両腕で支える。進化史的に見ると、四つ足の動物から二足歩行の人間までには過渡期があり、きっとそのころ、私たちの祖先は木にぶら下がって前進運動していたのだろう。この習慣が肩関節の機能と構造に特別に刻み込まれ、今でも、腕を頭上に上げるとその名残を見せるのである。

トレーニングの目的：肩関節を軸にすえる── 軽やかな中心

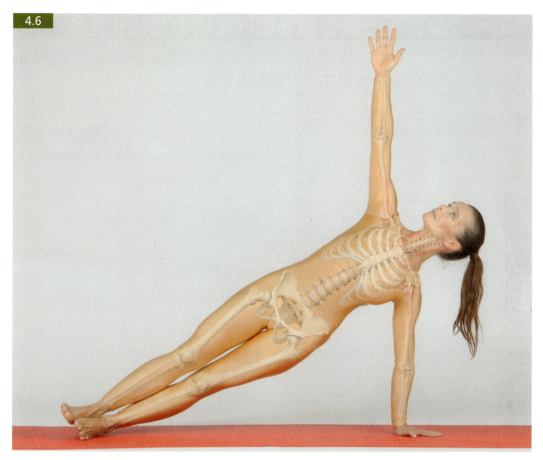

4.6

<筋肉>　関節包後方のスペースの広がり。筋肉で中心をとらえた肩関節では、上腕骨頭が後・下・外に位置し、関節包後方のスペースを埋めている。これが大事である。棘上筋は純粋に上腕骨の外転筋として機能する。

メディカルアドバイス

頭を下にする支持位で肩関節はもっとも中心をとらえる！

　頭を下にする支持位をとると、自動的に関節が中心へ向かって非常に安定する。サイドプランクでもほぼよい結果が得られる。横にまっすぐ伸ばした腕では、高く上げた腕のようにしっかり上腕骨頭と関節窩が接触する。もう少し難しいのが、よく行われるプッシュアップなどの正面支持位である。腕と背部を直角にすえると、後方の関節包にさらに長さが必要になる。腕を身体の後ろに置く後方支持位はさらに難しい。骨頭が前上方へ強く押し出されるので、関節を中心に向けるには多くの筋肉をコントロールしなければならない。

トレーニング：上腕骨頭を広げた肩の軸にすえる

感知トレーニング──ナマステ：肩を広げる

目的：前方の力点を目覚めさせる。上腕骨頭が中心に来て肩が広がった状態を見つける。

スタート：直立位。手掌を祈りのポーズで胸骨の前で合わせる。

アクション：まずは手を押しつけずにゆるやかに合掌し、上腕を体幹に「貼りつける」。肩の状態を感じる。軽く前方に丸まっているか？ 上腕骨頭が出ているのが観察できるか？

次に肘を広げ、両手を押しつける。上腕骨頭を観察する。肘が広がり持ち上がるのとともに骨頭の内旋が強まり、ねじれながら後下方の関節窩へすべる。手を押す力で胸骨が持ち上がり、肩が広がる。

応用：同じトレーニングを仰臥位で行う。

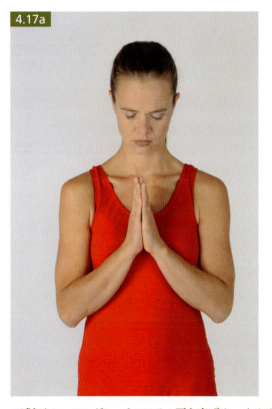 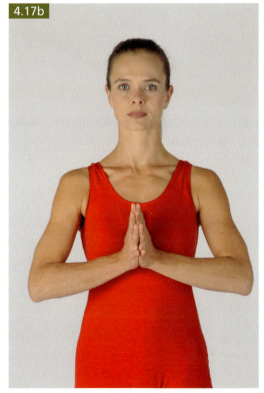

＜感知トレーニング＞ ナマステ：肩を広げる。a) ゆるやかな祈りのポーズ。b) 両手を軽く押しつけて、肩を中心にすえて広げ、胸骨を直立させる。

トレーニングの目的：肩関節を軸にすえる── 軽やかな中心

可動性トレーニング──
腕のゲート：後方の関節包を集中的に伸張する

目的：肩関節の可動性をトレーニングする。さらに、肩甲骨が外らせんへ向かう可動性を助長する。

スタート：壁に横向きに立ち、そのまま右手を肩の高さで壁につける。

アクション：

- 軽く壁を押し、上腕骨頭を後方の関節窩へ向かわせる。後方の関節包と筋肉に柔軟な抵抗が感じられる。ここの構造が短縮していることが多いので、この個所を伸張する。肩甲骨を脊柱のほうへ押しやらないよう注意する。
- 今度は優雅に回転しながら、ゲートのように腕をくぐる。このとき手と腕を無理なく動かす。同じ場所に固定しておく必要はないが、手掌を壁から離さないこと。上腕骨頭が回転して関節窩の中心に来る。背部が壁のほうを向くまで回転を続ける。手の押す力を利用して、骨頭を背部と骨盤の方向へ持っていく。回転が増すごとに上腕が外旋してハンドスタンドのようなポーズになり、肩甲骨は自然と外らせんへ回る。注意：腰部が過前彎にならないこと！
- 逆回転して開始肢位に戻る。上腕骨頭を後方へ押しやり、後方の関節包と筋肉の伸張を感じ、また腕のゲートをくぐってくりかえす。

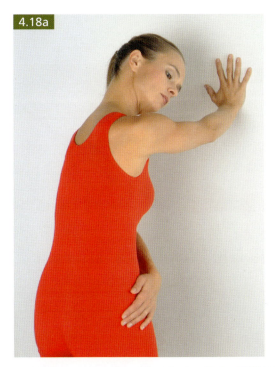 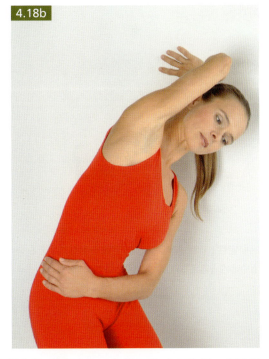

<可動性トレーニング> 腕のゲート：後方の関節包を集中的に伸張する。a) 腕のゲートの始まり。肩を広げ、ドラゴンの張力をきかせて支える。b) 腕のゲートの終わり。腕をくぐり、肋骨の前方回転を補助する。骨盤と頭部の直立、腹部の張力に気をつける。

安定性トレーニング──肩関節を軸にすえる：力と軽さの統合

目的： 上腕骨頭がずれている場合と中心に来ている場合の負荷の違いを感じとる。

スタート： 側臥位。左を下にして、両脚を軽く曲げておく。右腕を胸の高さで床につけ、手は頭部のほうへ向ける。頭部は左腕の上に無理なく横たえる。

アクション： 上体を横に持ち上げる。胸郭と頭部をともに動かす。2つの異なる方法を試す。

- 中心を外れて狭いままの肩で上体を支える。支持側の右肩をやや前上方へ引き、意図的に上腕骨頭を突き出させる。そのまま少し身体を床から持ち上げる。骨頭がさらに中心から外れ、肩甲骨とともに前上方へ動くのを観察する。関節を包む回旋筋は活動せず、肩にはほとんど力がない。
- 身体を持ち上げる前に、支持側の肩を広げる。上腕骨頭を意識的に後下方へ持っていく。関節が筋肉で包まれるのを感じとる。肩関節が安定する感覚がある。支持腕の肘を車のワイパーのように動かしてみよう。頭部のほうへ運ぶと肩関節で内旋が起こり、足のほうへ下げると上腕が外旋する。このとき、関節がつねに筋肉で包まれる状態を維持する。もっとも関節が中心をとらえる位置を見つけ、身体を持ち上げる。上側のウエスト部と体側を長くする。最初の方法と比べてどのくらい力が増すだろうか？

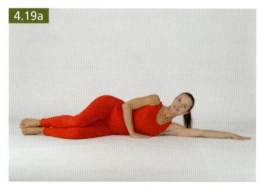 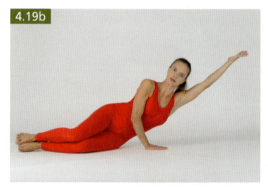

＜安定性トレーニング＞　肩関節を中心にすえる：力と軽さの統合。a) 仰臥位で始める。b) 肩関節がもっとも中心をとらえる位置で身体を持ち上げる。

トレーニングの目的：肩関節を軸にすえる── 軽やかな中心

動的トレーニング──
肩関節の動態：ねじったサイドプランクで負荷をかける

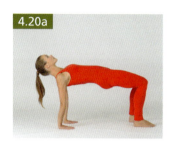
4.20a

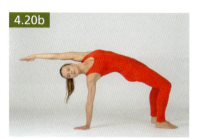
4.20b

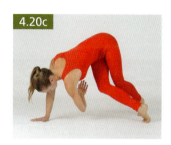
4.20c

<動的トレーニング＞　肩関節の動態：ねじったサイドプランクで負荷をかける。a) 開始肢位。「半分のテーブルのポーズ」で、支持側の肩関節の前方に強く張力をきかせる。b) ねじったサイドプランクで脊柱を後屈し、上腕骨頭を後方へ押しやって後方の関節包を伸張する。c) 脚を交差してねじりのない支持位になる。

目的：肩関節を軸にして身体を回転しながら、上腕骨頭をつねに中心に置く。このとき、後方の関節包・筋肉の構造が動的に働き、伸張する。

スタート：両手を後ろにつき、指を前方へ向ける。肘を曲げて、両足を床につける。体幹を持ち上げて、腹部と胸部をまっすぐ天井へ向ける。骨盤は胸部から膝のラインに収め、半分のテーブルのポーズをとる。

アクション：
- 左手を床から離し、弧を描くように腕を上体の前方へ回して、頭上へ長く伸ばす。その際、右手の指は後方へ回してやる。支持側の肩関節で、前方の構造に強い張力が感じられ、これが上腕骨頭を中心に保つ。
- この支持位から、胸郭を床の方向、支持腕のほうへ回す。左腕は支持腕の下に通す。踵は床から浮かす。脚は趾球で支えて回しながら胸郭といっしょに動かす。支持側の肩関節はほぼ直角になり、後方の関節包・筋肉の覆いが伸張する。上腕骨頭を後方へ押しやって、伸張位に持ってくる。
- この体勢から再び回転して開始肢位に戻る。反対側も行う。

日常トレーニング──テーブルマナー：行儀わるく肘をつく

目的：肩を広げて肩関節を中心に持ってくる。

スタート：デスクかテーブルの前にまっすぐ座る。

アクション：
前腕か肘を軽くテーブルに押しあてる。この圧力を利用して、意識的に肩を広げ、上腕骨頭を後下方で中心にすえ、前方の胸骨を持ち上げる。

269

4 支持位：負荷に強い肩

トレーニングの目的：
強い腕——らせん原理とアーチ原理

コーディネーション

上肢支持：肘のらせん原理と手のアーチ原理

重要ポイント

- 安定してロックした支持腕では、脚と同じようにねじれが生じている。上腕が外旋し、前腕が内旋する
- 腕軸がまっすぐ。押し込んだX腕にはならない
- 手関節がまっすぐ。中指が前腕の延長線上にある

- 手のアーチが活性化している
- 主な荷重は安定した小指側にかかり、それに対して母指球が平たい曲線を張り、示指や母指側も安定して地に根を下ろすようになる
- ここでもドラゴンの張力（p.258）を働かせて維持する

医学的な姿勢分析：下を向く犬のポーズ

犬のポーズは、背部をまっすぐにした前屈と支持位を組み合わせたものである。猫のポーズと比べて難易度が高く、股関節を曲げる角度は同じでも、腰椎を丸めずに膝を伸展しなければならない。背部は長くまっすぐにしておき、能動的に縦軸張力を働かせる。こうすることで後方の大腿筋が強力に伸張する。多くのひとは最初からこのポーズはできない。そのため、まずは膝を曲げたままトレーニングしてかまわない。腓腹も伸張するので、膝を伸展した場合には踵が床に沈む。慣れないうちは踵を浮かせておく。

最初に「猫」から「犬」に展開する

- オールフォーポジションの猫のポーズで始め（p.245）、縦軸と横軸の張力をきかせる。腕と手に意識を集中する。両手は固定ポイントとして床についているので、中指を前腕の延長線上にすえて正面に向ける。これにより手関節の中心に負荷がかかる。次に前肘部のしわを前方へ回す。押し出すのでなく、回すこと。これで腕軸がまっすぐになる。前肘部を前方へ回すと、上腕は外旋し、反対に前腕は内旋する（回内）。腕の骨格は負荷に対して最大の安定性を得る。
- 上腕が外旋することで、肩関節の前方に張力が生じて安定するのが感じられる。外旋とともに上腕骨頭を後方へねじり、天井、そして関節窩のほうへ向かわせる。腕は伸展して長くする。
- 安定した手の外端（小指側）は、足の外側と同様に荷重を多く受ける。このとき、自動的に手のアーチが少し浮き上がる。母指側はそれに対して広く平たい対立曲線を張って、床に落ち着く。母指球も荷重を受けるが、少なめである。母指球と小指球が主に負荷を受けるゾーンとなり、真ん中には少しの隙間ができる。手掌にはいくらか

トレーニングの目的：強い腕―らせん原理とアーチ原理

<コーディネーション｜支持位の腕｜下を向く犬のポーズ（アド・ムカ・シュヴァーナーサナ）＞　重要ポイント：安定してロックした腕では、上腕は外旋し、前腕は最大に内旋している。尺骨と橈骨が交差すると、X腕が最小限に抑えられ、前腕の負荷安定性が最大化する。平たく張ったアーチのおかげで、手にかかる力が最適に分散される。腕-手の軸が折れ曲がっていない状態では、前肘部がいくらか前方へ回っており、中指が正面に向かい、手のアーチが適切に扱われている。

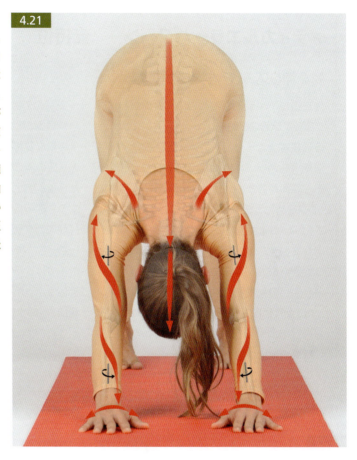

4.21

空気の入る余地が残り、指のつけ根の関節（中手指節関節）は活性化して平たい支持曲線を作る。ここの関節はどれも地と接触する。この曲線から、指は立派な触角のように長く垂れる。

さらに「下を向く犬のポーズ」に展開する
- 足趾を床につける。支持機能を腕と手に移して、骨盤を高く上げると、膝が床から浮く。背部は長いまま。できる範囲で膝を伸展し、骨盤を宙にかかげる。次に骨盤を過前彎の方向へ動かす。坐骨結節と尾骨を能動的に引き上げ、足から遠ざける。胸郭は広げた肩の間に沈める。頭部は胸椎の延長線上で、左右の上腕の真ん中に持ってくる。肩関節は伸展しており、腋窩が開いている。
- 手のアーチと腕のらせんは変化させない。猫のポーズと異なり、肩関節は頭上で長く伸展している。上腕の外旋、両手の小指側・母指側の接地にとくに気を配る。伸ばした前肘部を猫のポーズのようにできるだけ前方へ向ける。こうして意識的に上腕を外旋すると、上肢帯にもよい効果がある。肩甲骨の外らせんが強まり、背部が広がって平たくなる。

4 　支持位：負荷に強い肩

メディカルエラーパターン――支持位

肘を押し込み、手を押しつぶす

　支持位で手関節が痛むのは、負荷がおかしくなっていることが原因である。中指は前腕の延長線上から外れている。たいてい手が小指側へ曲がり、母指側に荷重がかかりすぎている。負荷がおかしいと、骨、関節、腱、靭帯にストレスを与え、場合によっては神経まで痛める。こうした負荷は上方にも伝わり、腕らせんの方向が変わって、肘が強く押される。肘が過伸展して押し込まれ、さらにX腕に折れ曲がると、膝のときと同様、関節には相当のダメージとなる。とくに女性にはX腕傾向があり、生まれつき腕の伸展で肘がゆるやかなXの形になる。これに靭帯の弛緩が加わることも多い。

　支持位では、手のアーチ構造が負荷を受ける。負荷の種類や強度によって、手のアーチはその形を変える。これにはボールのような丸さから皿のような平たさまである。負荷のかかった手は、弾力をきかせるためにアーチを必要とする。皿のように平たくなった手でも、深層では筋肉が伸張しながら働き、アーチを保とうとしている。押しつぶれた手やアーチが逆になった手では、負荷を受けたときに用をなさない。押しつぶれた手では、外反扁平足の場合と同様に、筋肉や靭帯の過負荷、手関節痛、鷲手が引き起こされる。

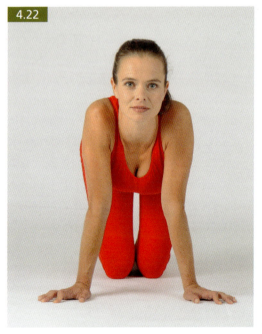

4.22

エラーパターン：X腕。肘が押し込まれ、手が押しつぶれて小指側に曲がり、鷲手になっている。

トレーニングの目的：強い腕――らせん原理とアーチ原理

メディカルテスト

どのくらい筋力を使わずに、支持腕に正しい負荷がかけられるか？

オールフォーポジションの猫のポーズをとる。背部にドラゴンの張力をきかせる。両手は肩幅に開いて床につけ、中指を正確に前腕の延長線上にすえ、肘はまだ軽く曲げておく。回転と伸展を組み合わせた以下の動きを試す。肘をゆっくり伸展しながら、前肘部を前方へ回す。これで肘の関節がロックする。前肘部のしわを観察する。しわは前方へ向いているといえるか？　肩関節が十分に外旋しているか？　肘を伸ばして関節をロックするには、肩関節の外旋が欠かせない。以上がクリアできている場合、荷重が軸にそって骨に流れるのを感じるか？　身体を支えるのに、筋力があまり必要ないのがわかるか？　力まずに何分かこの姿勢を維持できるか？

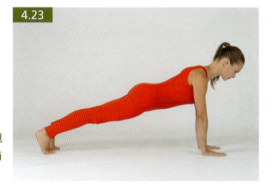

4.23

メディカルテスト：どのくらい筋力を使わずに、支持腕に正しい負荷がかけられるか？　上腕を外旋して関節をロックする。

詳しい解剖学：骨、関節、靱帯

肘の伸展：ロックして安定する

　伸展した支持腕はもっとも安定する。そのため、体操競技やヨーガ、空手の打拳に使われる。とくに支持位をしばらく静的に維持しようとするとき、腕の伸展は欠かせない。肘関節がロックしていれば、荷重は軸にそって「骨に直接」流れる。筋力はそれほど必要なく、支持位もそれほどつらくならない。

　伸展した支持腕は、脚と同じように協調する。脚と同様、腕もねじれて長くなり、上腕が外旋、前腕が内旋する。手は地に向いている。ねじれとともに長さが加わる。手と上腕骨頭の両極はそれぞれの方向を目指し、手はしっかり大地を押し、骨頭は関節窩のほうへねじれながら肩を広げる。曲がりくねって長くなるおかげで、肘が押し込まれにくくなり、筋肉が肩関節を包んで中心にすえやすくなる。

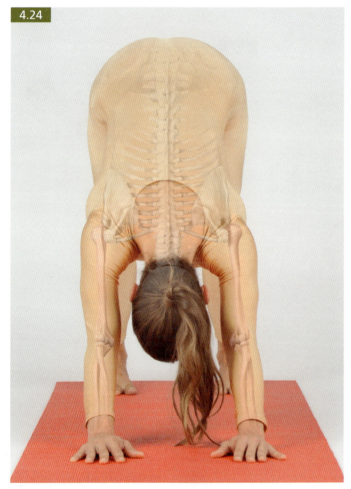

4.24

<骨>　支持腕をロックしてもっとも負荷に強くする。上腕が外旋した状態で手を正面に向けると、尺骨と橈骨の近位が回内する。これによって肘の生理的外反が適切に調整され、尺骨と橈骨が交差し、肩関節が靱帯で安定する。このとき橈尺の車軸関節では、遠位で凸面が回り、近位で凹面が回っている。

トレーニングの目的：強い腕―らせん原理とアーチ原理

上腕を外旋、前腕を内旋するらせん伸展は、支持腕がもっとも安定する姿勢である。これには2つ理由がある。生理的なX腕がまっすぐになるため、そして、骨が交差することで並列のときより安定性が増すためである。らせん伸展の仕組みを以下に詳述する。

オープンチェーン：腕を伸展して前方へ回し、手掌を上方へ向けてみる。肘はX腕位になり、手関節よりも内側に来る。これはふつうのことで、10-15°の生理的なX腕位になる。膝関節の生理的X脚と同じである。今度は手を回転して、手掌を下方へ向ける。Xの形が消え、腕はまっすぐになる。同時に、小指側の尺骨を中心にして母指側の橈骨が内側へ回り、骨が交差するのが観察できる。腕軸がまっすぐになる動き、そして尺骨と橈骨の交差する動きは同時に進行する。

クローズドチェーン：支持位でも同じことが起きる。ただし、下からではなく、上からである。支持位では、前腕の縦軸を中心に手が回るのではなく、肘が回旋する。前肘部が前方へ向き、手は床についたままである。その際、上腕が外旋し、尺骨が橈骨を中心に回ることで、やはり2つの骨が交差し、X腕の折れ曲がりが矯正される。交差した骨は互いを安定させる。四つ足動物の中には、軸がずれないよう前腕骨が交差したままのものもいる。

犬のポーズでは、支持腕の伸展らせん、尺骨と橈骨の交差、折れ曲がりのない肘関節、手のアーチが一体になっている。対して、バネをきかせて安定させるには、まず肘関節のロックを外す必要がある。回転方向は逆転する。支持手を固定ポイントとする場合は、上腕が内旋する。

肘の屈曲：ロックを外してしなやかに

屈曲した支持腕は、伸展した支持腕よりも弾力と対応力がある。ロックがかかっていないので、安定するにはもちろん筋力が必要になる。たとえば柔道の受身の練習では、腕を軽く曲げて身体を支える。また、急に転倒してしまったときなどは、腕を曲げてバネをきかせて身体を受け止める。曲げた肘はつねにロックが外れているので、腕の伸筋はすべらかにブレーキの役割を果たせる。足の着地のときに膝関節を曲げるのと同じである。

屈曲した支持腕（プッシュアップやエルボースタンドなど）は、ヨーガでは主に、伸展時の腕の回転方向を変えないようにして使う。肘が体幹のそばにあれば、上腕はある程度外旋を保つ。これによって、板のポーズ（チャトゥランガ・ダンダーサナ）などの屈曲位でもまっすぐな腕軸が維持される。肘を広げた支持位では、上腕が自動的に内旋のほうへ向かう。上腕の回転方向が変わることで、全体の負荷パターンも変化する。肘を体幹に近づけた正統なプッシュアップでは、一番に腕の伸筋が活動する。肘を広げた場合は、筋肉の負荷は上腕三頭筋から大胸筋に移行する。

275

手関節：手のアーチで負荷に強い

　足のらせん原理に相当するものが、手の丸いアーチである。手はドーム型天井のような形をしており、このおかげでボールやリンゴをつかむことができる。手のアーチは球のような丸さから皿のような平たさまで無段階に形を変える。機能的に使うには、母指と小指側が対立していなければならない。これは支持位でも同じで、たとえ平たい手のほうが接触面が大きくてよさそうに見えても手のアーチは非常に大事である。扁平足と同じで見た目にだまされてはいけない。

　手関節と支持負荷：手全体のアーチは、手掌側の複雑な筋肉・靭帯構造によって動的に安定される。靭帯がぴんと張ることで、手関節は軸からずれなくなる。とくに伸展時には一層効果を発揮する。手関節の「伸展」とは、手背が前腕のほうへ押された状態である。手背と前腕がほぼ直角の支持位では、まさに手関節が伸展している。ちょっと試してみてほしい。手関節を最大に伸展しながら、手を母指側か小指側に横に曲げてみる。どのくらい伸展するだろうか？　手背と前腕の角度はどのくらいか？　手関節の片側に圧縮や圧迫を感じるか？　もう一度、手関節を最大伸展する。ただし今回は軸を横にずらさない。中指は前腕の延長線上に正確に保つ。今度はどのくらい伸展するか？　角度は直角になるか？　ハンドスタンドなどの支持位では、手関節を直角にする必要がある。

　手のアーチは手根から始まる。繊細な手根骨自体は平たいアーチを作る。この部分はいくつもの小さくて丸い骨でできている。外側の骨が下方へ丸まり、ゆるやかな弧を描いている。母指球と小指球の間には手根管と呼ばれるトンネルがある。この手根管が、前腕から手根のむき出しの移行部で、傷つきやすい腱と神経を守るスペースになっている。支持負荷がかかるとまず手根骨がかみ合って固定する。足の楔状骨と似た機能である。これで手根の負荷安定性がはるかに向上する。そして負荷を受けることで安定したアーチが作られる。支持位で指を広げ、手掌を床に押しつけてしまうと、役に立つよりも害になることが多い。第1中手骨と第5中手骨の対立がない手は、開張足ならぬ「開張手」に変異する。

トレーニングの目的：強い腕—らせん原理とアーチ原理

詳しい解剖学：筋肉

手内筋：手の刺激センター

　手の刺激センターは手掌のくぼみにある。ここは把持運動でアーチの形になる。手を平らにして見てみよう。母指と小指側を広げて、それから丸める。母指球と小指球が厚くなり、手関節の上方にU字状のくぼみができ、中央がとくに深くなるのがはっきりわかる。厚い母指球と小指球は、広がり、対立する力の表れである。手の中央には多くの小さな筋肉があり、アーチを縦方向と横方向に安定させている。こうした筋肉が協働して、手は物をつかんだり身体を支えたりすることができる。

　手のアーチは、小指と母指の中手骨を左右対称に丸め込むことで生まれる。またこれによって、広くバランスのよい対立曲線も生じる。手をアヒルの足のようただ広げてはいけない。それでは支持位で手を押しつぶして接地することになってしまう。地面をはさむように丸め込むのである。小指側は丸まってしっかり地にくい込み、安定した面として荷重の多くを引き受ける。踵の外側と同じである。母指側は対立曲線で応えてアーチを完成させる。

　小指側は主に安定極、母指側は可動極である。この役割分担は手の機能範囲によく表れている。たとえば空手チョップは小指側で行い、母指側は使わない。反対に、物をつかむ動きは母指の対立が主となって行われる。この母指の対立は、人間特有の性質である。猿の場合、手は平たく、手根骨は平面状に並んでいる。母指はほかの指に向かって対立するというよりもむしろ横に並んでついている。猿の手でも問題なく物はつかめるが、人間の手ほど精細に動かない。

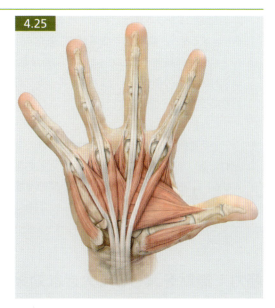

4.25

＜筋肉＞　手のアーチ：母指と小指の対立は、人間の手の特徴である。以下の筋肉によって対立は行われる。
1）対立筋。2）母指と小指の内転筋、外転筋の連係（外転＝対立曲線を広げる、内転＝母指と小指の中手骨頭を内側へ丸める）。3）骨間筋と虫様筋。可動性・弾性のある縦軸補強部。手を皿のように平たくしたり、球のように丸くしたりする。

メディカルアドバイス

手と肩の刺激センターは協働する！

　能動的にアーチを作って手が大地を「つかもう」とするとき、肩関節では何が起こるだろうか？　自分の身体で試してみればよくわかる。肩関節も筋肉の覆いに「包まれる」のが感じられるだろう。

　アーチを作って包む形になった支持手は、つぶれて張りがなくなり、荷重を受けて苦しむ手よりも、肩関節の筋肉に刺激を与え、関節が筋肉でしっかり包まれる。手の刺激センターが活性化した瞬間、肩関節の刺激センターも目を覚ます。これは三角筋の前部で顕著で、上腕を内側と外側のどちらに回していても関係ない。2つの刺激センターは神経でつながっている。新生児の原始反射のいくつかでは、この関係がはっきり現れる。たとえば把握反射が起こると、自動的に肩が筋肉で安定する。

筋力：無駄を減らして大きな効果

　伸筋連結の筋肉：上腕の後面にある三頭筋は、前面の二頭筋ほどではないが、ある程度知られた筋肉である。上腕三頭筋は加齢とともにぷるぷると垂れてくるので、女性の悩みになっていることが多い。この筋肉は支持動作で強化され、ぴんと張る。肘では腕を伸展し、肩関節では上腕を外旋させる。肘を広げずに支持腕を屈曲した姿勢（ヨーガのプッシュアップであるチャトゥランガ・ダンダーサナ）では、非常に多くの力が必要で、ほぼ三頭筋だけで体重を支える。肘を広げた場合（体操のプッシュアップ）では、大胸筋もかなり働くため、こちらのほうが簡単である。

　前腕の伸筋では、尺側手根伸筋が大きな働きをする。この筋肉は肘の伸展をアシストし、手関節を伸展させ、小指の中手骨を側方に安定させる。これによって母指外転筋とともに手のアーチを作る手伝いをする。もし手を押し広げて支持位をとると、尺側手根伸筋は活動しない。しかし、腕を能動的にねじって手のアーチを作れば、上腕骨の外側上顆と、小指側の手背、手根のすぐそばにこの筋を感じることができる。

広背筋：背筋を広げて支持力を最適化する

　手や腕を床につくと、いわゆるクローズドチェーン（固定ポイントが近位の体幹でなく、遠位の手）になることで典型的な筋機能が逆転する。動くのは自由に揺れる腕ではなく、体幹である。大胸筋と広背筋は、その名前どおり、支持位で大きな役割を果たしている。胸郭を伸展し、直立させる手伝いをするのである。この2つの大きな筋肉は、一方が胸部で、もう一方が背部で、体幹と上腕を結びつける。そしてそれぞれが前腋窩ヒダ、後腋窩ヒダを作る。どちらの筋も上肢帯と部分的に接しており、大胸筋は鎖骨、広背筋は肩甲骨に接触している。

　大胸筋は、腕を固定した支持位、とくに犬のポーズのような頭上に腕を伸ばす姿勢で、力強く肋骨を挙上する。肘を広げたプッシュアップ、またサイドプランクでは、肋骨を外側へ引いて広げる。こうして大胸筋は胸郭を直立し、広げるのを助ける。

　広背筋は支持位でアクティブにもパッシブにも働く。上腕骨頭を関節窩へ引いて中心にすえ、腕が上がっているときは肩甲骨を骨盤のほうへ引き、胸椎の伸展を助け、背部の縦軸張力が安定するのを補助する。広背筋は腕と骨盤を結び、その名のとおり下方まで広く走行している。

　肋骨挙上と伸展の作用はいつも自動的に働くわけではない。肩甲骨が内らせんになり、肋骨が狭まって可動域が制限され、胸椎が円背に固定していると、体幹と腕をつなぐ2つの大きな筋肉だけでは問題を解決できない。それどころか、胸部‐背部‐肩の領域に可動性がある程度なければ、反対の作用をもたらすことがある。たとえば犬のポーズでは、伸ばした腕の間に胸郭を沈める必要がある。もし「パッド状の肩」が突き出て完全に伸展できず、胸郭の前方に腕が来ていると、両筋肉は肩を広げずにさらに狭め、円背がかえって強まる。

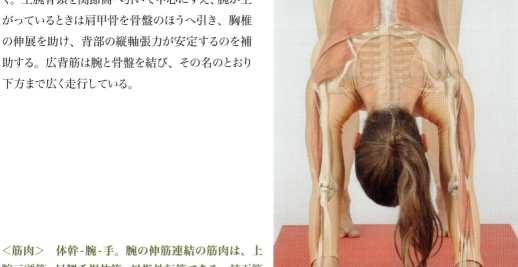

4.26

<筋肉> 体幹‐腕‐手。腕の伸筋連結の筋肉は、上腕三頭筋、尺側手根伸筋、母指外転筋である。棘下筋は上腕の外旋を補助し、広背筋は体幹と腕の力の移行を確かにする。

トレーニング：上肢支持──腕のらせん、手のアーチ

感知トレーニング──前足の手：活動中の手のアーチ

目的： 手のアーチを能動的に作る。

スタート： 正座、または別の座位。片手を床に置き、少しだけ荷重をかける。

アクション：

- 最初は手を押しあてて平たくする。このとき指がかぎ爪のように曲がるのを観察する。開張足と同様に、伸筋の腱が手背に浮き出る。今度は指の力を抜き、母指球と小指球を丸め込んで床を押す。指のつけ根の関節（中手指節関節）はアーチ状に丸まる。指先は床に吸いつく。手掌のくぼみの力が感じられる。肩関節の変化を観察する。動物の前足のような丸まった手では、肩関節を覆う筋肉が自動的に活性化する。手の刺激は上方にまで届く。つぶれた手では、肩関節が中心に来るための刺激がそれほど得られない。

- 次に、両手と両膝をついて身体を起こす。小さな子どものように四つん這いになって進む。その際、腕は少し曲げておく。手はアーチを作り、猫の前足のように音を立てずに這う。手を平らにして床にあて、比べてみる。違いを感じる。

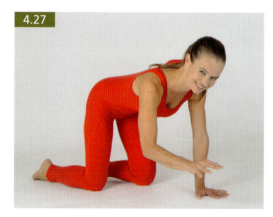

4.27

＜感知トレーニング＞　前足の手。活動中の手のアーチ。

可動性トレーニング──肘のゲーム：回旋し、ロックし、ロックを外す

目的：伸展らせんを作って長くする。肘を水平に押し込まず、垂直に長くする。

スタート：オールフォーポジション。膝を股関節の下に、手を肩関節の下に、中指を前腕の延長線上に持ってくる。

アクション：肘を使って実験する。腕を曲げて肘を回す。肘を広げると上腕が内旋し、体幹に近づけると上腕が外旋する。回旋で手の荷重の分散はどう変わるか？

今度は腕を伸展して上腕を外旋させる。上腕はどこまで外側へ回せるか？　母指球は浮き上がりそうになるか、それとも手はしっかり根を張ったままか？　伸展らせんの可動性を高めるには、片手を床から離し、支持側の前腕を肘のすぐ下方でつかみ、外側へねじり上げて長さを出す。

応用：下を向く犬のポーズで同じトレーニングを行う。このポーズで肘を回して遊んでみる。その後、伸展らせんを整える。肩関節のまわりに強い張力が働くのを感じるか？　関節包と靭帯はもっとも強く張っている。上腕の外旋は肩甲骨に伝わり、肩甲骨も外側へ回る。上腕と肩甲骨が外旋することで、背部が平たく広がりやすくなる。

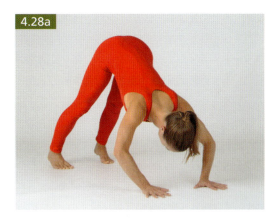

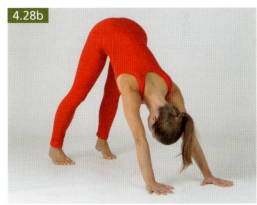

＜可動性トレーニング＞　肘のゲーム。回旋し、ロックし、ロックを外す。a) 肘のロックが外れている。b) 肘のロックがかかっている。

4　支持位：負荷に強い肩

安定性トレーニング——三頭筋のパワー：プッシュアップの下準備

目的：らせん伸展の回転方向とパワーを鍛える。

スタート：オールフォーポジション。膝を股関節の幅に、手を肩幅に開き、中指と前肘部を前方へ向ける。脊柱をまっすぐにし、項部を背部の延長線上にすえる。

アクション：ゆっくりと「膝つきプッシュアップ」を行う。肘は身体のそばで曲げて、横に広げない。これによって上腕は外旋を保つ。肩は横柱のように広げたままで、脊柱は長く伸びている。

その後、腕を再び伸展する。このときも前肘部は前方へ回しておく。

応用：

- オールフォーポジションで前腕を床につける。このポーズから骨盤を上げ、脚を伸展すると、「半分の犬のポーズ」になる。骨盤-体幹と上腕が長いラインを作り、両肘が離れたり両手が寄ったりしない。前肘部はつねに前方を向いている。ここから完全な犬のポーズになる。
- オールフォーポジションで前腕を床につけ、両手を組み合わせる。片脚を後方へ長く伸ばし、足趾を床につける。次にもう片方の脚も伸ばす。前腕支持の「板のポーズ」になる。再び猫のポーズに戻って、また板のポーズとくりかえす。
- 猫のポーズで片腕を前方の空中へ伸ばす。伸ばした手はだらりと垂らしたり、あるいは何かを押しやるように前方へ向けてつっぱったりする。体幹の張力への異なる影響を観察する。

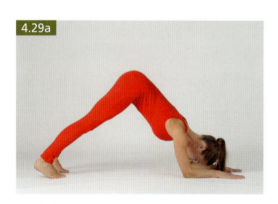 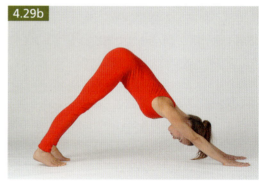

＜安定性トレーニング＞　三頭筋のパワー。応用1：半分の犬のポーズから完全な犬のポーズをくりかえす。a) 半分の犬のポーズ。b) 完全な犬のポーズ。

動的トレーニング——猫の肩：支持位で重心を変える

目的：負荷をかけた状態で肩関節と手関節を可動化する。

スタート：オールフォーポジション（猫のポーズ）。

アクション：這い這いを覚える前の小さな子どものように身体を前後に揺り動かす。肩はつねに広げておく。

- 骨盤を踵のほうへ動かすときに、肘を軽く曲げて上腕を内旋する。身体が後ろへ行くと手が負荷から解放され、手のアーチが強まる。
- 骨盤を前方へ動かすときは、肘を伸展し、上腕を外旋して、前肘部のしわを前方へ向ける。身体が前方へ行くと手の負荷が強まる。注意：手のアーチはゆるやかにするだけで、押しつぶさない。

応用：

- 上を向く犬のポーズ（ウールドヴァ・ムカ・シュヴァーナーサナ）：身体が前方へ行くときに骨盤を床のほうへ低く沈め、上腕の間で胸骨を突き出す。脚を完全に伸ばす。膝は床から離し、手と足背で体重のバランスをとって、身体を床から浮かせる。
- 開脚立位（プラサーリタ・パードゥッターナーサナI）：指先だけを床につける。母指は対立させ、中指を前方へ向ける。中手指節関節は曲げておき、力強い支持曲線を作る。指は長く。母指と四指の位置は変えずに床をしっかり押す。手のくぼみの筋肉が明らかに活動する。ここでも荷重を前後に移動する。

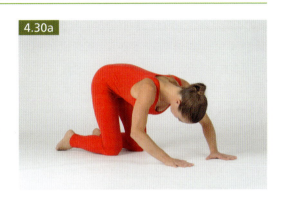

4.30a

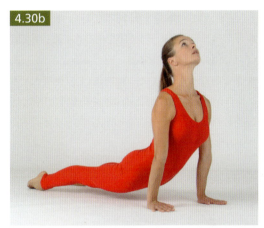

4.30b

＜動的トレーニング＞　猫の肩：支持位で重心を変える。a）上腕を内旋したオールフォーポジションから、b）上腕を外旋した上を向く犬のポーズへ。どちらのポーズでも、手のアーチの筋肉が活性化して丸みのある支持手を作ることができる。

4　支持位：負荷に強い肩

日常トレーニング——手すりを見つけたら：つかんで身体を支える

目的：手が物をつかむと、肩関節が筋肉で包まれる動きをトレーニングする。手から上腕骨頭を長くすることを意識する。

スタート：立位または座位。

アクション：支持腕を使う状況は日常ではあまりない。そのため、もしどこかでしばらく立っていることがあれば、身体を支えられるところを探す。椅子の背、テーブル、壁、戸棚、手すり、何でもよい。

- 手のアーチを張り、肩関節を中心にすえ、肩を広げて体幹を安定させる。
- 手を前方へ持っていく。腕を長くし、伸展らせんをきかせ、肩を後方に残す。その状態で壁に手をあてたり、手すりなどをつかんだり、身体を支えたりする。

応用：腕を伸ばすと、生理的に腕は宙に持ち上がる。頭上に上げても横に向けても同じである。これによって胸郭と肩が広がり、活気づいてすっきりする。

アーサナ＆ヨーガの流れ

支持位のセットトレーニング：力強い動き

図4.31-4.34で示すポーズは、ひとつのシークエンスにまとめることができる（太陽礼拝──スーリヤ・ナマスカーラ）。各ポーズでは肩関節の異なるアライメントが用いられ、腕と体幹の角度が違う。そのため、肩関節は体幹から可動化される。固定した支持腕を中心に胸郭と肩甲骨がそれぞれ回転する。広い胸郭の上につねに肩が広がり、調和する。

ヨーガの流れ── 下を向く犬のポーズ：アド・ムカ・シュヴァーナーサナ

目的：円背を矯正し、腰筋を強化し、腰椎の負荷を減らす。胸郭を広げ、脚の後面を伸張する。肩甲骨がしっかり根を下ろす。肩の筋肉の凝りに効く。項筋をゆるめる。

スタート：猫のポーズ。

アクション：

- 足趾を床につけ、重心を後ろに持ってきて、膝を持ち上げる。手を支えにして骨盤を後上方へ斜めに押しやる。
- 踵は宙に浮き、膝は曲がったまま、下腹部を大腿前面のほうへ動かして骨盤を回す。
- 腰筋を緊張させ、脊柱過前彎の方向へ骨盤を回す。
- 胸郭を上腕の間に沈める。肩は広がりを保ち、肩甲骨の間で弱まらせない。上腕を力強く外旋させる。
- 項部は長く、耳の位置は上腕の横。肩は耳のほうへ上げず、低くしておく。頭部は胸椎の延長線上にすえる。
- アーチを保った手から床に力をかけて、骨盤を押し上げる。同時に、骨盤を能動的に引いて手から遠ざける。
- 尾骨を天井へ向ける。脊柱過前彎にして下腹部を大腿に近づけるイメージ。坐骨結節の間隔が広がる。
- 下背部を丸めずに膝が伸展できるか試してみる。注意：腰椎が後彎しないこと！　X脚位にならないこと！　脚の伸展よりまっすぐな背部が優先である。
- 下背部を丸めずに踵を下ろせるか試してみる。腰椎が後彎しないこと！　踵の接地よりまっすぐな背部が優先である。

アシスト：他者による骨盤のアシスト。パートナーが後ろに立ち、骨盤を斜めに後上方へ引く。または坐骨結節を押し、実施者が押し返して背部を伸展する。あるいは背部が伸展しやすいように、パートナーが仙骨をしっかり後上方へ押し動かす。腰椎

285

4 　支持位：負荷に強い肩

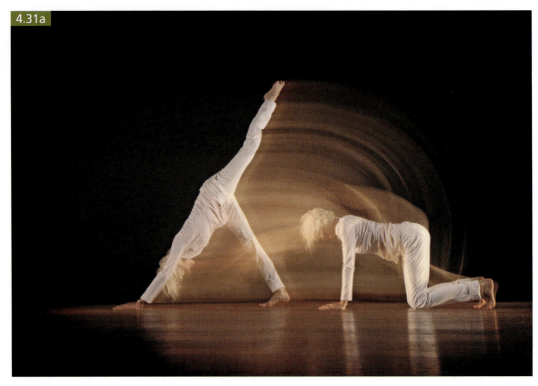

4.31a

下を向く犬のポーズ：アド・ムカ・シュヴァーナーサナ。 下を向く犬のポーズから、深い英雄のポーズになり、脚のポジションを変えて犬のポーズに戻る。腕の支持力と結びつけながら、股関節を屈曲・伸展する。

がまっすぐ伸びる。

　他者による上体のアシスト。パートナーが頭部のほうに立ち、肩甲骨を背部へ向けて回して広げる。または肩の横に立ち、上腕をつかんでしっかり外旋の方向へ回す。頭上に伸ばした腕では、三頭筋ごと上腕を外旋させる。

応用：
- 片脚を床から離し、股関節を伸展させて後上方へ長く引く。脚と背部で長いラインを作る。
- この脚を前方へ大きくスイングして、足を前に下ろす（深い英雄のポーズ）。足は両手の間か、手の外側に持ってくる。脚を上げて下ろす動きを何度も大きくくりかえす。
- 空中に上げた脚を曲げて、同側の骨盤を外側へ回す。このとき、膝は足よりも高い位置に来る。おしっこをする犬のようなポーズ。両手はしっかり床につけておく。胸郭が回旋するのが感じられる。
- ふつうの犬のポーズに戻る。ゆるやかに胸郭を左右に回転させる。腋の下から向こう側をのぞくような動き。肘は交互に曲げる。
- 半分の犬のポーズをとる。手ではなく、前腕を床につける。
- 犬のポーズがまだ難しい場合：両手を胸の高さに上げて壁にあてる。腕は伸展らせんをきかせて伸ばしておく。背部をまっすぐに伸ばしたまま、股関節から体幹を屈曲していき、身体を直角に曲げる。

アーサナ＆ヨーガの流れ

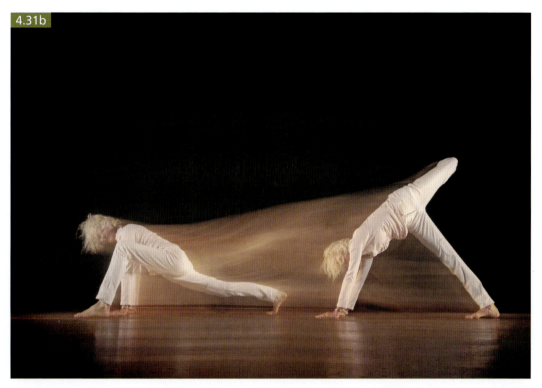

4.31b

オールフォーポジションから、下を向く犬のポーズへ。片脚を後上方へ引いて股関節を伸展する。応用：上げた脚を曲げて外側へ回す。前方へ振り下ろして、深い英雄のポーズへ。

ヨーガの流れ──板のポーズ：チャトゥランガ・ダンダーサナ

目的：肩甲骨固定筋を含め、体幹の支持筋すべてを強化する。

重心に対してもっとも強いのは、ドラゴンの張力である。身体のどこも垂れ下がらずに、板のようにまっすぐになる。

スタート：下を向く犬のポーズ。骨盤を脊柱過前彎の方向へ回して、背部をまっすぐにしておく。腰椎が後彎しないこと。骨盤底は広がっている。

アクション：
- 体重（重心）を前方の手のほうに移し、骨盤を下げて股関節を伸展する。
- ここからは過前彎の姿勢にならないこと！ 恥骨と寛骨を臍のほうへ引き、骨盤底を収縮させて、骨盤下口を閉じる。これは、骨盤を安定して直立させ、股関節を伸展する基本である。
- 身体を前方へ持っていきながら、固定した上腕骨頭の上方で肩甲骨を回す。頭を下にした支持位から正面支持位になる。
- このとき、肩は広くて強い横柱になる。

- 足と手の場所は変えず、背部はつねにまっすぐのままで、股関節と肩関節だけを回転させる。
- 体幹張力が均等に高まる。

アシスト：

自分で行う場合。壁の前でトレーニングし、踵を強く壁に押しつける。

他者によるアシスト。パートナーが指を頭頂点にあて、実施者が押し返す。パートナーが腋窩下方の体側に手を置き、実施者が肩を広げて押し返す。

応用：
- 膝をついて、大腿、体幹、頭部だけで板のポーズを作る。荷重が減り、ポーズがとりやすくなる。
- プッシュアップ：腕を曲げて、また伸ばす。全身は「板」のまま。肘を体幹に寄せる。
- 膝を広げたプッシュアップ：大胸筋も働くので行いやすい。
- 手ではなく、前腕を床につけた板のポーズ。
- 前腕支持で重心を前後に移動する。さらにそのまま犬のポーズになり、また板のポーズに戻る。

アーサナ＆ヨーガの流れ

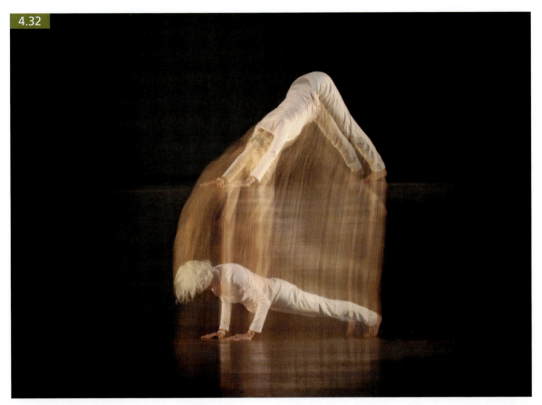

4.32

ヨーガの流れ：板のポーズ。チャトゥランガ・ダンダーサナ。犬のポーズと板のポーズを交互に行う。上腕三頭筋を鍛えるには腕を体幹のそばに寄せる。

4　支持位：負荷に強い肩

ヨーガの流れ——
上を向く犬のポーズ：ウールドヴァ・ムカ・シュヴァーナーサナ

目的：後屈。脊柱を可動化し、均等に過伸展する。平背、中程度の円背に効く。腹筋を伸張して強化し、骨盤底と殿部を鍛える。腰部を折り曲げたり圧縮したりせずに安定して長くするには、骨盤-腹部の力がもっとも大事である。前方の胸骨と上部肋骨のあたりを強く持ち上げる。肩を低くして、耳のほうへ上げない。項部は長さを保つ。

スタート：下を向く犬のポーズ。そこから上を向く犬のポーズに移行する。

アクション：

● 下を向く犬のポーズで骨盤底を刺激し、骨盤を丸め込みながら、板のポーズへ向けて低く沈める。恥骨を臍のほうへ引き上げ、下背部を長くする。

● 板のポーズになり、腹筋-骨盤底の張力をしっかり働かせる。

● 荷重をさらに前方へ移し、手関節のほうに負荷をかける。

● 肩の広がりを保ち、胸骨を肩の間で持ち上げる。胸郭が垂直になり、肩が手関節よりも前に来る。

● 手と肩を深く押し込み、胸椎をしっかり伸展する。胸骨をできるだけ上腕の前方へ出し、胸を開く。手の支持アーチを維持する。

● 腹筋力を大いに使って、骨盤をコントロールしながら低く沈める。腰部は絶対に安定させ、長くしておくこと。股関節をさらに伸展する。

● 頭部は直立、項部は長さを保つ。頭部を反り返らせない。

応用：

● 足趾を立てる代わりに膝をつく。荷重が減り、ポーズをとりやすくなる。

● 上と下、2種類の犬のポーズを交互に行う。下を向く犬のポーズから、胸郭を上腕の間に突き出して伸展させ、上を向く犬のポーズに移行する。また胸郭を引っ込めて下を向く犬のポーズに戻る。

アーサナ＆ヨーガの流れ

4.33

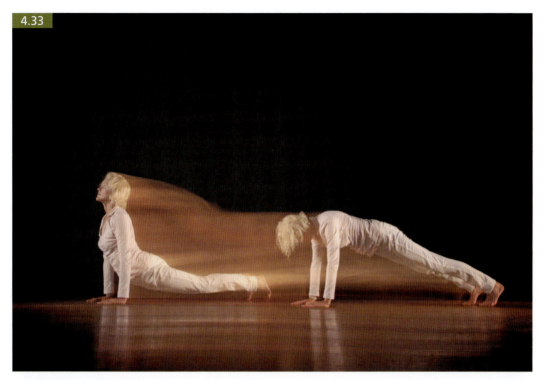

ヨーガの流れ：上を向く犬のポーズ。ウールドヴァ・ムカ・シュヴァーナーサナ。腰部を安定させ、項部を長くした上を向く犬のポーズから、板のポーズ（チャトゥランガ・ダンダーサナ）へ移る。その後、下を向く犬のポーズに戻る。

ヨーガの流れ──
サイドプランク：ヴァシシュターサナ（賢者のポーズ）

目的：支持側の肩を突き上げて広げる。広い肋骨と肩を作る。前鋸筋を強化する。ドラゴンの張力（p.258）を作って維持しやすくなる。

スタート：板のポーズから始めるのが本来の方法。荷重を片手に移し、全身を回して、片腕支持になる。

スタート：板のポーズで支持する。

アクション：

- 荷重を片手に移し、もう一方の手を床から離す。固定して安定した支持腕の上で体幹全体を横に回す。足もいっしょに回り、荷重が下側の足の外縁にかかる。

- 脊柱が長いラインになっているのを感じる。頭部を体幹の延長線上に維持し、全身で斜めの面を作る。
- 手から床に力をかけると、肩が突き上がって広がる。
- 下側の肋骨を床から遠ざけて垂れ下げさせない。
- 下側の肋骨をやや前方へ回して、胸を開く。
- 空いているほうの腕を高く伸ばし、こちら側の肩も広げる。
- 板のポーズに戻り、1呼吸キープしてから、反対側に回転する。

アシスト：

他者によるアシスト：パートナーが片手を肋骨の下にあて、床から遠ざけるのを手伝う。さらに、前方への回転を助けてもよい。

アーサナ＆ヨーガの流れ

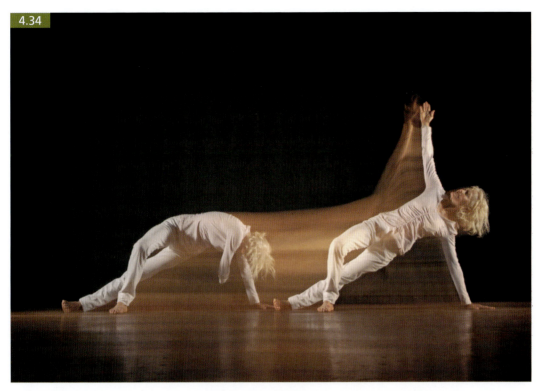

サイドプランク：ヴァシシュターサナ。肩を広げ、体幹を安定させる。応用で、上体を内外へ回す。

応用：脚の姿勢を変える。
- 上級編：上側の脚をできるだけ垂直に上げて、手で足をつかむ。バランスの難易度が上がる。
- 初級編：上側の脚を曲げ、足を支持脚の前に置いて支える。バランスがとりやすくなる。
- 両脚を曲げて片膝を床につけ、骨盤を高く持ち上げる。
- 上体の姿勢を変える：肋骨を腋の下に入れるように前方へ回したり、腋の下から出すように後方へ回したりする。このとき、支持側の肩は広げたままにしておく。
- テンポを変える：各ポーズを何呼吸かキープする。その後、息を吐いて、板のポーズで息を吸い、サイドプランクで息を吐く、また板のポーズで呼気、サイドプランクに戻って吸気をくりかえす。

ヨーガの流れ──ハンドスタンド：アド・ムカ・ヴリクシャーサナ

半分のハンドスタンド

目的：このトレーニングでは、足で壁を這い上がり、最後にはできるだけ直角になって倒立する。骨盤を水平にし、足底を壁につけ、背部を垂直にする。上肢支持を安定させ、肩を十分に可動化し、項部をゆるめる。

スタート：壁を使ってトレーニングする。下を向く犬のポーズ(p.270)をとり、膝を曲げて、足を壁の近くに置いておく。手は壁の前に持ってくる。上級者は脚の長さの分だけ離れたところに手を置き、初心者はさらに距離をとる。

アクション：
- 足で壁を這い上がりながら、伸展した腕で身体を支える。腕の伸展らせんと手のアーチをきかせる。
- 初心者はかなり高くまで足を這わせ、股関節を鈍角に曲げるくらいでよい。しかし目標としては、股関節を直角に曲げ、足底全体を壁につける。後方の大腿筋が伸張する。場合によって膝を曲げる。
- 支持腕と手を安定させ、これに身を任せる。肩は意識して広げて耳から離し、根を張らせる。
- 項部を弛緩させて頭部を垂らす。骨盤から脊柱の縦軸張力を能動的に働かせる。
- 脊柱過前彎にするようなイメージで骨盤を回す。恥骨を尾骨のほうへ引き、骨盤底に伸張張力を働かせ、腰部の伸筋を緊張させる。
- 坐骨結節を天井のほうへ引き上げ、手から遠ざける。
- 胸郭をしっかり伸展し、上腕の間に突き出して、胸骨を壁へ近づけると、肩が完全に伸展する。
- 片足を壁から離し、空中に高く伸ばす。

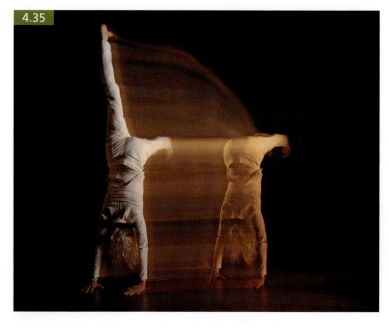

4.35

半分のハンドスタンド：アルダ・アド・ムカ・ヴリクシャーサナ。壁で身体を支える。場合によって脚を交互に持ち上げる。

アーサナ＆ヨーガの流れ

完全なハンドスタンド（アド・ムカ・ヴリクシャーサナ）

目的：手のみでの倒立。肩関節を完全に伸展し、体幹を十分に安定させ、とくに腹部の張力を働かせる。胸郭を統合する。脊柱過前彎になって崩れない。

スタート：手を肩幅に開いて壁の前に置く。最初は手の長さくらい壁から離しておく。中指を正面に向け、すべての指を壁に向ける。手を横に折り曲げない。下を向く犬のポーズ犬のポーズをとり、膝を曲げておく。

アクション：

● 犬のポーズから足を壁に近づけていく。

● 右脚を曲げて、壁のかなり近くに持っていく。左脚は遊脚になり、そのまま後方に置いて少し伸ばす。

● 曲げた前方脚に荷重をほぼ移し、後方脚を力強く蹴り出す。

● 身体が上がる最中は、前方脚をまだ曲げておく。股関節が屈曲していると、すぐに過前彎になるのを防げる。

● 両足の踵を上方へ伸ばす。

● 腹部と骨盤底の張力を維持すると、骨盤は直立位のようにまっすぐ起き、尾骨は大腿の間へ引かれる。

● 腹部の張力をさらに働かせる：恥骨を臍のほうへ引き、胸骨と肋骨弓も臍のほうへ引く。

● 胸郭のシーソー運動：肋骨弓を後方の壁へ近づけ、上部肋骨を前方へ動かして壁から遠ざける。

● 頭部を垂らし、項部を長くして弛緩させる。

● 肩を意識して広げて耳から離し、できるだけ上腕を外旋させる。

● 蹴り出す脚を交代する。同じ側ばかりを遊脚にしない。

アシスト：

● パートナーが踵を押す。体幹の伸展に役立つ。

● パートナーが上腕をしっかり外旋させる。上腕の外側を壁から遠ざける。

● パートナーが片手を上腹部に、もう一方の手を下背部にあてる。突き出た肋骨弓が腹部のラインに収まり、下背部が長くなる。

● パートナーが肩の端に手をあて、後下方の骨盤のほうへ力強く押し、耳から離す。

● パートナーが壁に背中をつけて立ち、実施者の骨盤または腹部をつかんで、足を蹴り出すときに持ち上げる。ほとんどの場合、これにはあまり力を使わないでよい。実施者に安心感を与えるためのものである。

● パートナーが横に立ち、遊脚を空中でつかんで壁に誘導する。

295

4　支持位：負荷に強い肩

ヨーガの流れ──エルボースタンド：ピンチャ・マーユーラーサナ

目的：ハンドスタンドと同じ（p.294）。主な違いは、ここでは前腕で身体を支えることである。そのため、肩関節を伸展し、上肢帯を広げて固定し、胸郭を広くて平たい背部に落ち着かせるのが大変になる。

半分のエルボースタンド

スタート：脚の長さの分だけ壁から離れて、下を向く犬のポーズをとる。しかし、今回は前腕で身体を支える。これには難易度の異なる2つの方法がある。

● 両手を組み合わせると、ポーズがとりやすい。上腕の内旋が強まる。肘が肩関節の真下に来るよう注意する。肘を広げすぎない。

● 両手を肘と同じ間隔で並べると、難易度が増す。すべての指が正面に向き、上腕は外旋している。上腕を頭上に持ってくるポーズではすべて同様だが、肩関節は外旋でもっとも鍛えられる。関節包と靭帯が最大に張る。外旋可動性が足りないことは多いが、このポーズではハンドスタンドのように別の個所で補うことはできない。

アクション：

● ここでも足で壁を這い上がる。理想的には股関節を直角にする。

● 初心者は鈍角になる。体幹と腕を使って身体を壁から遠ざける。

● ここから身体を伸展するチャレンジが始まる。まずは前腕を力強く床に押しつける。肘を伸展するようなイメージ。これにより、上方へ浮揚する力が生まれる。

● 胸部を上腕の間に押し出し、壁へ近づける。胸郭は上腕の後方に来てはならず、1本のラインにまとめる。

● この姿勢で小さく動く。胸部を前後に動かすと、腋窩が開いて伸展する。

● 骨盤を持ち上げて、肩から遠ざける。坐骨結節を天井のほうへ伸ばす。

完全なエルボースタンド

スタート：前腕で支持した犬のポーズ。手を壁の近くに置く。上級者は壁からもっと離れてよい。

アクション：

● ハンドスタンドのようにまず片脚を振り上げる。もう一方の脚は曲げたまま上げて、壁につけてから伸展する。踵を伸ばす。

● 恥骨、寛骨、下部肋骨の間に腹部の張力を働か

せる。骨盤と下部胸郭を臍のほうへ向けて、背部を長くする。壁の近くで垂直に立つ。上下が逆転しているだけで、直立位と同様。

● 肘を伸ばすようなイメージで、肩と胸郭を持ち上げて床から遠ざける。

● 今までと同様に胸郭を微調整する。上腕の間に押し出し、壁から遠ざける。

アーサナ＆ヨーガの流れ

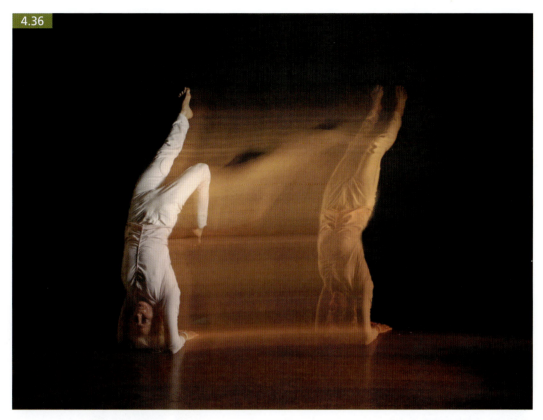

4.36

ヨーガの流れ：壁を使ったエルボースタンド。ピンチャ・マーユーラーサナ。応用：壁からもう少し離れて肘立ちする。曲げた脚の股関節を大きく開く。骨盤はそれと対抗して直立させる。脊柱が折れ曲がらずに過伸展される。

応用：
- 両足を壁から離して、垂直でバランスをとる。
- 壁からもっと離れて肘立ちをし、踵は壁につけておく。脊柱をさらに伸展し、エルボースタンドで後屈する。このとき骨盤はやや丸めてつねに直立させておく。伸張した腹部に思いきり力を入れる。
- このポーズで片脚を屈曲し、曲げた下腿を壁にあてる。同側の股関節をさらに伸展する。これには伸展力学を利用して、寛骨を臍のほうへ引く。
- 壁を使わずにトレーニングする。垂直あるいは過伸展位でバランスをとる。項部を長くして頭部を垂らしておくか、反り返らせる。

297

4 支持位：負荷に強い肩

ヨーガインストラクターへのアドバイス

下を向く犬のポーズ（アド・ムカ・シュヴァーナーサナ）

本章の具体例として、ここでは「支持位」に関する重要なアーサナをひとつ取り上げる。どうすれば生徒に正しく教えられ、姿勢を判断できるかを学ぶ。

語源：アド「下向きの」、ムカ「顔」、シュヴァーナ「犬」。

アーサナでは、「アド・ムカ・シュヴァーナーサナ」は立位と座位の中間にあたる。荷重は手と足に均等に分散される。立位の股関節のように、ここでは肩がポイントとなって体幹の荷重を周辺に伝える。頭を下にする支持位で最大の安定を得ることが課題である。

上腕が外らせんのときは、肩甲骨も外らせんである。これは、立脚相で寛骨と大腿が外らせんになるのと同じである。

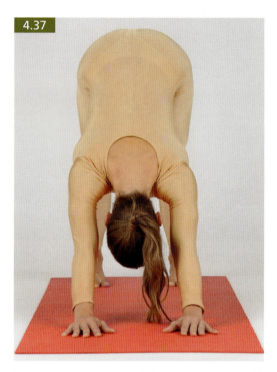

下を向く犬のポーズ（アド・ムカ・シュヴァーナーサナ）

ヨーガインストラクターへのアドバイス

言葉によるキューイング（バーバルキュー）

ポイント： 手、腕、肩のコーディネーション。

アーサナの応用： アド・ムカ・ヴィーラーサナ（下を向いた英雄のポーズ）。

- 踵に殿部を下ろして正座する。腹部を大腿に重ね、両手を肩幅に開いて前方へ伸ばす。足の母趾は触れ合っている（アド・ムカ・ヴィーラーサナ）。
- 手の指を均等に広げる。中指は前腕と1本のラインを作る。
- 母指と小指のつけ根の関節から大きな曲線を張る。
- 母指と示指のつけ根の関節をしっかり床に押しつける。
- この部分を床につけたまま、肩を耳から遠ざける。腕の両端から腕らせんを長くする。母指と示指を下内側の内らせん（回内）の方向へ回し、肩甲骨と上腕を外側の外らせんの方向へ回す。
- 先ほど得た腕全体の長さを失わずに、肘を最大に伸展する。肘が過伸展しても腕は短くなる。
- 手を床につけたまま、前腕をできるだけ床から持ち上げる。
- 手掌がしっかり床についているのを感じるか？荷重のほとんどは、手関節からV字状になって母指と小指に向けて分散される。

- 指を伸ばし、「指の腹」つまり指の下面にも荷重をかける。
- 上腕の外側を床のほうへ回す。これによって上腕が外旋する。
- 肩を骨盤のほうへ引いて、耳から離す。肩甲骨が外らせんへ向かう。
- 骨盤をちょっと上げて、足趾を脛骨の下で立てる。
- 両足を骨盤の幅で開く。
- 骨盤をまた踵の上に下ろす。
- 腕らせんを維持しながら、ここで脚を伸展する。母指と示指は変わらずに床を押し続ける。肩甲骨は耳から遠ざけ、外側かつ骨盤に向かう。肘は過伸展せずに伸ばす。
- 踵を床のほうへ伸張する。
- もしできれば膝を伸展する。注意：膝の中央は真正面に向ける。
- 体幹を大腿のほうへ動かす。
- 荷重を手から脚のほうへ移す。
- 荷重を手と足に均等に分散する。
- このポーズで30秒キープする（慣れたらもっと長く）。
- 手と膝をついた姿勢に戻る。踵の上に座り、腕を回して下腿のとなりに横たえ、腹部を大腿に重ねる。
- これで子どものポーズ（バーラーサナ）になる。このポーズで身体をゆるめる。

299

4　支持位：負荷に強い肩

姿勢を判断する

目的：解剖学・医学の観点を取り入れる。

どこを見るか：

　手の極の張力、肩関節のねじれ、腕らせんに注目する。

全体を判断する：姿勢が手のほうに沈んで、脚にはほとんど荷重がかかっていないように見えるか？　それとも、荷重は均等に手と足に分散されているか？　後者ならよい。

手の極張力とアライメントを判断する

● 前腕から中指に続く軸が横に折れ曲がっているか？　軸が小指側に曲がっていることはよくある。これは尺側偏位といい、日常でも手関節に問題を起こす不良姿勢である。手関節外側は縮こまり、内側に近い母指球に強い圧がかかる。アライメントの整った手‐腕の軸では、前腕、手関節の中央、中指がまっすぐなラインを作る。

● 母指側が浮き上がっているか？　手のアーチの極張力は、母指極から解かれる。母指側が床に根を張るよう注意する。そうすることでしか荷重を支えるアーチは生じない。

● 手関節に近い指球がほとんどの荷重を受けているか？　中手指節関節と指の下面（指の腹）は、末節骨を除いてほとんど、またはまったく床についていないか？　手は全体的に縮こまっている感じがするか？　手掌を長く広く伸張する。

● 手背が前腕のほうへ引かれているか？　この場合、手のアーチの支持力は部分的にしか発揮されていない。手掌を手関節から指先まで伸張したときにこそ、アーチの力は発揮される。活性化している支持手のアーチには、わずかに空気の入る平たいスペースが残る。指球や中手指節関節で四方を仕切られて、手は床に定着する。母指と小指の両極は平たいアーチを作る。この原理は前足部と同じである。

● 四指は同じ間隔で並んでいるか？　母指だけがほかの指よりも開いているか？　そうであれば上出来。中指と母指の角度が90°に近いともっともよい。

ヨーガインストラクターへのアドバイス

腕らせんを前から見て判断する

● 「中指‐手関節中央」の軸を肩関節まで延長していくと、まっすぐなラインになって見えるか？ ラインになっていればすばらしい。そして、非常に珍しい。たとえ両手を肩幅に開いていても（実際そうしているのだが）、たいていは肘がラインから外れる。過伸展していれば内側に向かうし、伸展力が完全でなくて肘が硬ければ外側に突き出る。

● 両肘のしわ、つまり肘の内側は向かい合っている

か？ それとも、軽く天井ほうを向いているか？ 天井のほうならばよい。肩関節で上腕が回旋している証拠である。脚にとっての膝中央と同じで、肘のしわは上腕の回転方向を教えてくれる。伸展した支持腕では上腕骨を外旋させ、肘のしわは天井のほうへ、肘の出っ張りは床のほうへ動かす。上腕の外旋とは反対に、前腕は内側の母指と示指のほうへ回して回内させる。手をしっかり床につける。

腕らせんを横から見て判断する

● 前腕が床のほうに沈んでいるか？ もしあてはまれば、肩を観察する。たいていは肩甲骨が内らせ

んに向かっていて、頸部から腕のあたりが狭まり圧縮して見える。

肩関節のねじれを判断する

支持腕が協調していれば、肩甲骨が外らせんのとき上腕も外らせんである。

● 頸部から腕のあたりが狭まり圧縮して見えるか？ 木のポーズ（p.112）など腕を上げるポーズと同じで、協調できている腕と肩は、頭部を額縁のように囲む。肩甲骨が外らせんであれば、僧帽筋の下部（上行部）と前鋸筋が活動して肩甲骨が耳から離れる。

● 項部は狭まり圧縮して見えるか？ 胸椎と肩関節の可動性が低いと、たいていは項部で回避運動が行われる。頭部が移動して項部が過前彎になり、頸椎が圧縮してしまう。

● 肘の出っ張りが外側を向き、肘が屈曲しているか？ 肘を伸展しながら肩甲骨の外らせんを保つには、肩関節に最大の柔軟性が求められる。しかしうれしいことに、肘の完全な伸展を助ける存在がある。上腕三頭筋の長頭は、肩関節に近い肩甲骨の外側に付着する。この筋が強く収縮すると（腕の伸展時）、肩甲骨はベルのように揺れて矢状軸を中心に外側へ向かう。肩甲骨の外縁は上腕と1本のラインになり、肩関節は小さな関節窩とともに上腕骨頭の下方へ動いて、最適な支持位が得られる。

301

5　前屈：伸展張力を解く

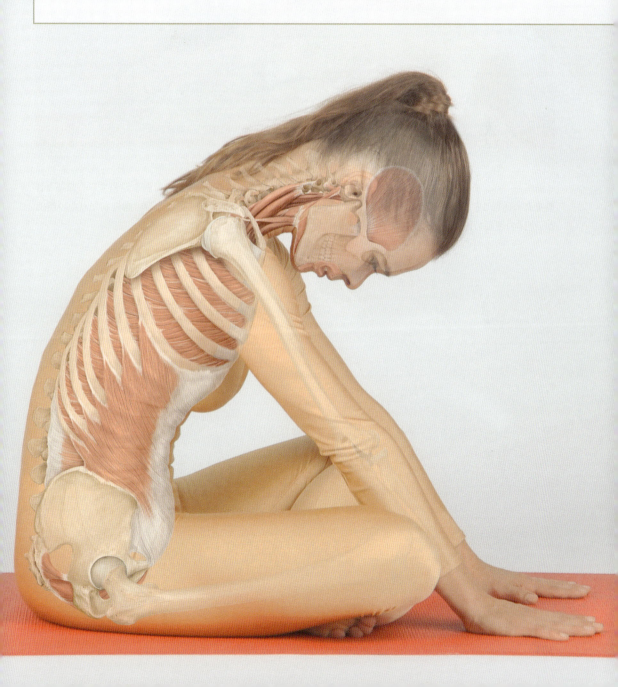

5　前屈：伸展張力を解く

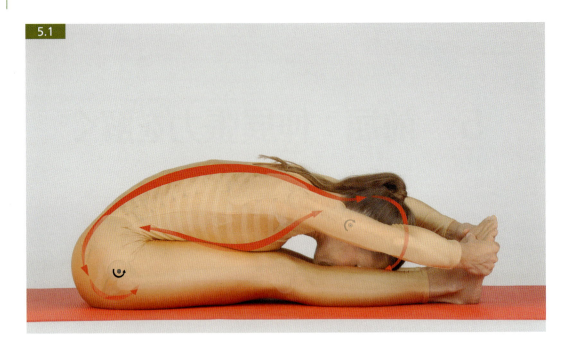

<前屈>　ペンチのポーズ（パシュチモッターナーサナ）。踵から頭頂まで、全身の背側を伸張する。頭部と骨盤を丸め込むことで脊柱が均等なＣ字曲線を描き、円背や脊柱過前彎に効く。屈曲の可動性が足りない個所が、全体の運動の流れによって適切かつ自動的に矯正される。

ポイント：全体の屈曲──
脊柱と股関節を曲げる

屈曲と伸展：曲げて起こす

全体の前屈には反対の声が上がることがある。一日中、身体を曲げて椅子に座っているのに、なぜ前屈をトレーニングする必要があるのか。回転と伸展こそ、身体が必要とするものではないか。脊柱を前屈するよりも円背を直立させたほうがよい。屈曲よりも股関節の伸展不足に取り組むべきだ、など。重力の流れは私たちの身体を全体的に曲げていくので、伸展を中心に行うほうが妥当に思える。しかし、ヨーガは一面だけを行うことはしない。太陽礼拝のように、屈曲と伸展を順々に切り替えることで、機能的なバランスを何度も新たに発見する。前屈の反対は後屈である。直立はその中間のバランスである。

直立で問題になる個所は、前屈でも問題として現れる。姿勢を保持して硬くなった構造はやわらかな前屈を妨げる。そして、逆のこともいえる。前屈に問題があれば、それは直立で弱いところを示している。直立は伸展とばかり結びつけられがちである。しかし、力みなく直立できていれば、伸展張力を使って重力と戦う必要はない。そして伸展張力は前屈を妨げる。直立位ですでに学んだとおり、脊柱に軽やかさを与えて長くするのは、頭部と骨盤、それぞれの極に

ある深層屈筋である。腰伸筋や項伸筋は張力が足りないというよりも、硬直していたり、過剰に張っていたりすることが多い。伸筋で大事なのは、固めるよりもゆるめることである。前屈すると、どこが伸展張力で固まっているかがわかる。それは、身体意識で影になっている部分、身体の背側である。

前屈はヨーガでは献身のトレーニングとされる。すべてを手に入れ、自信にあふれた人間──もしひとが何かに仕えるように頭を垂れることができなければ、本当の意味で「万物の霊長」として統べることも、栄誉を受けることもできない。そしてこの栄誉には、奉仕と献身の義務が伴う。身体の直立とは、何か大きなもの、つまり絶対的な存在の重力に自分を調和させることである。屈曲を介して直立へ向かう「遠まわり」は、実は過去の道をたどっている。屈曲は直立よりも古く、原・原運動の位置にある。私たちは母胎で丸まって過ごし、生まれてすぐは屈曲位で育つ。大人になってからも眠るときに身体を丸めることは多い。前屈は、無理なく直立する道を見つけるのに有効である。

全体の動き：強い背部には柔軟性がある

全体を屈曲するときは、均整のとれたC字曲線が目標になる。大事なのは、どう曲げるかである。どこかが湾曲、圧縮したままでは、脊柱の屈曲が達成しない。これではふだんの姿勢と変わらず、ヨーガのトレーニングにならない。脊柱の屈曲が成功した姿を、私たちはC字曲線と表現している。この場合、脊柱が全長にわたって均等に前屈している。均整のとれたC字曲線は、湾曲した座位とはまったくの別物で、屈曲がトレーニングとして成立する。

大人では、脊柱のS字カーブが、円背や過伸展の平背に変わって固定していることが多い。誇張ではなく、非常に多くのひとが脊柱を前方、後方を問わず均等に曲げられなくなっている。足のたくさんある「ヘビ」のような脊柱は硬くなっており、そのイメージと違って、動態で湾曲と反対湾曲のバランスをとることができない。幼児であれば、きれいに均等に屈曲、伸展、回転ができる。脊柱をロウソクのような直線にして座ることも可能である。脊柱をまっすぐ、できるだけ長くする能力は、全体的な三次元の可動性を見る基準になる。なぜなら、ロウソクのようにまっすぐとは、脊柱の分節の可動性が高く、どのような湾曲も調整できることを意味するからである。

軸に負荷を受けると、脊柱は延長してまっすぐに起きる。生理的なS字の形が強まるのではなく、弱まる。脊柱は鉛直に起きて整いながら、軸にそって等しく負荷を受ける。対して、S字が強まっている場合は、たわみ張力が高まり、負荷が不均衡に分散する。頸部を前彎させてヘッドスタンドを試してみよう（いや、やめておいたほうがよいだろう）。もしくは頸部を前彎させて頭部に荷重をかけてみる。これではうまく行きようがない。

あるいは脚を伸展したままのジャンプの着地を考えてみよう。かつてこれは体操競技の規定で必須だった。着地の衝撃は下から直接、何のバネもきかずに脊柱へ伝わり、強烈な勢いで小さな椎間関節に行きあたる。小さな関節突起は彫刻刀のように近くの椎弓に突きあたり、微小な外傷が積み重なった結果、椎弓の40％までもが破損した例がある。悲惨な結果である。跳躍着地の際、身体のバネの役割をするのは、脊柱のS字ではなく、体幹を股関節の後方に沈める動作である。脊柱はこのときC字曲線の屈曲姿勢になる。C字になることで、背部、殿部、脚の伸筋連結は伸張して筋肉のブレーキとして働き、着地の衝撃をやわらげることができる。

ポイント：全体の屈曲―脊柱と股関節を曲げる

前屈：背部はまっすぐか、丸めるか

ヨーガの典型的な前屈では、股関節と脊柱を曲げ、それに膝の伸展を組み合わせていることが多い。代表的なのがペンチのポーズ（パシュチモッターナーサナ）で、「西側を伸ばす」という意味がある。踵から項部まで身体の背側を伸ばす「ヨーガの全体前屈」である。これが非常に効果が高い。前屈は適切に準備して行わないと、凝りや一面の片寄りがひどくなることが少なくない。腕が前方へ引きずられたり、脊柱が重力で下がって楽な円背になったり、腰椎がコントロールできずに大きく開いて椎間円板にストレスを与えたりする。

ヨーガの全体前屈は2つのエリアで働く。脚の後面の伸張と、背部の伸張である。もしくは、なめらかな股関節と、柔軟な脊柱のC字曲線ともいえる。どちらにしろ、脚は伸展している。目的に応じて、背部がまっすぐなタイプと丸めたタイプのトレーニングがある。

股関節の屈曲可動性を高めて、脚の後方や殿部の筋肉を長くしたい場合は、背部をまっすぐにして前屈のトレーニングをする。脊柱はS字を維持するか、ロウソクのような直線にする。曲げるのは股関節のみである。コントロールできずに腰部が曲がってしまわないよう注意する。このタイプの前屈は背部のレッスンになり、身をかがめる、物を持ち上げる、座るといった日常の動作にかかわってくる。ふだん身をかがめるとき、背部が湾曲して丸まることが多いの

はなぜだろうか？　それは、脚を伸展した場合、すでにとり上げた伸展不足のほかに、股関節の屈曲不足も明らかになるからである。屈曲が足りないと、ウエスト部のほうが曲がる。股関節が伸展も屈曲も自由にできなくなっている。これは表裏一体の関係である。直立の要点である股関節は、しなやかな筋肉でもって三次元に自由に動かなければならない。だからこそ、股関節の伸展と屈曲をしっかりトレーニングする必要がある。背部をまっすぐにしたままペンチのように全体を屈曲するのは、そのひとつである。

背伸筋を伸張・弛緩させることで脊柱の屈曲可動性を高めたい場合は、背部を丸めてトレーニングし、脚の伸張よりもそちらを優先する。これによって背部に対する意識が養われる。均整のとれたC字曲線とはどのような感じなのか？　脊柱が調和して曲がるには、腹側で何が求められるか？　ここでは、床の上でロールアップ・ダウンする、背部を丸めてオールフォーポジションを行うなど、ヨーガで典型的な前屈に含まれないようなトレーニングも有効である。

股関節の屈曲と脊柱の屈曲、どちらから始めても基本的にはかまわない。しかし、骨盤を丸め込んで腰椎を曲げる感覚を育てるには、脊柱から始めるのがよい。これを経験することで、そのあとの逆のトレーニング（腰椎を曲げずに股関節をしなやかに曲げる）が簡単になる。

307

5 前屈：伸展張力を解く

トレーニングの目的：曲げた脊柱──均整のとれたＣ字曲線

コーディネーション

Ｃ字曲線：極を丸め込み、中心を整える

重要ポイント

- 直立した骨盤と頭部は元々やや丸まっている。その丸まり傾向を強める
- 骨盤：尾骨と坐骨結節をより恥骨のほうへ引き、恥骨を臍のほうへ近づける。骨盤底と下腹部にさらに張力が働く
- はっきりした縦軸張力とともに骨盤と腰椎が曲がり、Ｃ字の下カーブを作る
- 頭部：顎を胸骨のほうへ沈め、舌骨と咽喉を後

上方へ持っていく。深頸筋で張力が高まる

- はっきりした縦軸張力とともに頭部と頸椎が傾き、Ｃ字の上カーブを作る
- やわらかな中心：胸骨と肋骨が内の脊柱のほうへ溶け込み、恥骨のほうへ沈む
- 肋骨は前方が寄って、後方が広がる
- 腹側は内へ向けて平たい弧を描き、背側は外へ向けて丸い弧を描く

医学的な姿勢分析：丸めた座位姿勢

　能動的に脊柱のＣ字曲線を作る基本トレーニングとして、丸めた座位を使う。正座でも、あぐらでも、椅子でも、楽に座れればどれでもよい。大事なのは、最初に骨盤が直立し、脊柱が伸展しながら弧を描き、縦軸張力が完全にきいた状態でまっすぐ座れることである。

　能動的なＣ字曲線になるには、極から始める。

骨盤極からのＣ字曲線：腰椎の屈曲は、下方の骨盤底の刺激で始める。坐骨結節を引き寄せ、尾骨を前方へ引く。骨盤は身体の横軸を中心に回って、前方が高く、後方が低くなる。恥骨は大きな波のように腹部へ丸め込み、下腹部の深腹筋を収縮させ

る。下方から縦軸張力とともに屈曲が脊椎ひとつひとつに上がっていき、腰椎が丸まってＣ字の下カーブを作る。臍は内へ向かい、平らだった腹部はへこむ。呼吸は体側へ流れる。

頭部極からのＣ字曲線：最初に直立させておいた頭部は、その丸まり傾向ですでに上部の頭関節（環椎後頭関節）が屈曲している。ここでも骨盤と同じようにさらに丸め込み、上方から項部に縦軸張力をきかせていく。咽喉を圧迫せずに顎を沈める。顎と咽喉の間には拳が入るくらいのスペースを残す。上方からの屈曲が伝わって、Ｃ字の上カーブができていく。頭部は三日月かバナナのような軌跡を描いて傾く。項部は気品のある馬のようなきれいなアーチラ

308

トレーニングの目的：曲げた脊柱—均整のとれたＣ字曲線

5.2

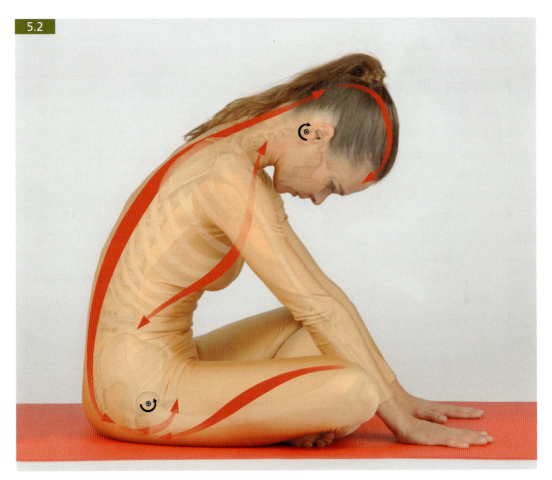

＜コーディネーション｜前屈した脊柱のＣ字曲線｜丸めた座位＞　重要ポイント：頭部と骨盤の両極を対称に丸めていき、脊柱全体を張って、均整のとれたＣ字曲線を作る。縦軸張力なしに前屈しないこと。後方を長く、前方を柔軟にする。

インになる。頸部は内に丸まり、咽喉は後方へ退く。

胸郭のＣ字曲線：頭部と骨盤の両端から胸郭を丸め込む。胸郭の形が変わり、前方が寄り集まり、後方が伸張する。胸骨はしなやかになり、胸郭の中に溶け込んで、臍のほうへ沈む。胸骨が姿を消すときに肩を突き出さないこと。あくまでも胸郭の可塑性によって起こる動きである。肋骨は前方が寄って、胸骨が沈み込むことで後方へ押され、後方が広がる。前屈とは謙虚を表す動きである。肋骨弓は手でアシストして身体のラインにそわせる。四指を前方に、母指を後方にあてる。四指で下部肋骨をなでて、いくらか内へ向かわせ、胸骨先端あたりの胃の入り口を広げ、肋骨弓を体側のほうへ導く。反対に母指は、長さと広がりを与えるように背部を後・上・外へ押す。

細くて可動性の高いひとの場合、腹側にもうひとつＣ字曲線ができて、虹の内側のようになる。腹側全体はまるで骨がないかのごとく内にへこむ。

309

メディカルエラーパターン

曲線ではなく縮こまる

座位、猫のポーズ、鋤のポーズは、頭頂から尾骨まで等しく縦軸張力と曲線張力を作れているかを探るのに最高の姿勢である。動きは頭部と骨盤の両極から始まっているか？　胸郭は全体の前屈に溶け込んでいるか？

- 座位では簡単に上体を沈めることができる。この姿勢も解剖学的に見れば屈曲である。骨盤は楽に後傾し、能動的な縦軸張力で丸め込まれていない。これによって不必要な折れ曲がりが生じる。胸郭は恥骨のほうへ沈み込み、頭部からの反対張力は働いていない。項部は逆へ向かっていることが多く、頭部が後方に沈み、頸椎過前彎になっている。
- ロウソクのポーズから鋤のポーズに移行するなどの後転では、気づかないうちに頸椎過前彎になりがちである。骨盤はきれいに丸まっているが、頭部の極からの反対張力が忘れられている。縦軸張力はなく、脊椎のいくつかは確実に曲がりすぎている。脊柱が圧縮し、椎間円板が過負荷を受けて感じられる。
- オールフォーポジションで背部を均等に丸めようとすると、猫の背中のようになりがちである。項部と腰部は平たいままで、曲線張力は働かず、波形の板のようになる。

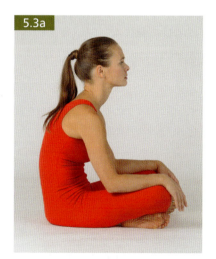 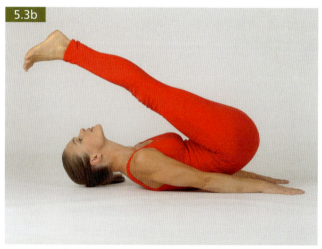

エラーパターン：曲線ではなく縮こまる。a) 上体が沈んだ円背。顎が突き出て、腹部が圧縮して短い。b) 後転で頸椎過前彎になっている。

波形板――曲線ではなく隆起してくぼむ

　極から正しく動きを始めても、C字曲線に隆起やくぼみが見られることがある。くぼみは屈曲が足りていないこと、隆起は屈曲しすぎていることを示している。「波形板」では、脊柱に構造的な問題が生じている。ある個所は屈曲したまま、また別の個所は伸展したまま固定されている。

- とくに顕著なのが、頸椎と胸椎の移行部である。C字曲線を作ろうとすると、項部が「エレガントな馬の首」ではなく、くぼんだすべり台のようになることが多い。下部頸椎が前彎して折れ曲がり、そのうちのひとつが、よく問題の見つかる第7頸椎である。顎が前に出て、首がハゲタカのように突き出る不良姿勢は非常に多く、これによって頸椎と胸椎の移行部で本来よりも階段状の形が強まる。すると、頭部をバランスよく曲げるのが極めて難しくなる。
- 下方の第5腰椎あたりに見られる小さなくぼみも同様である。多くのひとは、この腰椎が伸展位で固定している。極から極のC字曲線の張力に統合できなくなっている。腰仙移行部は短いままで、弛緩して長くならずにくぼむ。代わりに上部腰椎が恐竜の背中のように突き出ることがある。
- 最後は胸郭の可動性の低さである。前方の肋骨がやわらかく寄って胸骨が溶け込む謙虚な姿勢は、多くのひとで想像以上に困難になっている。たいていの場合、胸郭の柔軟な可塑性が失われている。C字曲線を作るには、しなやかにたわむ肋骨と肋軟骨が必要である。

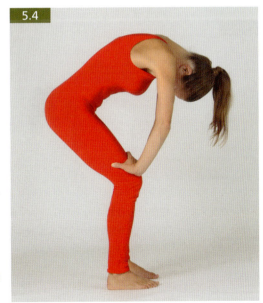

エラーパターン：C字曲線でなく波形板。身体を丸め込むときに腰椎が平たかったりくぼんだりしている。

メディカルテスト

屈曲位の脊柱がむらのないＣ字曲線になるか？

左右対称でねじらない猫のポーズは、脊柱の全体的な屈曲可動性をテストするのに最適である。オールフォーポジションで脊柱を能動的に曲げてみよう。

最初は深く考えず、やりやすい形で曲げてみる。おそらく頭部が垂れ、肩が突き出て、胸郭が猫の背中のように後方へ押し出されるだろう。鏡を使って背部を横から観察してみる。胸郭が天井のほうへ押し出されずに、前方の肋骨がしなやかに丸まっているか？ 腹部はぴんと張って平たく内にへこんでいるか、それともそのまま垂れているか？

今度は頭部と骨盤の極から、能動的に脊柱の曲線張力をきかせる。頭部と骨盤を丸めていき、項部と腰部を開いて長くし、胸骨を溶け込ませる。むらなく曲線張力を働かせ、肩を床に向けて突き出したり、肋骨を天井のほうへ押し出したりしない。これはとても難しく大変な姿勢である。鏡で横から見てみよう。自分で感じたＣ字曲線のイメージと、実際に鏡で見た姿勢が一致しているだろうか？

猫のポーズのテストでどの脊椎が固定しているかを見つけるには、ひとに見てもらう必要がある。すべての棘突起が均等に出ているか、手や目を使って調べることができる。項部だけは見ても棘突起がわからないので、Ｃ字曲線の全体的なラインで確認する。

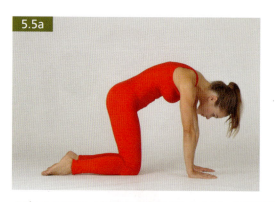 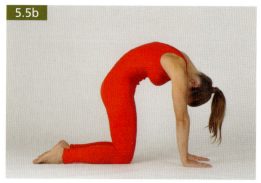

メディカルテスト：屈曲位の脊柱がむらのないＣ字曲線になるか？ 写真の猫のポーズを比較する。a) 腰部のあたりが丸まっていない。b) 腹側がくぼんで長くなり、脊柱が全長にわたって均等に屈曲している。Ｃ字曲線の頂点がこちらでは腎臓のあたりになっている。

詳しい解剖学：骨、関節、靭帯

C字曲線：極から極に働く曲線張力

均等な分散という技：C字曲線では、その文字のとおり、脊柱の各部位を同等に曲げることができる。筋肉も靭帯もない脊柱だけであれば、完全な円に丸められる。まるでウロボロスのように（ギリシャの象徴で、自らの尾をかむヘビ）。生体の脊柱ではこれはできない。靭帯、関節包、椎間円板が過度な屈曲を防ぐからである。靭帯がぴんと張ることで、椎間円板は過負荷から免れる。もし椎間円板がすでに損傷していると、前屈で一時的な過負荷が起こることがある。縦靭帯や椎間円板線維輪の繊維が裂け、よく見られる椎間板ヘルニアが生じる。

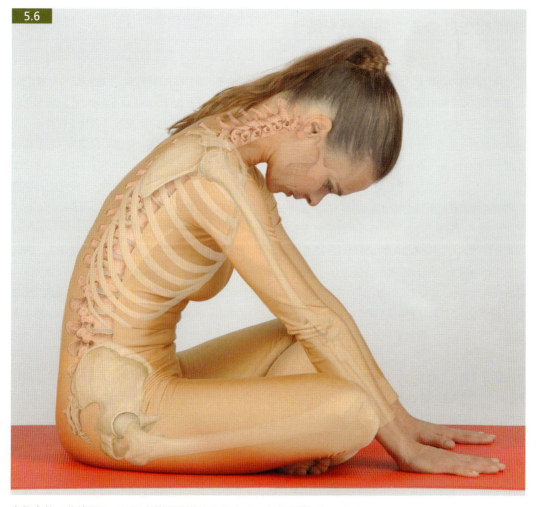

5.6

脊柱全体の曲線張力。とくに腰椎と頸椎がむらのないC字曲線になっている。

5　前屈：伸展張力を解く

あらゆる前屈時の予防措置として有効なのが、縦方向の均等な曲線張力である。これは頭部と骨盤の両極から始めてコントロールしていく。極をそれぞれ引くことだけが、屈曲を本当に脊椎ひとつずつに伝え、脊柱をひとつのユニットとして動かす方法である。縦に引かれると、靭帯構造を介して脊椎全体が運動刺激を受ける。こうして動きが伝わることで、各部位が過剰に開く恐れはなくなる。曲線張力の中で

は、前屈が自ずと程度を加減する。

もし、よくしなる棒を折り曲げようとするならば、両端をつかんで曲げていくだろう。真ん中を持って引いたり押したりはしない。真ん中を押し込んでしまうと、均等な曲線張力ではなく、過剰なたわみ張力でこの個所が折れ曲がる。背部のC字曲線も同じである。

詳しい解剖学：筋肉

頭部極を丸める：深頸筋を使う

腹側が内にへこんだ能動的なC字曲線は、深頸筋を含む腹側の筋連結全体が短縮性収縮している状態である。腹側の筋連結は、前方でC字曲線を支えて等しく分散させる。張力の度合いは、C字曲線の湾曲度と重力の作用による。強い収縮が必要な場合もあれば、軽く寄せるだけでよい場合もある。

典型的な慢性の不良姿勢では、顎が出て、首がハゲタカのように突き出ており、頸筋や項筋が基本的な正しいバランスをとることができない。後方の伸展張力が過剰で、前方の筋緊張が足りない。たとえば胸鎖乳突筋は、耳のすぐ下方、側頭骨の乳様突起に付着する。ここの深層に頭関節がある。頭部が直立している場合、胸鎖乳突筋は頭部を前方へ丸め込む働きをする。これによって、同意を表すうなずき運動や、頭での壮観なレンガ割りテストまでが行われる。ハゲタカの首では、元々前方運動をしていた同じ筋肉が頭部を後方の項部へ引くようになる。頭部をうなずかせる筋肉が、不良姿勢のためだけに項部を折り曲げる筋肉に変わってしまう。

頸椎の直立にもっとも大切な筋肉は、深層の頸長筋である。この筋には特別な注意を払い、定期的にトレーニングしたほうがよい。これこそが頸部を直立させる筋肉である。頸長筋は頸椎を前方から支えることで前彎を抑える。上部の頭関節（環椎後頭関節）を丸める刺激は、下方の頸長筋に伝わる。すると、この筋は頸椎を丸める動きをひとつひとつ協調させ、長いC字の上カーブを作る。

斜角筋群も言及しておくべき筋肉である。胸郭を吊り下げる筋肉の手綱として、肺尖の呼吸の章ですでにとり上げた。頭部と頸部がきちんと直立している場合、斜角筋群は上部肋骨を前上方へ持ち上げる。上部肋骨が沈み込んでいれば、この筋は短縮し、頸部をつねに引いて前彎させる。C字曲線を作ると、斜角筋群は失われた長さを取り戻す。最初に提示した主張「屈曲は直立を助ける」は、頭部、頸部、項部を協調して丸めることで証明される。

トレーニングの目的：曲げた脊柱 ― 均整のとれた C 字曲線

5.7

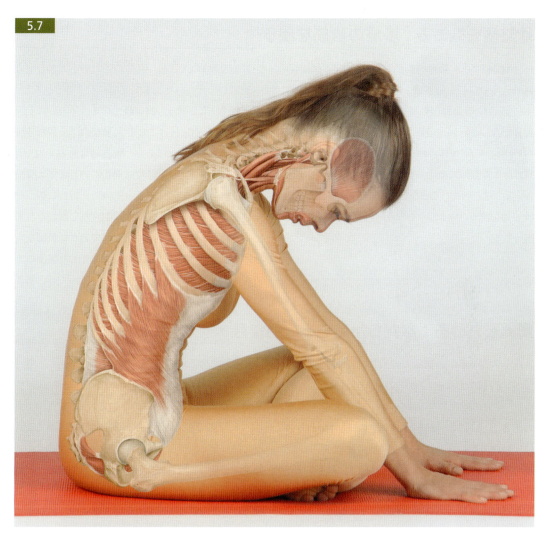

＜筋肉＞　腹側の連結全体の筋張力を活性化させる。口輪筋、椎前筋、肋間筋、太陽神経叢、深腹筋、骨盤底。

骨盤極を丸める：多層の腹筋を使う

骨盤が動くと、腹部も動く。骨盤を屈曲しながら丸め込んでいくと、骨盤底と腹筋が強く収縮し、同時に腰部の伸筋が弛緩して長くなる。この基本的な連係がないと、シットアップの腹筋トレーニングでぶ厚い圧縮パッドが作られる。前方を緊張、後方を延長させる骨盤の丸め込みを行わない場合、下腹部はふくらんで、内にへこまない。骨盤が後傾しても縦軸張力を使った動きがないならば、腹部はだらしなく出っ張る。

骨盤を丸めていくと、腹筋の張力が下方から上方へ連続して作られる。まず恥骨を高く巻き込んで、下腹部をへこませる。臍は後退する。それから上腹部へと上がっていく。ここで大事なのは、異なる腹筋層が協働することである。腹直筋は脊柱を丸く前屈させる筋肉だが、単独では働かない。まずは腹横筋と腹斜筋が腹部をしっかり引いて、脊柱に近づけなければならない。腹筋に基礎張力を作るのが先で、それからはじめて丸め込むのである。腹部が引き締められていないと、腹直筋は丸く出た腹部の上方で胸骨を屈曲させる。

胸郭を丸める：なだらかにそった肋骨弓

前へ向かうC字曲線は、伸展して張っていることが多い腎臓あたりをゆるめるのを大いに助ける。さらに、後方の呼吸スペースを開き、浮遊肋骨を本来の後下方へ運ぶ。腎臓あたりに伸展張力があるのは、力みのない直立に必要な脊柱の縦軸張力が機能していない表れである。C字曲線では、最初に極、それから胸腰移行部に意識を向ける。ここは、抵抗と過剰な伸展張力の場所である。

身体の前方には太陽神経叢が存在する。体幹の中央にあるこの刺激センターでは、腹筋と肋間筋が放射状に走行している。骨盤底筋と深頸筋が活動して曲線張力が作られると、太陽の刺激センターもまた短縮性収縮し、曲線を中央からまんべんなく整える。体幹の中央である上腹部にもうひとつの刺激が加わる。

ヨーガでは、前屈は「消化」の火を燃やし、第3チャクラを活性化するといわれている。上腹部の様子を感覚的にもイメージ的にもよく伝える表現である。上腹部で覚えておくべきことは、「まずはなだらかにそわせて、それから曲げる」ということである。そわせずに曲げてはいけない。筋肉から見ると、腹斜筋は腹直筋よりも先に働く。経験から見ると、腹直筋より先に腹斜筋を単独でコントロールしようとしてもあまり効果はない。臍を内へ引き、これに「まずは肋骨弓を広げ、下方と脊柱のほうへ入り込ませて、浮遊肋骨を後方で広げる」というイメージを加える。すると、ほぼひとりでに正しい反応が起こる。腹部は「寄ってへこみ」、それによって呼吸が体側と腎臓のあたりに流れる。ふだんとは異なる個所に呼吸が満ち、癒しとなって、C字曲線の張力の中でしばらく呼吸を保つことができる。

トレーニングの目的：曲げた脊柱 ― 均整のとれた C 字曲線

トレーニング：脊柱――全体の屈曲

感知トレーニング――頭部のシットアップ：胸骨を溶け込ませる

目的： 上部の頭関節から始めて前屈を協調する。頸長筋のパワーを作る。

スタート： 仰臥位。両足は楽に立てて置く。項部はゆるめ、後頭部を片手に乗せる。顔面は床と平行にし、もう一方の手は胸骨に置く。

アクション： 頭部から肩のあたりに屈曲を伝えていき、床から持ち上げる。座位に向かってロールアップするイメージ。

- 骨盤底-下腹部の刺激を利用して骨盤をやさしく後方へ回し、仙骨をしっかり床につける。脊柱が下方の踵のほうへ引かれるのを感じる。頭部は最初は直立位に整えるだけにする。項部を気持ちよく伸ばし、舌骨を後上方へ引く。顎は沈むが、咽喉に押しつけない。

- 次に頭部をゆっくりと床から持ち上げる。項部が長くなり、頸筋の張力が深層でも浅層でも高まる。咽喉は自由なままで、鼻歌を歌ったり話したりできるようにしておく。頸椎がたわんで「エレガントな馬の首」になる。

- 同時に胸骨が胸郭に沈み、やや下方の臍のほうへ向かう。顎と胸骨の間には卓球のボールくらいのスペースを残す。胸に置いた手で胸骨が内に溶け込むのをアシストしながら、やさしく下方へ押す。前方の肋骨はしなやかに寄り集まる。

- 肩甲骨の先端が床から離れないところまで巻いていく。

- 床に戻るときは、頭部を一気に落とさない。先ほどと逆の順番で、脊椎ひとつひとつを戻していく。

- 胸椎を下ろしたら、十分に伸ばした項部を横たえる。頭部はまだ丸めておく。このとき頸筋には伸張しながらブレーキをかける力が必要になる。

- 最後に、項部を長くしたまま頭部を下ろす。

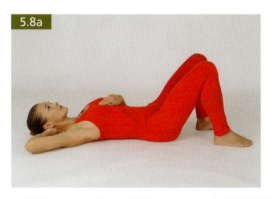 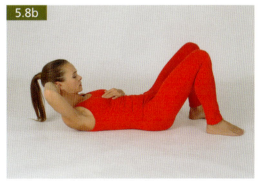

＜感知トレーニング＞　頭部のシットアップで胸骨を溶け込ませる。a）仰臥位で項部をゆるめる。b）頭部を持ち上げて、長い C 字のカーブを作る。胸骨は胸郭に溶け込むように沈ませ、顎と胸骨の間にスペースを残す。

317

5　前屈：伸展張力を解く

可動性トレーニング──胸郭の可塑性：らせん状に丸める

目的：胸郭の可塑性を促進して、背部の構造を伸張する。

スタート：あぐらで脊柱を直立させる。場合によっては骨盤を起こすためにクッションに座る。片手を胸骨に、もう一方の手を大腿に置く。

アクション：

- 頭部かららせん状に丸めていく。膝のほうへ頭部を回して傾ける。頸部は脊椎ひとつひとつを曲げて、C字の上カーブを作る。胸骨が沈みながら溶け込んでいくので、手でアシストして後方の脊柱のほうへ導く。前方の胸郭はやわらかく内にへこむ。支持手のおかげで肩甲骨は安定して広がり、その下で同側の肋骨が後上方へすべって開くのが感じられる。また、肩甲骨と脊柱の間が気持ちよく伸張するのが感じられる。
- 今度は骨盤を丸め込む。骨盤底と腹筋に張力をきかせ、腹部をへこませて平たい弧を描く。
- 両側を何度かくりかえす。らせん状に丸めるときに息を吐く。それからポーズをキープし、そのまま呼吸する。呼吸のスペースが開いたのを感じる。

応用：回りながら、前頭が膝につくまで丸めていく。

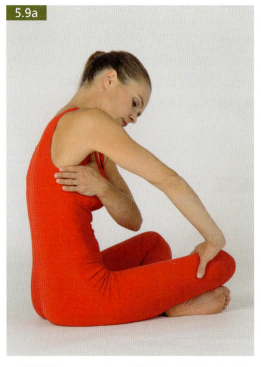 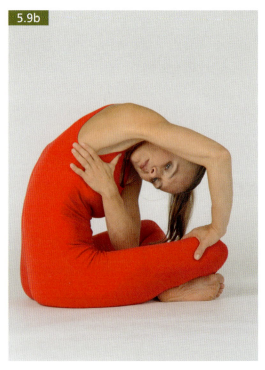

＜可動性トレーニング＞　胸郭をらせん状に丸める。a) あぐら。右腕で支え、左腕で胸骨や肋骨を補助する。b) 頭部を膝のほうへ回して傾ける。胸郭をらせん状に丸める。

トレーニングの目的：曲げた脊柱─ 均整のとれた C 字曲線

安定性トレーニング──橋のポーズ：脊椎をひとつずつ戻す

目的：丸め込んだ脊椎ひとつひとつをしなやかに戻していく効果的なトレーニング。何分かけてスローモーションで行い、脊柱の分節が動く感覚を育てる。さらに、「骨盤ループ」を丸め込む刺激と、太陽の刺激センターからの追加刺激を併せてトレーニングする。

スタート：仰臥位。両足を骨盤の近くに立てて置く。腕は力を抜いて体幹の横に置く（写真では両腕は頭上に）。項部はゆるやかに長くする。

アクション：
- 両足には脚の自重だけをかけた状態で、骨盤底を活性化する。尾骨を糸で引かれたように前方へ動かし、左右の坐骨結節を近づける。骨盤に丸め込みの繊細な刺激が生じ、腰仙移行部が開き、腰部がかすかに延長する。力をゆるめると、骨盤が前方へ振れ、腰椎が通常の前彎に戻る。何度もくりかえす。
- 骨盤底を使って下腹部を活動させる。丸め込む刺激を強め、恥骨をやや高く巻き上げて、仙骨と腰部を床に沈める。その他の個所には力を入れず、足には自重だけをかける。張って、ゆるめる動きをくりかえす。
- ゆっくりとさらに上方へ丸めていく。このとき、足から床にかかる圧力を高めて支えにする。5つある腰椎がひとつずつ前彎を解かれていくのをイメージする。下部肋骨に達し、上腹部に張力が行き渡り、肋骨弓が広がりながら腹部になだらかにそう。胸椎を丸めていき、肩甲骨だけを床に残す。
- 最終肢位をキープする：骨盤はやや丸まった状態を維持する。股関節が伸展しており、鼠径部と腰部が長くなっている。恥骨は高く引かれ、膝から大腿は触角のように股関節から伸びている。骨盤底と下腹部は活性化したまま。殿部にも張力がきいているが、痙攣のように引きつらない。項部には力が入っていない。
- 元の姿勢に戻っていくには、「溶け込んだ胸骨」から始める。上部肋骨と胸骨をやわらかく胸椎のほうへ沈める。肩の広がりを保つ。腎臓あたりの長さと広がりを失わないよう注意する。骨盤はやや丸まった状態を最後までしっかり保つ。仙骨を先に床につけ、それから寛骨。すべての張力を解いて、背部の感覚をトレーニング前と比較する。

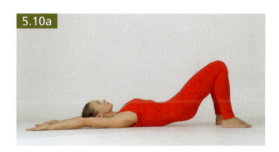

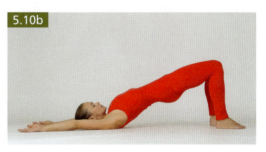

＜安定性トレーニング＞　橋のポーズ。a) 脊椎をひとつずつ丸め、戻していく。b) 最終肢位：橋のポーズ。脊柱過前彎にならず、十分に長くなる。

5　前屈：伸展張力を解く

動的トレーニング——ロールダウン：3つの大きな刺激センター

目的： 3つの刺激センターを短縮性活動させる。腹筋と背筋を連係させ、前方に力を与え、後方を解放する。

スタート： 直立座位。足は立てて置く。両手で膝をかかえ、肘を開いて肩を広げる。

アクション：

- まずは縦軸張力。骨盤から丸めていく。腰仙移行部が開き、その先の腰椎が下方から上方へひとつずつ屈曲する。頭部からの反対張力を強めて長くする。胸骨はまだ直立している。
- 骨盤と腰椎を丸め込んだまま体幹を後方へ移動する。頭部と頸部は屈曲してC字の上カーブを作る。ここで太陽の刺激センターから刺激を加える。息を吐いて、肋骨弓を体側にそわせる。明らかに上腹部の張力が増し、臍が内・上方へ吸い込まれる。
- バランスよく丸くなったこの座位姿勢から、ゆっくりと後方の床のほうへ丸まっていく。肩と頭部はまだ空中に残す。ここで止まる。腹部は平たくなっているか？　腹部の張力がきいていてもきちんと呼吸ができるか？　呼吸は体側に流れているか？　肩は力まず広がりを保っているか？
- 脊椎ひとつひとつを下ろしていく。最後に頭部を下ろして長い項部を作る。完璧な頸筋のコントロールである。最終的には床に平たく横たわる。

応用：（頸椎に問題のある場合は行わない）

- バランスよく背部を丸めながら、ゆっくりと肩の上方へ丸まっていく。下肢を後方の頭上へ伸ばし、鋤のポーズになる。能動的にC字曲線を作り、骨盤底と腹部に張力をきかせ、体側と背部で呼吸する。
- 鋤のポーズで膝を曲げ、両手で膝窩を持つ。そこから座位へロールアップする。

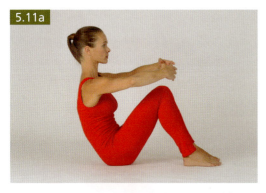 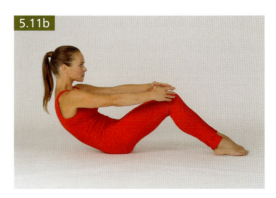

＜動的トレーニング＞　ロールダウン：口、骨盤底、太陽神経叢の3つの刺激センターを使う。a) 骨盤から丸めていく。b) 太陽の刺激センターを利用して肋骨弓を体側にそわせる。

トレーニングの目的：曲げた脊柱 ― 均整のとれた C 字曲線

日常トレーニング──身をかがめる：縦軸張力と曲線張力

目的：背部の感覚を意識しながら身をかがめる。

スタート：立つ。拾い上げる物を正面の床に置いておく。

アクション：紙など何か軽い物を拾い上げる。そのときの様子を観察する。下腹部に支持力を感じるか？　背部は縦軸張力でゆるやかにバランスよく丸まっているか、それとも腰椎が後方へ突き出ているか？　膝と股関節は必要なだけ曲がっているか？

応用：状況によっては背部をまっすぐにしたまま縦軸張力をしっかりきかせて物を拾ってもよい。あるいは、背部を軽く丸めて曲線張力をきかせる。または、ダンサーのように脚も背部もまっすぐなまま身体を折って脚の後面を強く長く伸ばす。

注意！　重い物を持ち上げる、しばらく前かがみの姿勢でいる、椎間円板疾患がある場合は、上記のようにさまざまに身をかがめるのは控える。その際は背部の基本ルール「脊柱はまっすぐ、脚は曲げて、重い物は骨盤の近くで持ち上げる」が適用される。

321

トレーニングの目的──
背部はまっすぐなままで前屈：自由な股関節屈曲

コーディネーション

股関節：腰椎に動きを伝えずに屈曲する

重要ポイント
- 脊柱は伸展して弧を描く形状を維持し、ゆるやかに腰椎前彎している
- 骨盤は脊柱過前彎にするイメージで回す
- 臍は持ち上げて、腹部に沈ませない
- 脚の後面と内転筋が強く伸張するのが感じられる
- 腰部が曲がりそうならば膝を曲げる
- 坐骨結節の間隔が開く。ここに動きと弛緩が流れ込む

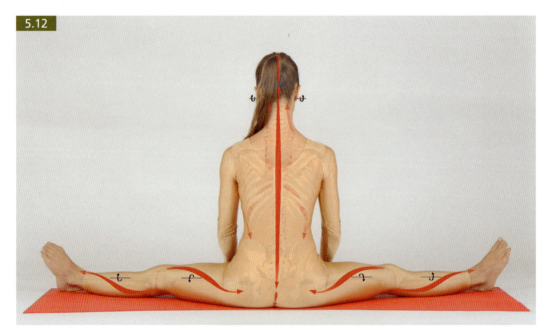

5.12

＜コーディネーション＞　股関節の前屈。背部がまっすぐな開脚座位（ウパヴィシュタ・コナーサナ）。重要ポイント：背部をまっすぐにしたまま股関節の屈曲力をトレーニングする。腰椎には屈曲の動きを伝えない。脚の後面の筋肉が短縮していたり股関節の外旋が足りなかったりすると、腰椎が曲がってしまう。

ポーズ例：開脚座位

開脚座位。骨盤と脊柱が直立しやすいよう、両手を骨盤のやや後方で床に置く。

まずは膝関節を伸ばしたまま、まっすぐに座ってみる。前方の大腿筋を緊張させ、膝窩を床のほうへ押す。踵を伸ばし、足趾を天井へ向ける。骨盤は後傾させない。反対に、脊柱過前彎にするようなイメージで、前方の大腿のほうへ骨盤を回す。臍は前上方へ向かう。脚の後面と内側が強く伸張するのが感じられる。異なる細やかな動きをこのポーズに加える。4つのバージョンを紹介する。

1. 膝をリズミカルに屈曲・伸展する　臍を持ち上げたまま、膝をリズムよく曲げたり伸ばしたりする。股関節の可動性、後方の脚筋の長さによっては、腰椎を後彎させずに膝を完全に伸展できない。この場合、いくらか膝を屈曲して、可動域を調べる。膝を曲げて股関節の可動性がよいときに、骨盤をやや前方へ傾けて回す。次に膝を伸展する際、そのまま骨盤の位置を保つことができるか観察する。伸張が強まる。

2. 丸めてC字曲線、前方へ回してまっすぐな背部を作る　横軸を中心に骨盤をブランコのように動かして、臍を腹部へ沈ませ、また持ち上げる。腰椎を曲げたり伸ばしたりする。骨盤を丸め込むと腰椎がC字曲線に、前方へ回すと前彎になる。骨盤底を含む骨盤下口がリズミカルに開いて閉じる。

3. 骨盤の回転と脚の回旋を組み合わせる　バージョン2と同じように骨盤を前後へ回す。今回は股関節で脚の外旋・内旋を加える。骨盤を脊柱過前彎のほうへ動かすときに、股関節で脚の外旋を強める。C字曲線のほうへ動かすときには、脚を内旋の方向へ回す。これによって、寛骨と大腿の回転運動と反対回転が行われ、股関節のねじれを感じることができる。

4. 縦軸を中心に骨盤を内・外らせんへ回旋する　片手を寛骨にあてる。この寛骨を内らせん・外らせんへ交互に回す。臍は持ち上げたまま。

内らせん：寛骨を内旋へ回し、臍のほうへ弧を描くようにする。同側の坐骨結節がやや床から浮き、会陰から遠ざかる。大腿はいっしょに内側へ回さない。反対に、少し外側へ向かわせる。効果：同側の内転筋の伸張がさらに強まる。

外らせん：寛骨を外下方へ回す。坐骨結節が床に戻り、骨盤が左右対称に直立する。強くなっていた内転筋の伸張がやわらぐ。

メディカルエラーパターン

股関節の屈曲で、腰部まで曲がってしまう

杖のポーズ（ダンダーサナ）：長座位で開脚して、または脚を平行に伸ばして座る。問題は、その姿勢で骨盤を起こして背部をまっすぐにして座れるかである。手の支えはできるだけ少なくする。

後方の大腿筋の抵抗が大きいと、骨盤が後傾し、円背になる。腰伸筋の力が足りず、抵抗に負けてしまう。この場合、補助具を使わなければ、ヨーガで典型的な座位の全体屈曲を行うこともできない。

腰椎の屈曲自体はわるいことではない。しかし、トレーニングの目的が脚の後面の伸張ならば、腰部が曲がって効果が薄くなることは避けたいだろう。これは日常でも同じで、腰部を曲げずに股関節を深く屈曲しようとする場面は多くある。たとえば、身をかがめ、腰部を安定させて荷物を持ち上げるなどの動作である。股関節を大きく柔軟に曲げるには、後方の股関節筋と脚筋がしなやかに長くなることが欠かせない。

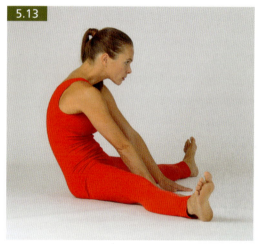

5.13

エラーパターン：股関節が曲がらずに円背になっている。後方の大腿筋が短縮しているため、骨盤を前傾できない。

トレーニングの目的 ― 背部はまっすぐなままで前屈：自由な股関節屈曲

メディカルテスト

股関節の屈曲・回旋可動性はどのくらいあるか？

仰臥位になり、片脚を曲げて胸郭に引き寄せる。この股関節の受動的な屈曲力をテストする。もう一方の伸ばした脚はそのまま床につけておく。曲げた大腿の回旋位を変え、それぞれどのくらい股関節が曲がるかを探りあてる。

- 引き寄せた大腿を外旋させて、股関節を屈曲する
- 引き寄せた大腿を中間位に持ってきて、股関節を屈曲する
- 引き寄せた大腿を内旋させて、股関節を屈曲する

外旋時の最大屈曲は100-110°になる。内旋位ではたいてい、挟み込みの感覚、いわゆる股関節インピンジメントが生じる。股関節症の場合は、90°曲げたあたりですでに痛みが現れる。大腿の内旋時はこの傾向が強い。

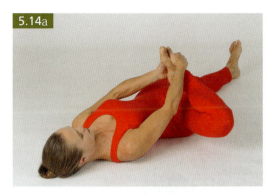 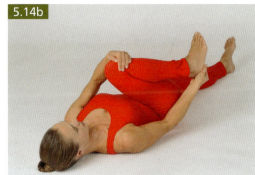

メディカルテスト：股関節の屈曲可動性はどのくらいあるか？　a) 大腿の外旋。b) 大腿の内旋。

5 前屈：伸展張力を解く

> **後方の股関節筋はどのくらい伸張できるか？**
>
> ヨーガで典型的な膝を伸ばした前屈が可能か調べるには、以下の2つのテストがある。
>
> 1. 長座位（図5.15）でテストする。または仰向けになって片脚をまっすぐ垂直に上げる。これで大腿の後面が伸張する。腰部が曲がらずにこの姿勢がとれるか？ ポイントは腰椎のあたりがくぼんだままになっているかどうかである。もしできていれば、後方の大腿筋は長く、伸張力がある。
>
> 2. 股関節の深層外旋筋の最上部である梨状筋の追加テスト：脚を牛の顔のポーズ（ゴムカーサナ）にして座る。両脚を逆Ｖ字の形に曲げ、両膝をなるべく重ねる。骨盤は直立を保てるか、それとも後方へ傾くか？ これで梨状筋が長くなるかを調べる。梨状筋がひどく短縮していると、骨盤は後方へ傾き、後方の局所、殿部の深層に強い伸張痛も感じられる。左右の脚を交代し、両側をテストする。

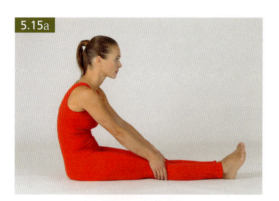
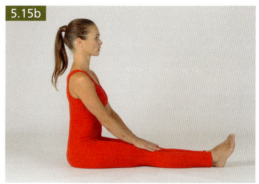

メディカルテスト：後方の股関節筋はどのくらい伸張できるか？ ダンダーサナ。座位の前屈の開始肢位。a) 後方の股関節筋が短縮している。b) 後方の股関節筋に伸張力がある。

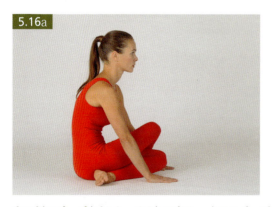
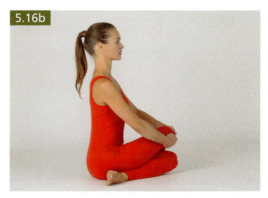

牛の顔のポーズ（ゴムカーサナ）で座る。a) このポーズで座ると、骨盤が後傾する。梨状筋が短縮している。b) 正しい姿勢。

詳しい解剖学：骨、関節、靱帯

寛骨の内旋：坐骨結節が動く

股関節の硬いひとは、たいてい屈曲と伸展の両方に不足が生じている。具体的にいえば、座位で骨盤が後傾して円背になるのと、立位や歩行位で伸展が不足して脊柱が過前彎に圧縮するのは、たいてい根が同じなのである。

協調した股関節の屈曲は、丸い動きで行われる。ポケットナイフのようにぱたんと折りたたまれるわけではなく、回旋と組み合わさっているのが見た目でも感覚でもわかる。大腿と寛骨、すなわち骨頭と関節窩がそれぞれしなやかにねじれて屈曲する。大腿は曲がりながら外側へねじれて外旋する。これは膝蓋の動きで見てとれる。寛骨は内側へねじれて内旋する。こちらでは坐骨結節が移動する。坐骨結節の開きは、寛骨の内らせん運動を表している。正面から見ると、内らせんのときの寛骨は臍へやや近づく。こうして寛骨が曲がりながらねじれて内らせんへ向かう動きは、深く身をかがめる姿勢でごく自然に起こる。聖杯の形をした骨盤は、下方が開いて上方が狭まる。自然出産や切除手術で身をかがめる姿勢になるのは偶然ではない。

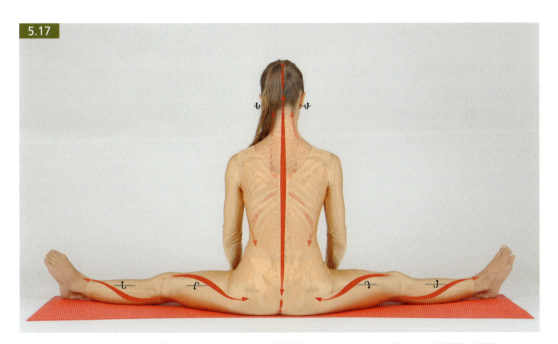

<骨> 寛骨の内らせんと大腿の外らせんによって、股関節はねじれながら屈曲する。球関節の機能にふさわしい動きである。股関節はポケットナイフのように折りたたまれない。

メディカルアドバイス

ヨーガで股関節の屈曲を楽にする方法！

奥の手を使う。指を坐骨結節の下に入れ、後外側へ引く。後方が長くなって屈曲しやすくなり、前方の鼠径部にスペースができる。関節窩がらせん状にしなやかに回って、前方のやわらかい部分があたらなくなる。骨盤底の硬直に効く。

股関節を深く曲げようとしたときに鼠径部が狭い場合には、もうひとつの裏技がある。母指か小さく硬い円筒状の物を鼠径部にあて、身をかがめる。大腿骨頭が沈み、寛骨が上方へ回る。増えた鼠径部のスペースが股関節で小さなテコの役割をし、骨頭が下がりやすくなり、関節窩が上がって大腿から遠ざかる。

股関節は蝶番屈曲でなく、らせん屈曲する！

股関節の屈曲を高める最短かつ最適な方法は、片側の股関節のみをらせん屈曲することである。面白いことに、もう一方はまったく筋肉を伸張していなくても、その後、左右ともに前屈するのがとても楽になる。

ヨーガやバレエで片足立ちになり、もう一方の脚を高く上げているとき、骨盤は左右対称になっていない。支持脚側が低く傾き、遊脚側が高くなっている。遊脚側の寛骨は内らせんへ向かい、臍のほうへ弧を描いて動く。一方、曲げた大腿は外旋している。

これの反対を考えると、可動性の原理がわかりやすい。骨盤が左右対称であったり、遊脚側が下がっていたりすると、前方で曲がっている鼠径部が挟み込まれた状態になる。股関節の屈曲は不必要な制限を受ける。

トレーニングの目的 ― 背部はまっすぐなままで前屈：自由な股関節屈曲

詳しい解剖学：筋肉

後方の股関節筋群：過前彎方向への自由な動きを妨げる

　自由な股関節は、前方へも後方へも開くことができる。前方が開けば、脊柱過前彎にならずに股関節がなめらかに伸展し、後方が開けば、腰椎が曲がることも鼠径部が挟み込まれることもなくスムーズに股関節を屈曲できる。

　股関節の伸展と屈曲に関する問題は、どちらか一方ではなく併せて現れることが多い。たとえば伸展が不足していると、骨盤は一歩ごとに脊柱過前彎のほうへ向かって前傾する。すると、後方の股関節筋は支持筋に変わり、骨盤が倒れないように働くことになる。

　イメージしやすくいうと、坐骨下腿筋は前傾する骨盤を坐骨結節で固定しようとする。殿筋は骨盤を直立させるために過剰に働く。梨状筋は硬直し、骨盤底後部は力をなくして過伸張される。あるいは他の筋肉と戦って、やはり硬直してしまう。要するに、バランスのとれた歩行パターンのためには、股関節まわりの複雑な筋肉が伸展にも屈曲にもしなやかに動かなければならない。

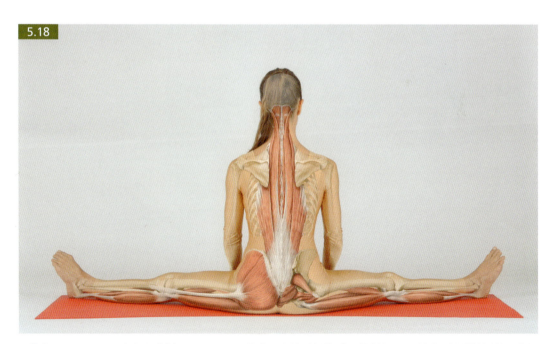

5.18

<筋肉>　バランスのとれた歩行パターンには、後方の坐骨下腿筋群の伸張力、また前方の股関節屈筋の伸展力が必要である。骨盤の右図：股関節の深層外旋筋と骨盤底。左図：殿筋群。

坐骨下腿筋群：後方の大腿筋を伸張する

ヨーガの前屈の多くでは、脚の後面を強力に伸張させる。股関節を直角に曲げ、膝関節を伸ばし、背部をまっすぐにする。後方の大腿筋の伸張力には、遺伝学、個人の体質、性差、日常動作といったさまざまな要素がかかわる。ヨーガインストラクター、ダンサー、体操選手は最終可動域での伸張を行う機会が一般より多い。

解剖学のテキストによると(Kapandji, 1985)、股関節と膝関節がともに90°曲がっているときには、すでに坐骨下腿筋が伸張している。そのため、ただ椅子に座っているだけで骨盤は後傾しようとする。背部をまっすぐにして椅子に座るには、腰伸筋にいくらか力をかけ続けなければならない。座位で脚を伸ばし、背部をまっすぐにしたヨーガの全体前屈であれば、坐骨下腿筋には一般的なひとの数倍の伸張力が必要になる。これではおよそ前屈は不可能である。その場合、まずは身体を直角にしてトレーニングする。脚を伸ばし、脊柱を垂直にして座る。床によって安定した支持面が得られ、重心は低くなる。両手を床に置いて身体を支え、伸ばした脊柱を前方へ向けて斜めに倒しておくことができる。

トレーニング：股関節の屈曲——
腰部は曲げずになめらかに股関節を曲げる

感知トレーニング——股関節の屈曲：らせん状に立体的に可動化する

目的： 外旋させた股関節を曲げる。寛骨と大腿を回転と反対回転させる。股関節が三次元にねじられる。前屈が苦手なひと向けのトレーニング。腰部が気持ちよく弛緩する。

スタート： 右を下にした側臥位。左脚は股関節を90°曲げておき、膝を力まずに曲げてボールに乗せる。足の内側は床に触れる。左手を寛骨にあてる。

アクション：

- 側臥位から腹側のほうへ転がる。このとき、ボールの上の膝を前方へ押し出す。膝はボールで足よりも高い位置を保つ。以上で股関節が外旋する。大腿は関節窩からいくらかせん状にねじれる。寛骨は内らせんへ弧を描き、坐骨結節は会陰から離れる。手でアシストして、寛骨を前方の臍のほうへ回す。できるかぎり腹側へ転がり、股関節の内転筋がさらに伸張するのを感じる。
- 側臥位へ戻る。膝はボールに乗せたままで、上側の寛骨を今度は外らせんへ動かす。坐骨結節が会陰に近づく。
- 前後の動きをくりかえす。楽しんで転がる。
- 最後には驚くような効果が得られる。片側を何分か動かしたあと、両脚を伸ばして仰向けになり、左右の股関節の伸展力を比べる。鼠径部はどのくらい開いて感じられるか？　左右の殿部、腰部はどのくらいしっかり床につくか？

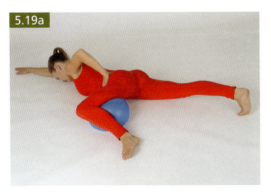 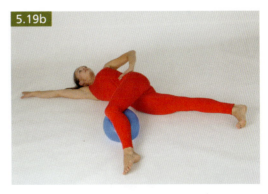

＜感知トレーニング＞　股関節の屈曲。らせん状に立体的に可動化する。a）上側の寛骨を内らせんへ回し、膝を前方へ押し出す。関節窩と骨頭をねじりながら股関節を深く曲げる。b）上側の寛骨を戻して、骨盤を対称にするか、外らせんへ回す。それに合わせて大腿の外旋が減っていく。

可動性トレーニング——レッグストレッチ：脚を高く上げて、さらに運ぶ

目的： ここでは脚から股関節を屈曲する。骨盤は安定を保ち、腰椎はいっしょに曲げない。後方の股関節筋・脚筋を伸張する。立位や座位の前屈の準備に向いている。

スタート： 仰臥位になり、片脚を軽く膝を曲げて高く上げる。もう一方の脚は最初は曲げておき、足を床に置く。腰椎の下方には小さな空気の隙間を残す。弾力があって柔軟なセラバンドを使うと行いやすい。上げた脚の足底にセラバンドをかけ、両手で引いて張り、上腕を横で床につける。

アクション：

- 軽く曲げて上げた脚を、セラバンドを使って頭部のほうへ揺らしたり戻したりする。脚を能動的に動かさない。坐骨結節のあたりがかすかにゆるむことに注目する。
- 次にバンドの張力に抵抗しながら膝を伸ばし、また曲げる。膝の伸展時は脚を中間位にしておき、屈曲時には大腿の外旋を強める。
- 膝を伸展するときに、脚をやや頭部のほうへ引き寄せると、股関節の屈曲が強まる。坐骨下腿筋の伸張が、踵から坐骨結節まで徐々に高まっていく。膝を伸ばしていられるかぎり脚を上げていく。まずは膝の伸展、それから股関節の屈曲。
- 踵を天井のほうへ押し出す。セラバンドの抵抗に反しながら、伸ばした脚をゆっくりと下げていく。このとき、腕は少しだけ持ち上がっている。バンドの張力を利用してまた脚を上げる。何度もくりかえす。
- 最終肢位では、最大伸張を静的にキープし、もう一方の脚をゆっくり伸ばす。伸張しながら息を吸うと、かすかな刺激が加わる。

応用： 難易度の高い回転伸張位。天井へ伸ばした脚を反対側へ回す。骨盤もいっしょに動かし、体幹をねじる。反対側の腕でセラバンドをしっかり引く。脚を上げた側の肩は床に定着させておく。踵から反対側の肩まで、斜めに強く伸張するのが感じられる。

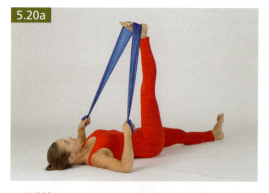 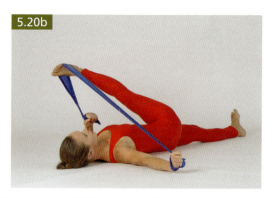

＜可動性トレーニング＞　仰臥位の股関節屈曲。レッグストレッチ。a) 脚を垂直に上げる。b) 応用：骨盤を反対側へ回旋し、体幹を対置して安定させる。

トレーニングの目的── 背部はまっすぐなままで前屈：自由な股関節屈曲

安定性トレーニング──
立位の前屈：背部をまっすぐにしたまま骨盤から曲げる

目的：対称の股関節屈曲で、左右の寛骨が内らせんのほうへ回るのが感じられる。坐骨結節が上方へ動いて広がり、骨盤底と殿部が開き、坐骨結節のあたりの筋肉が伸張する。

スタート：壁かテーブルの正面に立つ。立つ位置は、体幹を前屈して腕を伸ばしたときに壁に触れる距離にする。両手を坐骨結節にあてる。

アクション：

- O脚になるような感覚で膝を曲げる。骨盤から身体を傾け、背部をまっすぐにしたまま前方へ下げる。腰椎は生理的な前彎を維持する。どんどんと股関節を曲げていくと、坐骨結節が上方へ移動し、互いの間隔が広がる。両手でアシストして、坐骨結節を膝窩から遠ざけるように引き上げる。後方の大腿筋、骨盤底、殿部が動きを制御しながら伸張する。上体が水平になるまで前方へ倒していく。
- ここで両手を壁かテーブルにつけ、膝を伸ばしてみる。腰椎を曲げないこと！
- 背部が前彎を保ちながらも完全に長くなるよう伸ばしてみる。坐骨結節はさらに上方へ移動し、膝窩から遠ざかる。
- 直立位に戻る：膝を曲げ、重心を低くする。骨盤底からの刺激をはっきりきかせて坐骨結節を引き寄せ、体幹の下方へ運ぶ。骨盤を丸め込んでC字の下カーブを作る。両手は壁から離し、能動的なC字曲線を保ちながらゆっくりと上方まで脊椎をひとつずつ動かしていく。最後に膝関節と股関節を伸展する。

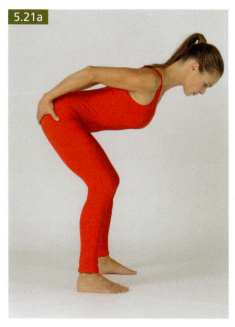
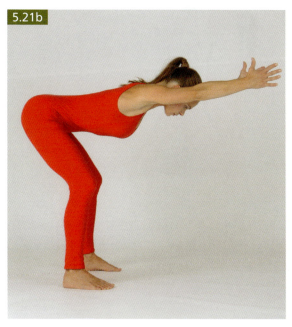

<安定性トレーニング> 立位の前屈。a）両手でアシストして骨盤を傾ける。b）背部をまっすぐにしたまま骨盤から前方へ伸展する。上肢を伸ばして、長いテコを作る（または、手をついて支える）。

333

動的トレーニング――座位の股関節屈曲：骨盤を非対称にして曲げる

目的：殿部、梨状筋、骨盤底をゆるめて広げる。

スタート：床に座り、片脚を伸ばして、もう一方の脚は曲げ、足をできるだけ殿部の近くに置く。曲げた膝を両手でかかえる。

アクション：
- まずは左右の坐骨結節を下にして対称に座る。
- 次に、脚を伸ばした側の坐骨結節のみで座る。他方の坐骨結節を床から持ち上げ、同側の寛骨を内らせんへ向かわせる。このとき、坐骨結節が移動し、殿部と骨盤底が伸張するのを観察する。
- 伸張を強めるため、背部をまっすぐにしたまま前方の伸展した脚のほうへ身体を伸ばす。ペンチのポーズの応用。片脚は長くして、もう一方は曲げたまま引き寄せる。

応用：立てた脚を座位のねじりのポーズのように、伸ばした脚に交差させる。

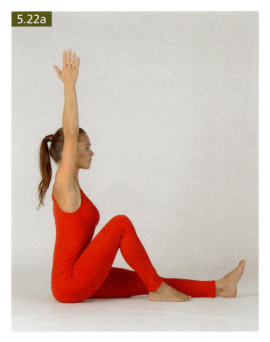 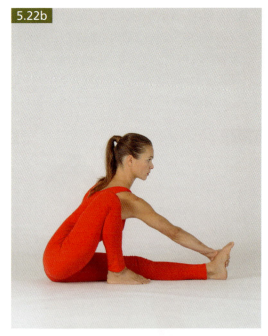

＜動的トレーニング＞　座位の股関節屈曲。骨盤を非対称にして曲げる。a) 開始肢位。b) 右の寛骨を前方へ回し、臍のほうへ弧を描いて向かわせる。下背部を伸ばして、坐骨結節を後外側へ移動させる。

日常トレーニング──椅子に座れればよい……わけではない

目的：股関節と膝関節を直角に曲げて、後方の大腿筋のかすかな伸張を感じる。さらに、背部に対する繊細な感覚を鍛える。座位で骨盤を直立するには、腰伸筋が働くことが欠かせない。

スタート：椅子に座る。このトレーニングでは三角クッションを使う。

アクション：骨盤をまっすぐにした直立座位、骨盤が後傾して楽に丸まった座位、三角クッションを使って骨盤を前傾させた座位をそれぞれ試す。違いに注目する。

- 直立座位：坐骨結節を中心にして座る。後方の大腿筋がかすかに伸張して引かれ、腰部が軽く伸展して張る。能動的に脊柱の縦軸張力を作って、項部を長くし、腰仙移行部を開く。腹筋にわずかな筋緊張が起こるが、呼吸には問題がなく腹部はゆるやかなまま。胸郭は少しだけ前傾し、胸骨は直立している。肩はゆったりと広がり、頭部は軸をとらえながら中心の上方で浮いている。

- 丸まった座位：骨盤が後傾し、坐骨結節の後方に座っている。後方の大腿筋は短縮する。腰椎は不安定に後方へ飛び出る。腹筋の緊張がないため、腹部は縮こまって短縮する。胸骨は沈み込み、胸郭は骨盤のほうへ下がる。肩は前方に丸まり、胸部を狭める。首がハゲタカのように突き出て頸椎が過前彎になり、頭部が前方にぶら下がる。

- 三角クッションを使って前方に曲がった座位：骨盤が脊柱過前彎のほうへ強く前傾している。骨盤底は筋緊張を失い、腹壁はたるむ。腰筋はどちらかというと受動的に活動し、短縮する。感覚が鋭ければ、「まっすぐ」座っているのに脊柱の縦軸張力が極から働いていないことが感じとれる。

5 前屈：伸展張力を解く

トレーニングの目的：
ヨーガの前屈 —— 支配と解放のゲーム

コーディネーション

背部を丸めた前屈——しっかり長さのあるC字曲線

重要ポイント

- 骨盤は前屈の根である。まずここを前傾させる
- その際、背部はできるだけ長く、できるだけまっすぐにしておく。または過伸展にするくらいでもよい
- 最初にできるかぎり脚を伸張させる
- 次にC字曲線を作る。腰椎、それから脊柱全体へと屈曲を伝えていく
- C字曲線が均等に張られるよう注意する。腰椎を開かない

医学的な姿勢分析：開脚立位（プラサーリタ・パードゥッターナーサナ）

開始肢位は開脚立位で、まずは膝を曲げて行う。体幹全体を骨盤からまとめて前傾させる。このとき、骨盤はやや後方へ移動する。最初は股関節を曲げるのは直角までにして、背部を水平にする。両手を殿部の下方にあて、坐骨結節を上外側へ引いて膝窩から遠ざける。膝は曲げても伸ばしても、できるほうでよい。今度は手または指先を床につける。このとき、背部はできるだけ長く、あるいは過伸展にしておく。

次に体幹全体と頭部を下方へ垂らす。骨盤から動かして、ウエスト部を曲げないこと。坐骨結節がもっとも高い位置に来る。股関節は鋭角に曲がっている。会陰のあたりが大きく開く。重力の補助によって脊柱が長く引かれ、ゆるやかなC字曲線になって垂れ下がる。項部に力みはなく、頭頂点がもっとも低い位置に来る。膝は曲げておいても伸ばしておいてもよい。

身体を起こして戻る：膝を曲げ、骨盤底からの刺激を利用して最初に骨盤を直立方向へ回す。背部を伸ばしたまま身体を起こす。

トレーニングの目的：ヨーガの前屈―支配と解放のゲーム

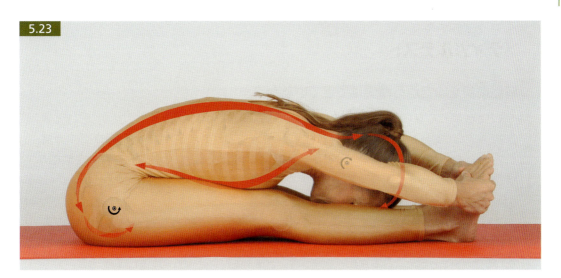

＜コーディネーション＞　脊柱前屈のC字曲線。重要ポイント：まずは背部をまっすぐにしたまま前屈し、後方の脚筋をできるかぎり伸張させる。それから、伸ばしてまっすぐにした背部を大きな波を起こすように丸めていき、縦軸張力のきいた均等なC字曲線を作る。

メディカルエラーパターン

前屈で起こる腰痛は、丸まった背部が原因

　前屈のトレーニングで腰痛が起こることは珍しくない。骨盤が十分に前方へ回らず、むしろ後方に残っているのに、頭部と胸郭が大きなテコの作用で前方へ引かれる場合に腰痛は生じる。

- 腰椎のたわみ張力が大きすぎると、椎間円板にストレスを与える。椎間円板に問題がある場合、前屈位の脊柱が丸まっていると危険なので絶対に注意する。
- 重い物を持ち上げたことによる典型的な腰痛（ぎっくり腰）は、下背部が丸まったまま身をかがめたときに生じる。腰部に問題がある場合は、重い物を持たなくても自重だけで痛みを感じる。
- ヨーガの現場ではよく腕やバンドを使って前屈する。しかし残念ながら、前屈の大元の骨盤から曲げていないことがある。顎が突き出て、胸郭が伸展するが、腰椎には過剰なたわみ張力が働いており、後彎位に固定したまま取り残されている。

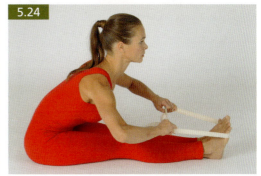

エラーパターン：下背部が丸まり、顎が突き出た前屈。

メディカルテスト

前屈に身をゆだねる準備はできているか？

　子どものポーズ（バーラーサナ）。背部の負荷をとり除いて気持ちのよいこのポーズをとってみよう。まず、正座になる。体幹を骨盤からまっすぐ前方へ傾ける。胸骨は意識して直立させておき、脊柱は軽く過伸展させる。股関節が鋭角に曲がると、寛骨が大腿に接し、坐骨結節の間隔が広がる。次に腹部が大腿について、腰椎が丸まり始める。下方から上方へ脊椎を曲げていき、胸部も大腿につける。前頭を床にあて、頂部をゆるやかに曲げておく。両腕は脚の横に並べる。肩は受動的に前方へ丸まる。上体は丸め込まれ、筋張力が働いておらず、均整がとれて負荷のない受動的なＣ字曲線になっている。このポーズで数呼吸ステイする。背部が広がって呼吸する様子、呼吸が尾骨まで流れる様子、体側、腰部、骨盤底が広がる様子を感じる。

　負荷がなく快適な背部感覚と、他の前屈のポーズを比較する。たとえば開脚立位（p.336）や鋤のポーズ（p.347）など。力みなく丸まり、脊柱が支えられたこのポーズでは、均等な受動的Ｃ字曲線に身をゆだねる感覚が得られる。これによって、他の前屈ではどうか比べられ、最終肢位で受動的Ｃ字曲線を作れるかがわかるようになる。

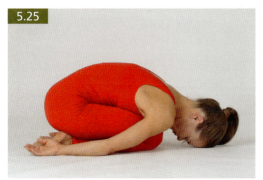

5.25

メディカルテスト：前屈に身をゆだねる準備はできているか？　均整がとれて受動的な脊柱のＣ字曲線。

トレーニングの目的：ヨーガの前屈―支配と解放のゲーム

詳しい解剖学：骨、関節、靭帯

脊柱のたわみ負荷

姿勢が垂直で、脊柱が伸展したゆるやかなS字の形になっていれば、椎間円板は軸をとらえ、圧迫負荷を均等に受けている。これは非常に大事である。脊柱を軸で整えると、負荷が垂直にかかるため、椎間円板ひとつひとつが受ける力は最適に分散される。そのため、多くの民族が水がめなどの荷物を頭に乗せて運ぶ。負荷のかかる場合は、脊柱をできるだけロウソクのようにまっすぐに伸展するのがよいのである。同じことはヨーガのヘッドスタンドにもいえる。ここでも脊柱は軸で整えられる。

前屈の場合、脊柱は垂線を離れる。体幹は骨盤から前方へ傾き、水平に向かう。前方へ倒れた体幹が重力で長いテコとして働くので、腰椎への負荷のかかり方が変わり、負荷がずっと強まる。中でも、脊柱の弱点として知られる最下部の椎間円板が大きな負荷を受ける。鍛えていない背部や問題のある背部では対応しきれない。しかもしばらく前屈を静的にキープしたり、さらに腕も前方へ伸ばしたりすれば、なおさら過酷である。テコのレバー（レバーアーム）が余計に長くなってしまう。

もっともたちがわるいのは、身をかがめるときに背部を丸めて膝を伸ばした姿勢である。場合によっては、その際に生じる負荷力で椎間円板が破損する。

腰椎を丸めてかがむというのは、椎間円板にとっては巨大なたわみ負荷を意味する。中心部が後方へ押されることで、線維輪の後部が引き裂かれ、ゼラチン状の髄核がはみ出すことがある。よく見られる椎間板ヘルニアは、こうした「物を持ち上げる負荷」で生じる。

負荷を受ける姿勢が垂直か、水平か、つまり直立しているのか、前屈しているのかは、脊柱には大きな違いとなる。たとえば水がめを頭に乗せて運ぶ場合、その荷重はうまい具合に脊柱に伝わり、レバーアームはゼロである。ケース入りのビールを身体の近くで持ち、背部をまっすぐにしたまま運ぶのであれば、荷重と脊柱の位置は近い。レバーアーム（身体とビールの距離）はだいたい20 cmになる。上体を前屈させてスーツケースを車のトランクルームに積む場合は、まったく状況が変わってくる。脊柱はトランクルームのほうへ斜めに曲がっており、スーツケースの荷重は垂直に下方へ向かっている。荷重は軸に乗って脊柱に伝わらず、脊柱をテコにして荷重が持ち上げられる。スーツケースと身体によるレバーアームは、50 cm以上になる。たわみ張力が一瞬で高まり、椎間円板にとってはストレスでしかない。椎間円板のリスクを見積もる決め手は、脊柱と重力の関係、そしてレバーアームの長さである。

339

5　前屈：伸展張力を解く

メディカルアドバイス

脊柱屈曲時のたわみ負荷を最小化する方法

　前屈時の脊柱を保護するには、たわみ負荷をできるだけ小さくする。

● 第1の対処として、脊柱をできるだけ軸で整えておく。それには、背部をロウソクのようにまっすぐ、もしくは過伸展にして前屈する。椎間円板に問題がある場合や、リスクが高い場合はとくにこの点に気をつける。背部をロウソクのようにまっすぐにするのは難しい。細かな背部感覚、脊柱の可動性、後方の脚筋の柔軟性が必要になる。

● 対処2は、両手を大腿や床、テーブルに置いて身体を支える。これによって椎間円板の負荷が軽減される。

● 対処3：能動的に長さを作る。能動的に縦軸張力と曲線張力を作ることなく前屈しない。

● 対処4：リズム！　負荷をだんだんと増していきながら何度もくりかえすほうが、難しいポーズでいきなり静的に負荷をかけ続けるよりも行いやすい。

詳しい解剖学：筋肉

背筋群：脊柱を伸張しながら安定させる

　機能的な安定性とは、筋肉が能動的に活動している状態である。靭帯や関節包による受動的な安定もある。背部を丸めて座ったり身をかがめたりするときには、必ず受動的な安定が使われており、いわば靭帯に身体をぶら下げている。筋肉でなく靭帯による支えは、身体にとっては最終手段である。長くこの姿勢を続けていれば、受動的な運動器系のダメージとなり、構造に過負荷がかかる。そのため大事なのは、能動的な筋肉コントロールの原理を理解し、感じて、つねに活用することである。

　能動的に曲線張力をきかせた座位の前屈では、腹筋と背筋で複雑な連係が行われる。背筋は伸張しながらブレーキの役割をする伸筋連結として働き、上体の荷重をゆっくりと下方へ沈めていく。同時に、骨盤底、腹筋、呼吸が協調して活動する。骨盤底は緊張し、腹壁は内に向かって張り、呼気は少し抑えられる。すると、腹腔内の圧力が高まり、腰部の椎間円板の負荷が効果的に軽減する。腹筋連結は、能動的なＣ字曲線を支える力なのである。そして、椎間円板を守る身体自身の力でもある。背部を丸めて前屈すると、後方と前方に曲線状の力が感じられる。後方はブレーキ、前方は保護の力である。まっすぐな背部、もしくは長く伸ばした脊柱過前彎での前屈では、主に後方に力が感じられる。伸筋連結の活動が勝っている。

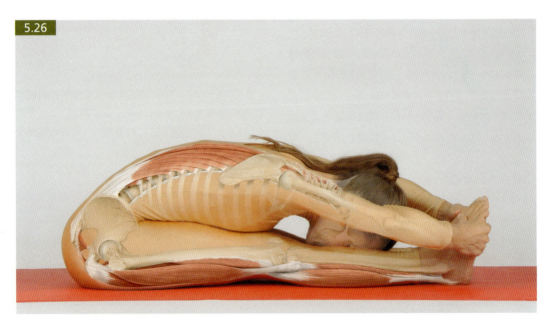

5.26

<筋肉>　前屈における背筋の伸張性活動とコントロールは、靭帯に頼った受動的な安定とは相反する。骨盤底、口輪筋、太陽神経叢の刺激センターによって、背筋は全長にわたって伸張性活動する。

トレーニング：前屈——脊柱を伸張しながら安定させる

感知トレーニング——支えを使って水平に前屈する

目的：立位でテーブルにつかまって水平に前屈するときに、どうすれば適切に脊柱の負荷を減らせるかを感じとる。

スタート：腕が届く程度離れてテーブルか椅子の前に立ち、両手をつけて身体を支える。背部を水平にし、腕を伸ばして背部を長くする。膝は伸ばしておくか、後方の大腿筋の伸張力によっては軽く曲げておく。

アクション：

- まっすぐな背部：頭頂と尾骨をそれぞれ押し出して、脊柱の長さをしっかり作る。骨盤はC字曲線に丸めず、水平か、軽く前方へ回しておく。坐骨結節を膝窩から遠ざける。腰椎は伸展して長くし、浮き上がらせたり過前彎にしたりしない。胸骨は伸ばした上腕の間に深く沈め、項部と胸椎を腕のラインに合わせる。深頸筋と腹筋が筋緊張するので、できるだけ長さを保つ。

- くぼんだ背部：頭部と骨盤の間に縦軸張力を維持しながら、背部の全長を軽く垂れ下げる。腹壁が下方からの小さな支えになる。ほとんどの場合、ここで膝を曲げる必要が出てくる。両手をついたまま、背部の全長にわたって意識的に背伸筋を緊張させる。片手をテーブルから離す。背部を安定させる張力を一瞬もゆるめないこと！　片手だけで支えると、背筋の活動が増すのが感じられる。左右の手を交代する。背筋が強く、背部に問題のないひとは、両手を持ち上げてもよい。

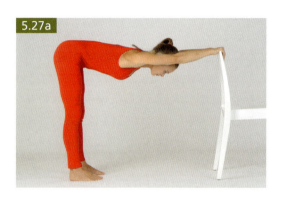

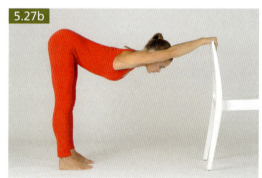

＜感知トレーニング＞　支えを使って水平に前屈する。a）背部をまっすぐにした立位の前屈。b）背部をくぼめた立位の前屈。この姿勢から左右の腕を交互に持ち上げる。

トレーニングの目的：ヨーガの前屈—支配と解放のゲーム

可動性トレーニング——座位の前屈：曲線張力を使った／使わない股関節の屈曲（ジャーヌ・シールシャーサナ）

目的：最初に脊柱の「望ましくない折れ曲がり・たわみ負荷」を感じ、それを回避する方法を試す。注意：椎間円板に問題がある場合は、このトレーニングを行わないこと！

スタート：床に座る。膝を少し曲げて片脚を伸ばす。もう一方の脚はしっかり曲げておく。両手を床につける。

アクション：

- 身体を起こして座る。臍を高く上げると、ほぼ伸ばした脚がたいていさらに曲がり、骨盤が完全に直立する。骨盤を前方、脊柱過前彎の方向へ回してみる。その際、脊柱全体を伸展し、上体をやや前方へ傾ける。そしてまた直立座位に戻る。前屈するたびに深く傾けていく。後方の脚筋の伸張が増したり、弱まったりするのを感じる。

- 次に、よくあるエラーパターンを試す。顎を突き出して項部を過前彎にし、胸椎を伸展しながら前屈する。骨盤はいっしょに動かさず、後方の大腿筋で固定したまま後方に残す。顎と胸部で身体を引いていき、両手も前方へ伸ばす。このときの腰椎を感じる。不快なたわみ負荷が生じているはずである。椎間円板に問題のあるひとは、このトレーニングを行わないこと！

- 今度は正しい姿勢、C字曲線を能動的に作る。頭部と骨盤をそれぞれ長くして、C字の上下カーブを作り、腹筋と骨盤底にしっかりと張力を働かせる。念のために両手を床につけておき、手で身体を前方へ引かないようにする。

- もし身体が非常にやわらかければ（かつ、やわらかい場合のみ）、そこからさらに前屈していき、腹部を大腿につける。長く引かれた受動的C字曲線になり、力みから解放される。

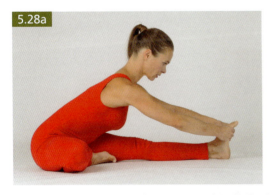 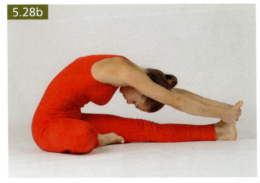

＜可動性トレーニング＞　座位の前屈。a) 縦軸張力を使った股関節の屈曲。曲線張力はきかせず、脊柱を能動的に長くする。b) その姿勢から頭部と骨盤を丸め込んでC字の上下カーブを作り、前屈して能動的なC字曲線になる。

343

安定性トレーニング──立位の前屈：体幹筋の支持張力

目的： 体幹筋の支持張力を働かせた立位から、前屈をトレーニングする。股関節を曲げていくにつれて、坐骨結節が移動し、後方の大腿筋が動きを制御しながら伸張するのを観察する。最終肢位では、受動的C字曲線を作ってみる。

スタート： 壁にもたれて、足2つ分ほど離れたところに足を置く。膝をゆるく曲げておく。片手を胸骨に、もう一方の手を下腹部にあてる。

アクション：

- 最初は壁についたまま脊柱を最大限に長くする：下背部を下方へ伸ばし、後頭部をできるだけ壁につけて項部を上方へ伸ばす。頭部と骨盤の間で胸椎を引いて長くする。
- 身体を骨盤から前方へ傾けていく。脊柱を丸めない。背部はまっすぐ。胸骨が直立し、臍が持ち上がっているか、手で確かめる。殿部は壁につけておく。体幹筋の支持張力がどんどん高まっていく。坐骨結節が壁にそって上がり、互いから離れるのを観察する。後方の大腿筋はブレーキの役割をしながら伸張する。大腿筋の伸張力に合わせて膝を曲げておく。
- 身体が直角になったところで、骨盤を意識的に過前彎の方向へ回す。下背部が長く引かれて前彎するように持っていく。
- 膝を曲げ、腹部を大腿につける。受動的C字曲線を作って前方に身体を垂らす。すべての張力を解く。膝をいくらか伸ばしても長いC字曲線を保って、腰椎が隆起しないか試してみる。

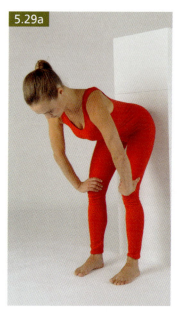
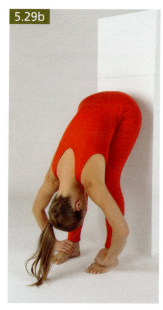

＜安定性トレーニング＞ 立位の前屈。a) 膝を曲げ、背部をまっすぐにして前屈する。体幹筋の支持張力が働く。b) 最終肢位：受動的C字曲線。必要に応じて膝を曲げておく。

動的トレーニング──
全体屈曲：まっすぐな背部と、能動と受動のＣ字曲線

目的：どのようなときに脊柱に負荷がかかり、また軽減されるのか、違いを感じとる。

スタート：それほど大きくない開脚立位。膝を曲げて、足を脚軸とともに少し外側へ回しておく。相撲の力士のように立ち、重心をできるだけ低くし、両手を大腿につく。骨盤は直立を保ち、殿部を後方へ突き出さない。

アクション：

- 能動的Ｃ字曲線：骨盤を脚の間に深く沈める。大腿の内側が伸張する。注意：膝は外側を保ち、Ｘ脚傾向にならないこと！ 頭部と骨盤を丸め込んで、長いＣ字曲線を作る。臍を内上方へ吸い込み、骨盤底、太陽神経叢、深頸筋・口輪筋の3つの刺激センターが短縮性活動するのを感じる。

- 平たくくぼんだ背部：両手を大腿にあてたまま、骨盤から背部をまっすぐにしていく。丸めておいた骨盤を水平に持っていき、坐骨結節は上方へ動かす。膝をできるだけ完全に伸展させる。背部をやや過伸展にし、背筋の力を発揮させる。手を大腿から離し、鳥の翼のように腕を水平に広げる。

- 受動的Ｃ字曲線：上記の姿勢でしっかり安定したままさらに屈曲していき、手か指先を床につける。長く引かれたＣ字曲線になり、骨盤から垂れ下がる。張力を解く。膝をできるかぎり伸展する。

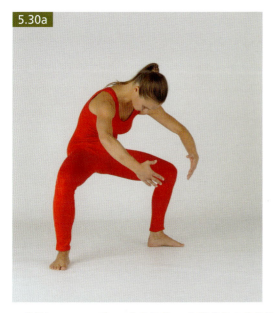
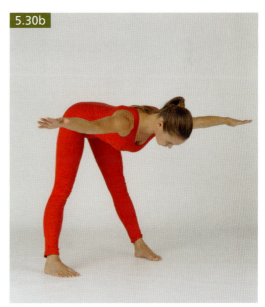

<動的トレーニング> 全体屈曲。a) 能動的Ｃ字曲線を用いた力士の姿勢。b) まっすぐな背部。ここから力みのない受動的Ｃ字曲線になる(図5.29b)。

5　前屈：伸展張力を解く

日常トレーニング──
かがんで物を持ち上げる：エアバッグを備えて腰部を正しく使う

目的：腰部を安定させて安全に身をかがめる。股関節と膝を曲げて、背部は長く伸ばしておく。

スタート：直立位。足を腰幅に開く。

アクション：

● 脊柱を能動的に長くし、ゆっくりと身をかがめる。背部をまっすぐにしたまま、体幹を軽く前方へ傾ける。骨盤底、下腹筋、深背筋によって、骨盤と体幹の土台が安定する。脊柱はロウソクのようにまっすぐにしておき、過前彎にも円背にもしない。

● 膝と股関節が曲がったこの姿勢になれば、物を持ち上げることができる。立ち上がるときは膝を伸ばせば、安定した体幹がそのまま起きる。もしくは、股関節で回して垂直に持ってくる。

● ペンを拾うくらいであれば、これで十分である。重い箱を持ち上げるのなら、脊柱の前方に「エアバッグ」も必要になる。起きる前に息を吸って、空気を体内に入れておく。すぐに吐き出さない。腹部の体幹筋に張力が増すのが感じられる。咽喉あたりの上部気道が狭まるのも感じられる。この状態で箱をつかむ。持ち上げるときには、できるだけ重心の近くで持ち、ゆっくりと制御しながら息を吐いていく。唇で呼気量を抑えるのが一番よい。これによって体幹筋の支持張力が維持される。腹部の「エアバッグ」（発見者の名前からヴァルサルヴァ効果と呼ばれる）のおかげで、脊柱と椎間円板が圧迫の過負荷から守られる。

アーサナ＆ヨーガの流れ

前屈のセットトレーニング：静的–動的、伸ばして–丸めて

ヨーガの流れ──ロウソクのサイクル：流れるように転がる

前書き：本書では、ロウソクのポーズ（アルダ・サーランバ・サルヴァーンガーサナ）と鋤のポーズ（アルダ・ハーラーサナ）を屈曲のポーズとしている。

注意：ロウソクのサイクルは、頸椎に問題のあるひとは行わないこと！

目的：流れるように転がる。サイクル中ずっと能動的C字曲線を保つ。

スタート：座位で前屈する。能動的C字曲線を作り、両脚を曲げ、両手を膝につく。ヨーガマット2つなど、やわらかい物の上で転がる。

アクション：
- 脚を曲げ、コントロールしながらロールダウンしていき（p.320）、肩甲骨だけを床に残して頭部を十分に丸め込む。
- 曲げた膝を前頭の近くに持ってくる（カルナピーダーサナ）。背部は丸めたまま、手は床につけるか、膝にあてておく。
- 丸まりを保ちながらボールのようにロールアップして座位に戻る。
- リズムよくロールアップ・ダウンをくりかえす。
- ロールアップ：身体を起こしたときにあぐらになり、左脚を前にして交差する。らせん状に左前方へ身体を丸め込む。
- ロールダウンして、再び膝を前頭の近くに持ってくる。

- ロールアップ：今度は右脚を前にしたあぐらになり、らせん状に右へ丸め込む。
- ロールダウン：両膝をまとめて頭部の片側に持ってくる（パールシュヴァ・カルナピーダーサナ）。
- またロールアップしてからロールダウンし、先ほどと反対側に両膝を持ってくる。

さらに続ける：
- ロールダウン：両膝を前頭の近くに持ってきて、片脚を高く空中に伸ばし、もう一方の脚を頭上へ伸ばす。左右の脚を交代する。
- 次に両脚を上げて、ロウソクのポーズになる。両手で背部を支え、脊柱全体は軽く曲がって均整のとれたC字曲線を維持する。このまま何分かステイしてもよい。
- 再び股関節を曲げて、脊柱を丸め込む。両脚を頭上へ伸ばして、半分の鋤のポーズになる（アルダ・ハーラーサナ）。
- ロウソクのポーズから鋤のポーズになったあと：足首か下腿をつかみ、腕で補助しながら骨盤と下背部を気持ちよく丸めて垂れ下げ、長く引かれた平たいC字曲線を作る。腹部の張力を解き、骨盤底だけが働いた状態にする。頭部は丸まったまま、項部の長さを保つ。
- 手を離し、脚をいくらか空中へ上げる。ゆっくりと脊椎ひとつひとつ肋骨ひとつひとつを下ろし、丸くやわらかく仰臥位へと整えていく。脚が垂直に立ち、背部が床についたら、脚を曲げて徐々に下げる。その際、骨盤底と下腹部の張力を維持する。

5 前屈：伸展張力を解く

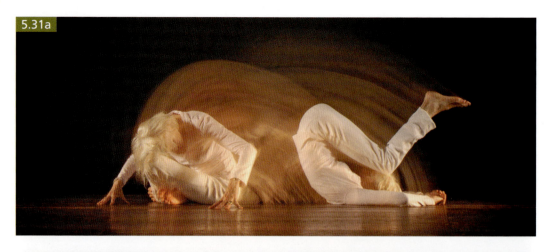

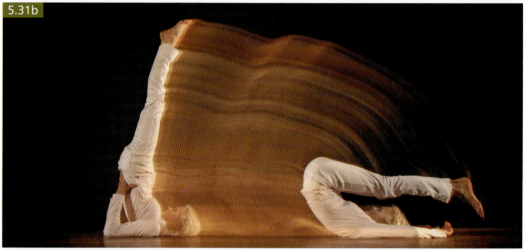

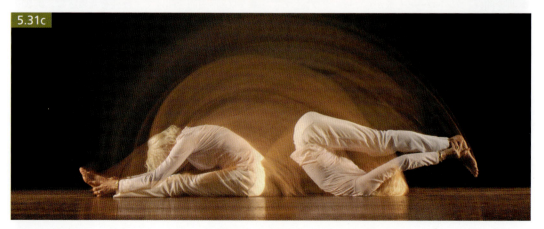

＜ヨーガの流れ＞　ロウソクのサイクル：流れるように転がる。a) ロールダウンとロールアップをくりかえしながら、左右交互にらせん状に丸め込む。b) 半分のロウソクのポーズから半分の鋤のポーズへ。c) 逆からのロールアップをキープしてから、ゆっくりと脊椎を下ろしていく。

ヨーガの流れ──太陽礼拝の応用：脊柱を伸展して丸める

目的： 脊柱の全長にわたって分節を可動化し、軸を安定させる。

スタート： 直立位。両足を平行にして腰幅に開く。

アクション： 背部をまっすぐにした立位から、身体を下げて、起こす。

- 腕を横に上げ、頭上に持っていって手を合わせる。肩を広げる。
- 膝と股関節を同時に曲げる。
- 骨盤を垂直に沈め、反対張力で長くなるのを感じる。骨盤は水滴のように下方へ垂らし、両手は電車の吊り革をつかむように高く上げる。
- 骨盤から上体を前方へ傾ける。このとき、骨盤を後方へ動かし、背部全体をくぼませる。骨盤底が少し広がるが、ブレーキ役の張力を維持する。
- 水平まで前屈しながら、大きな鳥の翼のように腕を横に広げる。視線を垂直に下方へ向ける。
- 膝をさらに曲げ、手を床につける。腹部を大腿にあて、項部を長くゆるめて頭部を垂らす。
- 膝を伸ばす。腹部はできるだけ大腿につけておき、手を床にあてる。長い受動的C字曲線になって垂れ下がる。
- 膝を曲げ、腹部を大腿にあて、上体と背部全体をまっすぐ伸ばし、腕を横に広げる。
- 足はしっかり根を下ろし、床に押しあてる。骨盤底からの刺激を利用し、背部をまっすぐにしたまま身体を起こす。

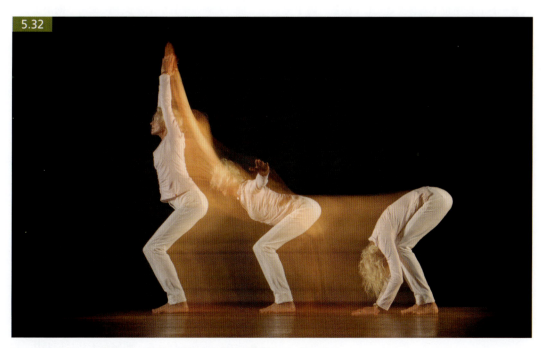

5.32

ヨーガの流れ：太陽礼拝の応用。脊柱を伸展、過伸展して、丸める。

5 前屈:伸展張力を解く

応用：立位からのロールダウンとロールアップ

- 直立位。両手を胸骨に置く。
- 頭部を丸め込む。耳の上方に横軸があるとイメージすると、頭部が自動的に回って項部が長くなる。頭部が前方に倒れて、項部が折れ曲がるのが防がれる。
- 頸椎をひとつひとつ曲げていくと、胸骨が溶け込み、上部胸郭が丸まり、おじぎをしたような姿勢になる。
- 今度は膝と股関節を曲げる。骨盤の丸まりを強める。
- 能動的C字曲線を利用してさらにロールダウンし

ていく。坐骨結節が高く上がる。
- 後方の股関節筋、大腿筋が動きを制御しながら伸張する。
- 手を床につける。膝は必要に応じて曲げておき、下腹部と肋骨弓を大腿にあてる。
- 背部と項部をゆるめ、骨盤底もゆるめる。
- 腹部と肋骨弓が大腿から離れない範囲で膝を伸ばす。
- 膝を曲げて、足から床へ向けて力をかける。骨盤底を収縮させ、身体をロールアップしていく。最初に骨盤を起こし、次に胸骨、最後に頭部と上げていく。

ヨーガの流れ──前屈のサイクル：座位でらせん状にねじる

目的：第一に骨盤を前屈させる。まっすぐな背部、くぼんだ背部、能動的C字曲線、受動的C字曲線と切り替える。脚や寛骨の姿勢をさまざまに変える。

スタート：長座位で身体を起こして座る。両手を背部の後方に置いて、上体を直立させる。脚よりも背部がまっすぐであることを優先し、必要に応じて膝を曲げる。

アクション：

- 右脚を曲げて左脚に乗せ、足を左の大腿外側にあてる。骨盤は直立を保ち、臍を高く上げ、重ねた脚の外側が伸張するのを感じる。上側の膝を両手でつかみ、骨盤を引いて直立させる。
- 横軸を中心に骨盤を丸め込んで、能動的C字曲線を作る。再び横軸を中心に骨盤を前方へ回して直立させ、さらに回してくぼんだ背部を作る。
- 重ねた脚のほうへ骨盤から上体を回していき、上側の寛骨を内らせんへ向かわせる。同側の坐骨結節がやや床から持ち上がる。

さらに続ける：

- 直立に戻って、重ねていた脚を曲げたまま床に立てる。踵を殿部の近くに置き、骨盤を直立させる。
- 先ほどと反対の伸ばした脚のほうへ上体を回す。曲げた脚の寛骨が上がり、内らせんへ向かう。伸ばした脚の坐骨結節だけで座る。
- 片手を床につけ、もう一方の腕は曲げた膝を外側へ押す。

さらに続ける：

- 回転を戻して、まっすぐ、またはくぼんだ背部で上体を前方へ傾ける。曲げた脚の坐骨結節は続けて浮かせておき、寛骨は内らせんを保つ。これにより鼠径部のスペースが増える。伸ばした脚が伸張される。背部をまっすぐにしたまま、やさしく前後に身体を動かす。伸張が徐々に増す。
- 回転を加える：伸ばした脚側の手を床につけ、もう一方の手を前方へ伸ばして反対側の足か下腿をつかむ。伸ばした脚のほうへ回転しながら、引き続き片側の坐骨結節だけで座る。
- さらに前方へ傾ける。前屈が上体に伝わり、均整のとれた能動的C字曲線ができる。

アーサナ＆ヨーガの流れ

さらに続ける：

- 上体を起こして直立座位になる。曲げた脚を伸ばして床に置き、両側の坐骨結節を床に安定させる。長い能動的C字曲線を作って、伸ばしていた脚のほうへ胸郭を回す。
- 上体を起こして垂直に戻し、左右を交代して同じようにくりかえす。

さらに続ける：

- 開脚座位になる。

- 上体を起こし、腕を広げて、息を吸いながら骨盤をさらに直立させる。息を吐きながら、背部はまっすぐなまま横へ回転する。息を吸って中央へ戻り、息を吐いて逆方向へ回転する。
- 回転半径を大きくする。回転方向にある寛骨を内らせんで前方回転する。坐骨結節は床から持ち上がる。それに対して脚は外旋を強める。
- この内らせんを利用して、もう一方の脚のほうへ前屈していき、脚と逆側の手で足か下腿をつかむ。脊柱が頭部と頸部を含めて、長く平たい能動的C字曲線になる。

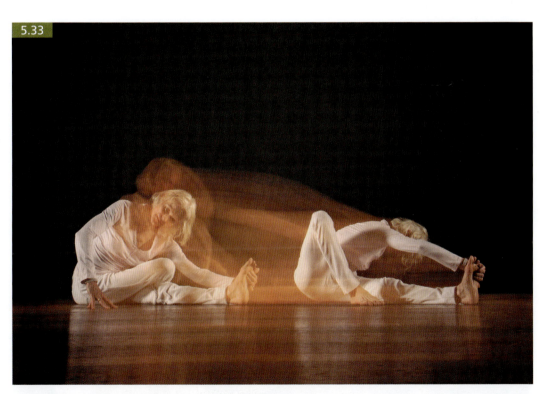

5.33

ヨーガの流れ：前屈のサイクル。座位でらせん状にねじる。ジャーヌ・シールシャーサナとマリーチャーサナを丸め込んで長く伸ばした応用。

351

ヨーガの流れ──ボートのポーズ：ナーヴァーサナとその応用

目的： まっすぐな背部と能動的なC字曲線を切り替える。背部が直線的であれば、体幹と頸部の縦軸張力を維持することができる。体側に呼吸が集中する。

スタート： 背部をまっすぐにして座る。脚を曲げ、手を膝窩にあてる。肘を開いて肩を広げる。

アクション：
- 背部を長くまっすぐにしたまま、体幹を後方へ移動する。
- 臍と胸骨を高く上げ、腹筋と背筋の張力が均等に高まるのを感じる。背部の延長線上に頭部と頸部を保ち、頸筋が張って安定するのを感じる。
- 直立の体幹張力を維持し、両足を床から上げて、坐骨結節でバランスをとる。
- 片脚を斜めに空中へ伸ばす。また曲げて、もう一方の脚を伸ばす。
- 両脚を伸ばし、臍と胸骨を高く上げ、坐骨結節のバランスを保つ。

- 完全なボートのポーズをとるには、手を脚から離し、腕を前方へ伸ばす。背部はまっすぐのまま。
- 膝を曲げ、能動的C字曲線を作って、足の外縁をつかむ。
- 能動的C字曲線を保ちながら、両脚をできるだけ伸展する。脚はいくらか開く。坐骨結節のみを床に接触させる。
- 何呼吸かステイする。体側呼吸を感じる。

さらに続ける──上級者向け：
- 大腿を強く外旋させながら膝を曲げ、肘の外側に膝が来るようにする。手は足の外縁をつかんだまま。
- 息を吐いて、臍と肋骨弓をさらに内に引き込み、丸まりながらロールダウンする。
- 息を吸って、次の呼気でロールアップしていき、バランスのとれたC字曲線の座位に戻る。脚は宙に浮いたまま。
- あるいは、ロールアップしてからボートのポーズになって、背部をまっすぐに伸ばしてもよい。

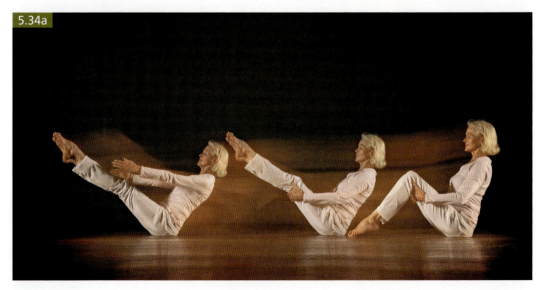

5.34a

＜ヨーガの流れ＞　ボートのポーズ（パリプールナ・ナーヴァーサナ）とその応用。a）パリプールナ・ナーヴァーサナ。

アーサナ＆ヨーガの流れ

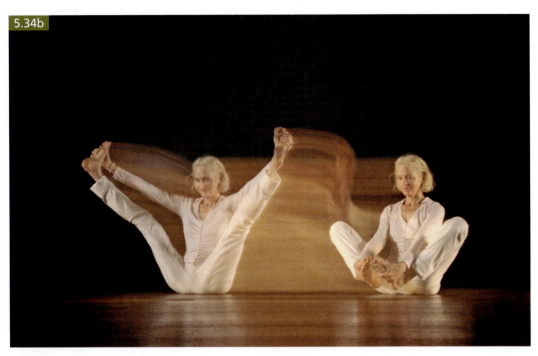

b）開脚した応用。

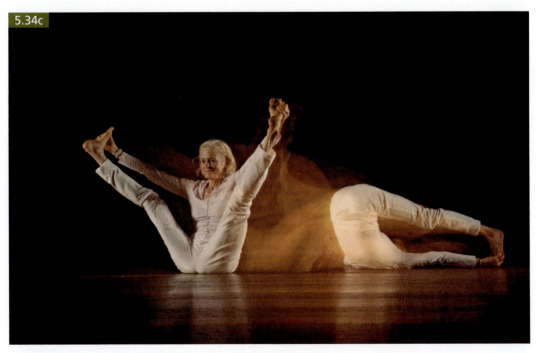

c）上級者向け：ナーヴァーサナとスプタ・コナーサナを交互に行う。

5　前屈：伸展張力を解く

ヨーガインストラクターへのアドバイス

ペンチのポーズ（パシュチモッターナーサナ）

本章の具体例として、ここでは「前屈」に関する重要なアーサナをひとつ取り上げる。どうすれば生徒に正しく教えられ、姿勢を判断できるかを学ぶ。

語源：パシャ「後ろ、あとで、西」、ウッターナ「強く伸ばす」、パシュチモッターン「西側を伸ばす」

パシュチモッターナーサナでは、脊柱と脚を最大限に伸展しながら、股関節をすべて回して最大屈曲している。後面の強い伸張は、股関節を完全に曲げることで得られる。生命力の流れを促す作用があるため、パシュチモッターナーサナは、『ハタ・ヨーガ・プラディーピカー』（スワミ・スヴァートマーラーマによるアーサナ実践の基本教典）で、もっとも重要なアーサナと記されている。

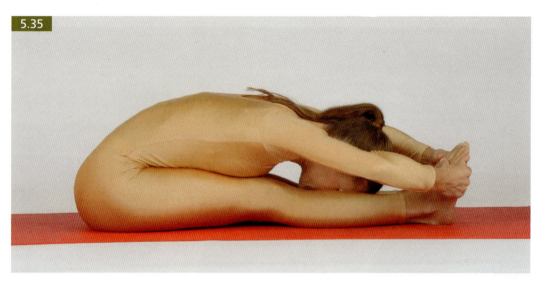

5.35

ペンチのポーズ（パシュチモッターナーサナ）。

ヨーガインストラクターへのアドバイス

言葉によるキューイング（バーバルキュー）

- 長座位（ダンダーサナ）。
- 手で左右の殿部を引いて、坐骨結節の下方から後外側へ持っていく。坐骨下腿筋の起始がプレストレッチされる。
- 坐骨結節のとくに前部が床にしっかり落ち着くのを感じる。骨盤は直立させておく。
- 荷重は左右の坐骨結節に均等に分散する。
- 両手を股関節の横で床につける。
- ウエスト部を伸張して長くする。
- 肋骨を大きく広げるようなイメージで、側方の肋間を腋窩あたりまで開く。
- 胸骨を持ち上げ、背部を長くまっすぐにする。
- 呼吸して鎖骨下まで息を入れる。上部肋骨が持ち上がる。
- 背部の肩甲骨は外らせんへ沈む。
- 頸部を前後左右、均等に伸展する。
- 視線は正面へ向け、項部を折り曲げない。
- 脚を伸ばすと、膝窩が床に近づく。
- 踵を前方へ押し出し、坐骨結節から遠ざける。
- 腕を伸ばしたまま頭上へ持ち上げ、もう一度体幹全体を前後左右、伸張させる。
- 腕を高く伸ばしたまま前屈する。腕の抵抗に反しながら、均等に上体を曲げていく。背伸筋が活性化する。
- 腹側を伸展する。
- 腸骨稜の上部を大腿のほうへ動かしていく。鼻を膝へ近づけるのではない。
- 脊柱が丸まらないよう最後まで抵抗する。
- もう一度、胸骨を脛骨のほうへ引き上げてから、手で足の外側をつかむ。
- ウエスト部を再度伸ばす。
- 肘を上げて、項部が圧縮しないようにする。
- 可能であれば、頭部を脚に乗せる。
- 坐骨結節を、踵と反対方向へ引く。
- 踵から頭頂まで、身体の後面を伸張する。
- このポーズを1分間キープする。慣れてきたらもっと長く。
- まず腕、それから上体を上げて、ポーズを解く。
- 手を下げて、股関節の横で床につけ、長座位になる（ダンダーサナ）。

355

5　前屈：伸展張力を解く

姿勢を判断する

目的：解剖学・医学の観点を取り入れる。

どこを見るか：
全身の後面の伸張力に注目する。脚の後面、背筋群、股関節の屈曲力。

全体を判断する：姿勢は前方に「身を縮めた」ように見えるか？　それとも、脚と背部が伸び、股関節に深いしわができているか？

頭部から骨盤の軸張力を横から見て判断する

- 脊柱は均等なC字曲線でぴんと張って前屈しているか？
- とくに胸椎に注目する。強く彎曲して飛び出しているか？　そのせいで項部が折れ曲がっているか？　実施者が伸展しようとしても、胸椎の位置が変わらないか？　その場合は円背の固定に対処する必要がある。体側と腹側の長さを強調する。肩甲骨の間の脊椎を内に「吸い込ませる」。
- 腰椎に平らな部分があるか？　多少くぼんでさえいるか？　下背部の筋群である腰伸筋が短縮している。習慣的に過前彎の姿勢をとっている場合によく見られる。

頭部から骨盤の軸張力を前から見て判断する

- 頭部と脊柱は、骨盤から足の間で中央に来ているか？
- 一方の肩が高くなっているか？
- 胸部の片側が高くなっているか？　脊柱の立体的な彎曲が固定した脊柱側彎症は、パシュチモッターナーサナではっきりと見てとることができる。
- 非対称な部分をできるかぎり矯正する。

股関節の屈曲を判断する

- 大腿と寛骨上縁の間に大きなスペースが空いているか？　股関節をもっと曲げられる余地がある。
- 最大に前屈しても、骨盤は横軸を中心にまだかなり後方へ回って見えるか？
- 坐骨結節は踵の反対方向ではなく、踵のほうへ向かっているか？　脚の後面が短縮していると、脚の伸展時に股関節の屈曲が制限される。実施者に膝を曲げさせ、股関節の屈曲力を確かめる。大腿と腹部はどのくらい近づくか？　そこから徐々に脚を伸展させていく。

ヨーガインストラクターへのアドバイス

脚の伸展を判断する

● 坐骨結節と踵は互いに引き寄せられているか？ 膝窩が床からだいぶ浮いているか？ 脚後面の筋群は伸張されるのを待っている。坐骨下腿筋は、坐骨結節と腓腹をつなぐ筋肉である。前屈時はこの筋が最大にしなわなければならない。それが不可能な場合、坐骨結節と腓腹は引き寄せられ、膝が曲がる。

357

6　後屈：重力とのゲーム

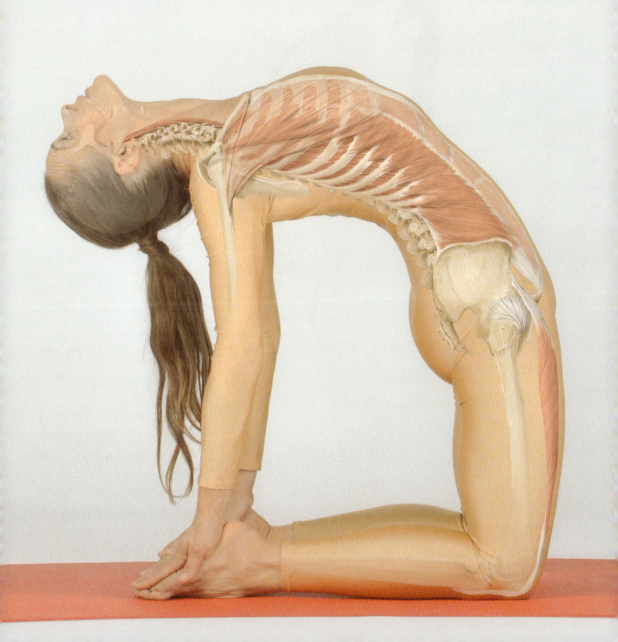

6 後屈：重力とのゲーム

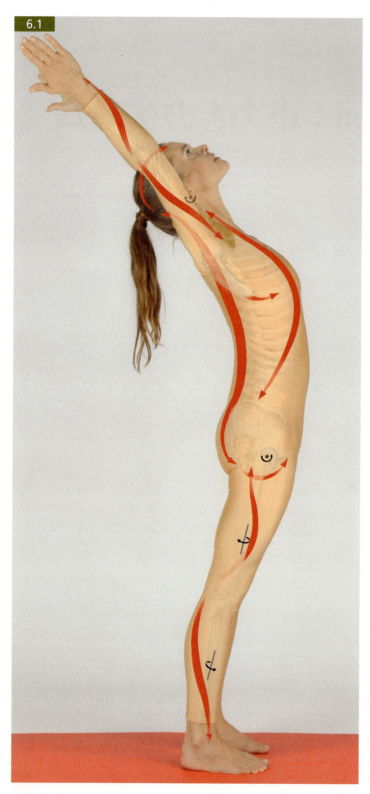

6.1

<後屈> 半月のポーズ（アンジャネーヤーサナ）：頭頂から足底まで、全身の前面を伸張する。頭部と骨盤がやや丸まっていることで、背側で縦軸張力の直立姿勢が守られ、頸椎と腰椎が折れ曲がる恐れがなくなる。伸展可動性の低い分節は、全体の動きの流れによって適切かつ自動的に矯正される。

360

ポイント：全体の伸展——
脊柱と胸郭を伸ばす

小児の成長：乳児期の後屈

物理学者で柔道家のモーシェ・フェルデンクライスは、よくセミナーで1枚の写真を見せた。乳児が伏臥位で手をつき、コブラのように頭をもたげた写真である。反射によるこの頭部姿勢こそ、大人でも理想とする姿である。頭部は持ち上げられ、目線は水平に保たれ、人間の神経系に可能なかぎりなめらかに左右を向けるほど自由になっている。他の部位は曲がって、環椎と軸椎に乗った頭部が最大限自由に動かせるような頸椎の姿勢を作っている。(Feldenkrais, 1978)

乳児がコブラのポーズをとると、バランス情報が刺激され、これがのちの運動パターンに影響を与える。乳児にとってはじめての「重力の魔」(Nietsche)とのゲームであり、重力安定性を作る基盤である。乳児は重力で頭が重くなることを知り、重力とのつきあい方を学ぶ。伸展する「抗重力筋」を緊張させ、重心を下方へ移し、安定して根づかせるようになる。さらに成長すると、今度は「腹部を伸ばすポーズ」にとり組む。この姿勢をヨーガでいうなら、上体、腕、脚を同時に伸展しながら持ち上げるバッタのポーズ（シャラバーサナ）の応用にあたる。

これは、回転、起立、歩行に欠かせない筋肉を教育する重要なステップである。このポーズをできない子どもは、重力作用と身体運動のバランスをうまくとれなくなることがある。(Ayres, 1992)

コブラのポーズをとった乳児は、自由な頭部姿勢と、脊柱の包括的な可動性を実演している。「平均的」な大人であれば、頸椎が大きく項部のほうへ曲がって頭部が投げ出され、胸郭は固まりのまま動く。他の方法では伏臥位で頭部を上げられず、包括的な可動性は失われている。だからこそ後屈のアーサナが最終章なのである。まずは、頭部と骨盤の機能的な安定性、胸郭の可塑的な可動性がなければならない。

骨盤が不安定であれば、数時間で安定性の基本を学ぶことができる。それに比べ、がちがちに固まった胸郭はもっと時間がかかる。とにかく忍耐強く、根気強くとり組まなければならない。大事なのは、時間をかけて、直立のプロセスにより深く入り込むことである。トレーニングをいくつかすれば、永遠に若く美しくいられる？ サプリメントやドリンクを飲めば、究極のパワートレーニングマシーンがあれば、スーパー筋肉XYZが開発されれば、一瞬で身体の問題がすべて解決する？ そんなはずはない！ ヨーガにさえ万能の効果はない。スパイラルダイナミックと組み合わせてもそれは変わらない。重要なのは、磨きをかける真面目で確実なプロセスである。

肋骨の檻ではなく胸のカゴ：根気強くとり組む

理想的な胸郭は、頭部から骨盤の直立に無理なく組み込まれる。鎖骨下にある「心の眼」は「直立位で開く」。後屈はこのプロセスの自然な続きで、胸郭を丸くたわませる分、一段進んでいる。

実際の現場では、ひとつ矯正すると、また別の不足が明らかになる。問題は一度で解決することはなく、移動していく。典型的な例をあげよう。脊柱過前彎で立ちながら下背部に長さを与えるとする。その結果、上方の構造が急に短くなる。上部胸郭は沈み、肩が前方へ丸まる。頭部と骨盤の極間が直立しない問題は、脊柱過前彎から円背へと位置を変える。短縮と硬直が筋筋膜網によって伝わっていく。

胸郭に理想的な可塑性が備わっている場合のみ、どこも固定せず、動きが自由に流れる。

そのため、臆せず胸郭のトレーニングにとり組もう。点滴石をもうがつの言葉どおりである。ヨーガはよくできたトレーニングシステムで、失われていることの多い胸郭の本来の姿を回転と後屈によってとり戻す。回転は日常でも行われ、ほぼどのような動きにも組み込めるが、後屈は単独でトレーニングするしかない。後屈ではとくに、頭部と骨盤の両極から始めることに大きな意義がある。両極性原理を意識しながら身体を動かすと、経験上、上達が速くはっきりと表れ、全体の健康が促される。

レベルに合った習得：ヨーガのシステムと個々のレベル

東洋と西洋のトレーニングシステムでは、基本となる自己理解のとらえ方が異なる。東洋ではシステムそのもの、その完成形に向き合うよう教えられる。自分をトレーニングシステムに合わせることが求められる。西洋では実施者の習得レベルにシステムを合わせる。どのレベルのひとでもフォローされる。

そういう意味では、後屈も明らかにヨーガのシステムの一部である。ヨーロッパの平均的な成人は胸部の可動域制限が大きいことを考えれば、後屈を避けたくなるのも当然といえるだろう。そのままの可動力では完全に足りていない。股関節、胸椎、胸郭がまさに伸展不足で、協調した後屈を行えなくなっている。ヨーガインストラクターにはリスクに対する勇気が、生徒には身体能力を信用する気持ちが必要になる。

「不足とリスクがあっても勇気と信用を持つ」ことに関して、少し哲学的な話をしよう。思想家のヘルベルト・フリッチェは、人間のことを「基本的にリスクに追い込まれた存在」なので、「リスクを恐れて何もしないよりは失敗したほうがまだ被害が少ない」と記している（1982）。人間は、動物のような本能による安全装置もなしに、自由の中に投げ込まれた。動物の水平な姿には見られない不安定な直立には、この自由が身体的なシンボルとして表れている。フリッチェの思想を継ぐトアヴァルト・デトレフゼンは、こうした考えを短く明確なひとつの質問にまとめている。「絶対の保証のある人物を誰か思い浮かべられるか」。直立歩行はそれ自体が冒険である。きちんと立って歩けるようになるまで、子どもは何度転ぶだろうか？ 転ぶのなら転ばせ、また挑戦させよう。よかれと思って行う手助けは、子どもの意思と能力を弱める。

ポイント：全体の伸展—脊柱と胸郭を伸ばす

後屈の真髄は、「心を開く」、胸部を広げることにある。これはひとつには技術の問題で、どこをどのように動かすか、安定させるかが大事になる。しかし他方では、経験が技術を凌駕する。心を開くには、勇気、信用、解放が欠かせない。勇気を奮い起こし

て、後屈をトレーニングのレパートリーに組み込もう———たとえ最初は失敗するかもしれなくても。あえて自分の限界に突きあたって、限界を限界として感じよう。少しの無茶もしない子どもは、成熟した人格に向けて育たない。

伸展：体幹骨格、体肢骨格と物をつかむ器官

体幹骨格（軸骨格）は、脊柱、胸郭、頭蓋からできている。進化史的に見ると、これは古くからある骨格で、魚類やヘビから受け継いでいる。同様に、人間の胚発生で最初に形成される骨は脊柱である。体肢骨格（付属肢骨格）は、副次的な骨格となる。運動の発達もまた同じように進む。体幹の支持運動は、系統発生でも個体発生でも四肢の目標指向性運動よりも先行する。

後屈は、軸となる骨格を過伸展の方向へ曲げることである。これは自己と向き合う運動であり、四肢はそれほど関与しない。腕を使わなくても後屈はトレーニングできるが、ヨーガの典型的な後屈では、腕で支えたり押したり引いたりすることが多い。とくに興味深いのが、両腕と両脚を上げて自由にした後屈である。四肢を床から持ち上げるというのは、体幹骨格の一次的な伸展機能のひとつである。私たちは体幹骨格よりも体肢骨格に意識を向けることに慣れている。ほとんどの場合は目標指向的な意識を持って外界と接している。行動しながら一生を過ごす、四肢系人間なのである。(Steiner, 1990)

大きく腕を動かすと、「中心から外れて」しまうことが多い。土台となる骨盤を含む体幹の安定性、そして中央の軸となる脊柱の安定性が失われる。問題は「行為の動き」と「存在する中心」のバランスである。外へ向かう意識と意思を持って四肢を動かしながら、自分の中心とつながらなければならない。

腕の運動は独立して行われているように見えるが、実際は違う。腕を動かすには、張力と解放の適度なバランスが必要になる。これを見つけるのは大変に難しい。必死になってやろうとせず、落ち着いて信用するのがよい。ただ素直に腕を上げられるようになれば、そこに生き方が表れ、本当のヨーガのトレーニングになる。閉じているところを開き、安定していないところを根づかせることができる。自分を信じて腕を上げることで、高らかなフィナーレを迎えるように、すべてに力みのない直立と、絶対的なセンタリングが理解できるようになる。

6　後屈：重力とのゲーム

トレーニングの目的：
大きく伸展させた脊柱──
均等な逆Ｃ字曲線

コーディネーション

過伸展：極はやや丸まり、中心は大きく伸びる

重要ポイント

- まず極をやや丸めて腰部と項部を長くする
- 次に中心から伸展あるいは過伸展を行っていく。胸骨を床から持ち上げる
- 伸展を強めていく。腰椎がたわむ一方で、骨盤をしっかり丸め込む。骨盤底と深腹筋が緊張する

- 最後に項部も十分にたわめながら、頭部をしっかり丸め込む。頭関節の後方は開いたまま、深頸筋が緊張する
- 腹側の筋連結（骨盤底から頭関節の深層筋まで）を伸張し、張力を高める

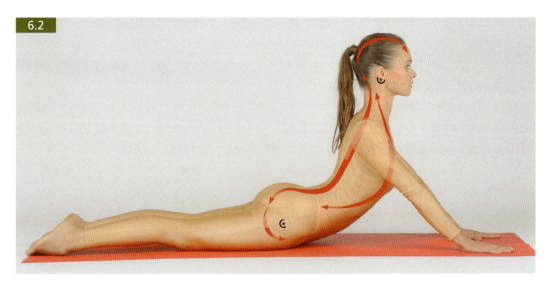

＜コーディネーション｜脊柱後屈の逆Ｃ字曲線｜コブラのポーズ（ブジャンガーサナ）＞　重要ポイント：最初は脊柱の能動的な縦軸張力をきかせる。頭部と骨盤、両極の丸まりを後屈の間ずっと維持する。腹側の筋連結は、骨盤底から頭関節前方の深頸筋まで張力を高める。

364

医学的な姿勢分析：コブラのポーズ

後屈する前の重要ポイント：頭部と骨盤それぞれの回転方向を変えないこと。両極は丸まりを保ち、張力と反対張力で長くしておく。丸まった両端によって弓のように張力が強まる。動いている間はつねに縦軸張力をきかせる。過伸展を始めるのは、身体の中央、胸椎のあたりになる。伏臥位で脚を伸ばし、前頭を床につけ、項部を長くする。

最初の運動刺激は骨盤から。腰椎が前彎して折れ曲がるのを避けるため、意識して尾骨を前方へ、恥骨を上方へ引く。後方の腰部は縦に引かれ、前方の腹壁は強く張る。臍は少し内へ向かう。

この骨盤底-腹部の張力によって、ポーズの間ずっと骨盤の丸まりが守られる。

項部を長くしたまま、前頭を5cmほど床から上げる。脊柱の中央に伸展刺激が生じる。この中央からさらに身体を上げていく。胸椎をたわませ、胸骨を床から持ち上げる。手や前腕で支えずにどこまで動かせるか試してみる。背部の中央に背伸筋の緊張がはっきりと感じられる。

前腕を肩幅に開いて床に置き、肩を広げたまま身体を高く支える。前腕を使ってしっかりと前方へ引き、匍匐前進するようなイメージで脊柱の長さを強調する。腕で後方へ押しやって、脊柱過前彎にしないこと。脊柱が骨盤から前腕の間で十分に支えられて張っていれば、吊り橋のように垂れ下げることができる。この吊り橋感覚は胸椎に生じるのが望ましい。腰部は腹部と骨盤底の張力で長く安定している。

最後は完全な伸展である。胸椎と股関節が柔軟であれば、恥骨だけを床に残した高いコブラのポーズをとることができる。身体を高く持ち上げるときには、前腕でも手でもどちらをついてもよい。気持ちのよい吊り橋感覚はもはや関係なく、完全伸展には力が要る。前方の腹筋には伸張力、後方の背伸筋には収縮力が発揮されなければならない。視線は正面へ向ける。好奇心旺盛な乳児のように、頭部を左右へぐるりと動かしてみる。この大変なポーズをとっていても頭関節を自由に動かせるか試してみる。

メディカルエラーパターン

脊柱を伸展すると、腰部と項部の過前彎、円背が生じる

　脊柱の縦軸張力、胸椎からの伸展刺激を意識して働かせないと、以下のようなエラーパターンが生じる。まず頭部が後傾し、顎が突き出て、項部が圧縮したり折れ曲がったりする。身体は後上方へ持ち上がって、腰部が過前彎になり、腰椎が折れ曲がって圧縮する。こうした後屈では、脊柱はまとまりのある曲線を作れず、胸椎の生理的な後彎が強まることも多い。円背と二重の過前彎の組み合わせは珍しいことではなく、「波形板」としてよく見られる。股関節と胸椎の伸展力はそもそも使われていない。いつも曲げているところ、もっとも曲げやすいところで、後屈が行われている。その結果、いくつかの分節ばかりが酷使され、折れ曲がって圧縮する。また、胸椎の柔軟性だけでなく、力も必要となる。背伸筋の活動、広げた肩甲骨の固定、腹筋連結の活性化といった力も考慮せねばならず、要求が高いため、少しずつ身につけていく必要がある。

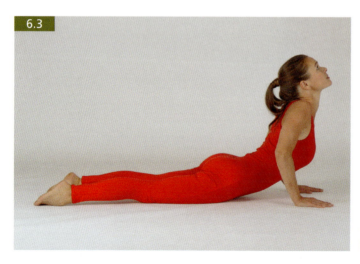

6.3

エラーパターン：脊柱を伸展すると、腰部と項部の過前彎、円背が生じる。

トレーニングの目的：大きく伸展させた脊柱——均等な逆C字曲線

メディカルテスト

胸椎の伸展可動性はどのくらいか？

背もたれが肩甲骨の先端まで届く安定した椅子に、身体を起こして座る。両手を後頭部にあて、肘を正面か横へ向ける。項部はテスト中ずっと長くしておく。視線は正面へ水平に向け、骨盤はしっかり直立させておく。胸椎を背もたれの向こうの後方へ反らせる。下背部はできるだけ背もたれの近くの位置を保つ。項部を長くしたまま頭部を後上方へ引く。胸椎の伸展力の物差しとして、肘がどのくらい上方を向いたかを見る。天井までか？ もしそうなら、あまりないほどの伸展力の持ち主である。おおよそ45°、天井まで半分くらい？ これでも大きく平均を超えている。水平ラインからほんの少ししか上がらなかったか？ まずまず平均である。

もうひとつのテスト方法：猫のポーズで背部をくぼめ、肩を広げる。脊柱が全長にわたって均等にくぼんでいるかがポイントである。主観的な感覚だけではわからないので、誰かに見てもらうとよい。

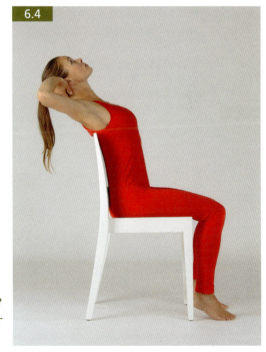

メディカルテスト：胸椎の伸展可動性はどのくらいか？ 下背部はなるべく背もたれにつけておき、項部は長くする。肘の高さで、胸椎の伸展力を見る。

詳しい解剖学：骨、関節、靭帯

胸椎：屋根瓦のように整った棘突起

　以前の解剖学テキストでは、胸椎は棘突起が屋根瓦のように並んでいるため、ほぼ過伸展できないと書かれていた。今日では、それが事実と異なることが知られている。胸椎の棘突起は、過伸展時にきれいに重なって動く。どちらかといえば腰椎の棘突起のほうが過伸展時に動きを止める。これは放射線科医であれば誰でも知っていることで、習慣的に棘突起がおかしな接触をしていると、局所的に防御反応が起こり、棘突起が肥大、硬化する。バーストラップ病という症状である。腰椎はねじ曲がり、棘突起は互いを摩耗する。

　優れた曲芸師は、胸椎の可動性が非常に高ければ、こうした腰椎の損傷を防げることを直感的にわかっている。チューリッヒ・スパイラルダイナミック医療センターで行った6000例を超える脊柱計測結果によると、ダンサー、ヨギー、曲芸師、体操選手では、胸椎の過伸展性が通例、—10°から—20°に達していた。最高記録は何と—52°であった。比較のためにごく平均的な層をとり上げると、たいていは30-60°で円背がいくらか固定していた。胸椎全体の屈曲・伸展可動性は、平均で20°を下回るが、ダンサーやヨギーの場合は60°を超える。別のいい方をすると、一般平均的なひとは、多少は円背で可動性がかなりわるく、可塑的で動きのよい胸椎とはほど遠くなっているのである。とはいえ、半年から1年の間に胸椎の可動性を2-3倍に上げることは（正しく後屈のトレーニングをすれば）、ほとんどのひとに可能である。これは年配者でも変わらない。

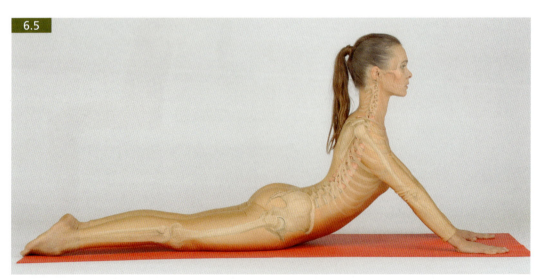

<骨>　伸展：胸椎の棘突起は屋根瓦のように並び、後屈時に重なってすべる。

詳しい解剖学：筋肉

背筋群：「屋根瓦」を連ねて動かす

　中央が伸展する感覚は、インナーマッスルを本当に使えているかのよい目安になる。コブラのポーズのように重力に反して伸展する場合、背部の他の伸筋もいっしょに働き、肋骨を寄せて骨盤のほうへ引いて、身体を持ち上げる。しかし、ひとつ注意しなければならない。肩甲骨を後方へ押しつけても、そのあたりで中央が伸展する感覚が生じるのである。これではあいにく、肩甲骨筋から後屈のパワーを引き出すことになってしまう。協調のとれた後屈は、脊柱が行う運動であって肩ではない。コーディネーションとはつねに細かな違いを区別することでもある。

　回旋筋（脊柱を回す筋肉）は、A字状に斜行する筋群である（p.182）。片側に刺激が伝達されると、この筋は脊椎ひとつひとつを回旋する。両側に刺激

が伝わると、伸展のほうに働き、胸椎を直立させる。回転運動を行えば回旋筋は柔軟性をとり戻し、後屈では短縮する力が強まる。脊柱を均等に大きく伸展するには、深層まで含めた背伸筋の連結を、細分化して、また必要なときには分節単位でコントロールできなければならない。回旋筋は背側の入り組んだ筋肉を支える「核」であり、回転と強化を望む筋肉である。

　棘筋は橋のような構造をしている。この名前は、棘突起に付着し、後屈時に各胸椎の「屋根瓦」を重ねることから来ている。脊柱のアーチ曲線を協調する棘筋は、縦に走行する筋肉であり、回旋筋のように斜行していない。そのため、棘筋に回転する要素はなく、伸展だけを行う。

棘筋：頂点のある橋を作る

　棘筋はアーチ橋が重なった形でできており、いくつものアーチを作りながらほぼ脊柱全体にわたって走行している。頭部と骨盤それぞれの重要な移行部にだけは付着せず、そこで両極を丸め込む動きが行われる。この個所は過伸展せずに長く引く必要がある。

　胸棘筋：この筋のもっとも内側の橋は、最深層かつ最短である。第10胸椎（T10）からT8に走行し、T9には付着しない。T9は肩甲骨の先端と同じ高さにあり、「背部伸展の機能的な中央」になっている。ほかにもT11からT7、T12からT6と橋のように走行している。棘筋が収縮すると、上方の棘突起が下方のT9のほうへ寄せられる。第9胸椎は後屈の頂点を作り、弧の一番深い位置になる。

　頸棘筋：棘筋の頂部はC6（第6頸椎）-T2の棘突起から起始し、C2-4の棘突起に停止する。C5には付着しておらず（胸棘筋のT9と同じ）、ここが重なった橋の解剖学的なゼロ地点になっている。棘筋が付着しない第5頸椎と第9胸椎は、脊柱の解剖学的な「弱点」である。頸椎が前彎して折れ曲がって、摩耗、関節症、椎間円板損傷が起こる問題は、第5頸椎のあたり、主にC5-6の分節で見られることが多い。

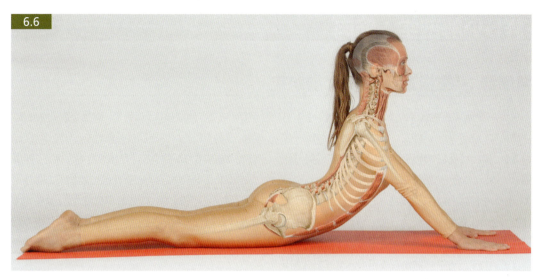

<筋肉>　後屈：橋を作る棘筋。腹側の連結は伸張性の張力として働く。

腹筋連結に必要な伸張性張力

　脊柱の逆曲線がきれいにできない場合、背伸筋の力が足りないというよりも、前面の短縮が原因のことが多い。何とか姿勢を作ろうとしても、前方の構造が短くてできないのである。第一に該当するのは、肋間筋、胸筋を含む胸郭である。胸部が開かないため、代わりに頸部と腹部が過伸展せざるを得ない。その結果、項部は圧縮して過前彎になり、円背は引き続き残り、腰部が折れ曲がって過前彎になる。前方の短縮が、胸郭よりも腹筋で起こっていることもある。座っている時間が長かったり、シットアップをやりすぎたりすることで、上腹部に可動域制限が生じている。これにあてはまるのは、腹直筋か腹斜筋、またはその両方である。

　後屈で大変なのは、腹筋連結を伸張しながらも弾性のある張力をきかせることである。短縮と過伸張が交互に続いてしまう例も少なくない。たとえば、二重顎になった項部が大きく伸張し、肋間筋ごと胸部が短縮して、腹壁と内臓が過伸張し、骨盤底が硬直して短縮する。短縮・硬直した部分と、過伸張してゆるんだ部分には共通点がある。それは、どちらも弾力性が足りないということである。深腹筋と深頸筋に長さと張力を与える一方で、肋間筋と胸筋を心置きなく広げる必要がある。いい方を変えれば、頸部と腰部をコントロールしながらたわめる動き（頸筋と腰筋で伸張にブレーキがかかるのを感じる）と、胸郭を大きく広げようとする動きを、身体感知力でもって区別しなければならない。項部を強く反らせて頭部の丸まりを忘れてしまったら、軌道を定める深頸筋の張力を体感することはできない。同じことは、深腹筋と腰椎にもいえる。

トレーニングの目的：大きく伸展させた脊柱―均等な逆C字曲線

トレーニング：
伸展――脊柱をコントロールしながら適切に後屈する

感知トレーニング――
脊柱の伸展：押す力を使った赤ちゃんコブラのポーズ

目的： どのような後屈でも、縦軸張力の直立姿勢は欠かせない。腕で前方へ押し出す力を使うと、この姿勢はよくとれる。また、肩甲骨が骨盤に向けてつながれる。

スタート： 伏臥位。すべりにくいマットを使ったほうがよい。肘を広げて前腕を前方の床に置く。前頭を床か両手につける。

アクション： 前腕で身体を前方へ引くような動きをする。前腕を床に押しあて、頭頂のほうへ身体を押し出す。すべりにくいマットの上で行うとよい。押し出すには、筋連結の小さな反応が必要である。肩関節を軸にすえながら、肩甲骨を能動的に下方へ安定させ、骨盤のほうへ根づかせる。項部が長くなり、前腕から尾骨までがつながるのが感じられる。尾骨は大腿の間に丸め込む。重心は前方に移しておく。項部と胸郭が自然に長くなり、身体を持ち上げる準備が整う。この姿勢で終わりにしてもよいし、背部に張力をきかせて持ち上げ、コブラのポーズをとってもよい。

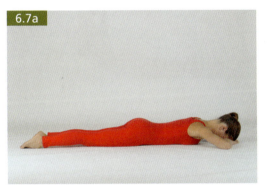 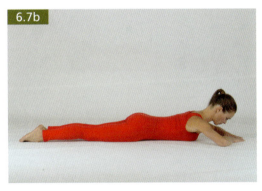

＜感知トレーニング＞ 脊柱の伸展：押す力を使った赤ちゃんコブラのポーズ。a)伏臥位。前頭を手にあてる。b)床に置いた腕を上体のほうへ引き、脊柱を長くする。

可動性トレーニング――雌のコブラ：背部を長く、胸部を丸く

目的：腰部を折り曲げずに、高く後屈する。呼気を制御することで、腰椎の前方に、身体を支える「エアバッグ」を作る。

スタート：伏臥位。肘を広げて、前頭の下方か前方で両手を重ねる。

アクション：

- 意識して骨盤を丸め、下背部を長くして、腹部には適度に張力をきかせる。
- 深く息を吸い、臍をやや内へ引き込む。腹部の張力、後方の長さが増す。「シー」と音を立ててゆっくり息を吐きながら、コブラのポーズになって身体を支える。赤ちゃんコブラのときのように両手で前方へ向かい、肩の広がりと項部の長さを保つ。胸椎から上方へ伸展していく。息を静かに吐いていられる間は、胸椎をたわめ、胸郭の前方を丸く反らしていく。ヴァルサルヴァ効果の「支えるエアバッグ」で腰椎がどのくらい安定して長くなるかに注目する。
- 息を吐き終わったら、床に戻る。何度か呼吸をしてから、また後屈し、しばらくくりかえす。

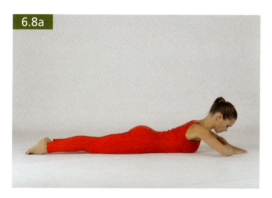 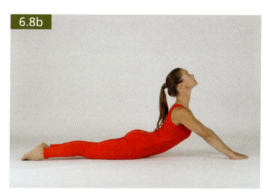

＜可動性トレーニング＞　雌のコブラ。a) 身体を上げるときに下背部の長さを保つ。b) 静かに息を吐き終わるまで上体を上げていく。胸部を丸く反らせる。下背部は圧縮させないこと。

トレーニングの目的：大きく伸展させた脊柱――均等な逆C字曲線

安定性トレーニング――バッタのポーズ：背伸筋を強化する応用

目的：脊柱の伸筋を強化する。

スタート：伏臥位。腕を頭上に長く伸ばし、前頭を床につける。

アクション：

- 伸ばした両腕を前方へ大きく押し出す。片脚を股関節から長く引く。このとき、恥骨と鼠径部をしっかり床に落ち着かせ、尾骨を丸め込む。深く息を吐く。腹部の張力を使って、伸ばした脚を持ち上げる。高さよりも長さを強調する。骨盤はやや丸まった状態で安定させておく。息を吸って、脚を下ろす。左右の脚を交代する。何度もくりかえす。
- 上記と同じように片脚を長く上げる。反対側の腕も長く引いて持ち上げ、頭部と肩をいくらか浮かす。胸椎が伸展する。中央の背筋が斜めに緊張するのを感じる。
- 片脚を直角に曲げ、足底を天井へ向ける。曲げた脚を股関節から長く引いて、いくらか持ち上げる。腹部-骨盤底-殿部の張力を使って、骨盤をやや丸まった状態で安定させておく。両腕は曲げて床に置き、前腕を軽く押しあてる。項部を自由に動かせる範囲で、頭部と胸骨を持ち上げる。左右を交代する。
- 片脚を曲げたまま上げる。同側の前腕で身体を支えながら、もう一方の腕を横に大きく回して、上げた足に持っていく。胸部と頭部はいっしょに回る。下背部は長いまま。母指が上向きと下向き、どちらが足をつかみやすいかを観察する。ねじった曲線の姿勢で何呼吸かステイする。その後、左右を交代する。
- 伏臥位で、両腕を大きなV字に広げて伸ばす。右脚を股関節から長く引いて持ち上げる。右脚を左へ動かし、右側の骨盤を床から浮かせて左へ回す。前頭を床につけたまま、右手と右腕をしっかり定着させて、斜めの張力を感じる。左右を交代する。
- 両手を後頭部にあて、手の軽い圧力に反しながら上体を床から上げる。両脚を股関節から長く伸ばして持ち上げる。殿部、骨盤底、下腹部に張力が働き、縦軸張力のきいた腰椎がたわむ。何呼吸かステイする。

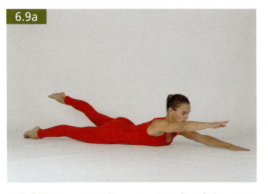 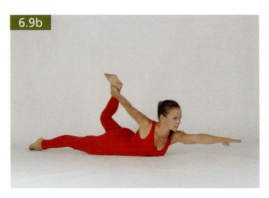

＜安定性トレーニング＞　バッタのポーズ（シャラバーサナ）：背伸筋を強化する応用。a) 骨盤はやや丸まった状態で安定させておく。股関節を伸展する。b) ねじった半分の弓のポーズ（アルダ・ダヌラーサナ）。脊柱全体を長くする。

動的トレーニング──脊柱の波：脊柱の屈曲と伸展

目的：腹筋の張力、伸筋の中央感覚、頭部と骨盤の丸まりを感じながら後屈する。

スタート：正座。脊柱を前方へ丸めたり、後屈したりをリズムよくくりかえす。

アクション：

- 頭部と骨盤の両極から丸めていき、動きを中央へ伝える。太陽神経叢からの追加刺激を利用して、肋骨弓を内・上方へ収める。腹側がくぼんで内に弧を描き、胸骨はやわらかく溶け込んで、呼吸は後方の背部で自由に行われる。
- 伸展は中央から始め、両極へ伝える。肩甲骨の先端の間、第9胸椎あたりに、中央が伸展する感覚があることに気づく。棘筋のアーチ橋が寄っていくのを感じる。最後に縦軸張力をきかせて頭部と骨盤を直立させる。伸展をさらに伝えて、今度は脊柱を中央から過伸展させる。骨盤と頭部がやや丸まっていることで、腹筋と頸筋に伸張性の張力が感じられ、胸郭を広げることができる。
- 流れるように行うと、前屈と後屈の反復で脊柱が波のように動く。何分か続ける。

応用：

- 頸椎と胸椎のあたりだけで波の動きを行う。
- オールフォーポジションの猫のポーズで、前屈と後屈の波の動きを行う。
- 開脚立位で身をかがめ、両手を大腿について、波の動きを行う。

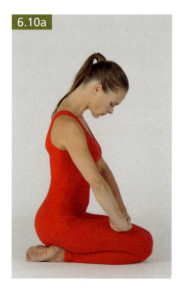
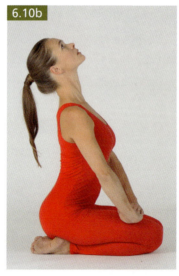

＜動的トレーニング＞　脊柱の波：脊柱の屈曲と伸展。写真は応用例。頸椎と胸椎のあたりだけで行う。a) 頸椎と胸椎の屈曲。b) 伸展。

トレーニングの目的：大きく伸展させた脊柱―均等な逆 C 字曲線

日常トレーニング──安全に身をかがめる：腰部を安定させる

目的：腰部を安させて安全に身をかがめるトレーニングをする。とくに重い物を持ち上げて運ぶ場合。軽い物を拾う場合と比較する。

スタート：直立位。脚をやや大きく開いて、重心はできるだけ荷物の近くか上方に持ってくる。

アクション：

● 重い物を持ち上げる際には、脊柱を垂直から水平に動かすことで、レバーアーム（支点と作用点の距離）が長くなり、椎間円板に負荷がかかる。必要なのは、背伸筋の力、腹部の張力、また荷物の重さによっては呼吸テクニックである。

● それでは、身をかがめていく。膝と股関節を同時に曲げ、骨盤を前方へ回し、尾骨を長く引く。骨盤底は張りながら広がる。腕はできるだけ垂直に垂らし、前方へ長く伸ばさない。胸椎を伸展する。理想的にはややくぼむように丸く反らせる。頭部はやや丸めておく。

● 荷物をつかむ。腰部の最終チェックを行う。下背部が丸まっていないこと！　長く引かれて軽く前彎しているのがよい。息を吸い、呼吸を止めて、下方に圧を加える。骨盤底に刺激を与えるようにして緊張させ、荷物を持ち上げる。

● 荷物はつねに身体の近くで持つ。

375

6　後屈：重力とのゲーム

トレーニングの目的：
胸郭を大きく伸ばして「心を開く」

コーディネーション

胸部の伸展：下部肋骨を定着させ、上部肋骨を持ち上げる

重要ポイント

- 鼠径部を開く：膝と脛骨を床にあてて伸ばす。恥骨と寛骨を高く引く
- 上体後屈の感覚：上部胸郭を下部胸郭から持ち上げ、胸のあたりをさらに隆起させるイメージ
- ウエスト部の後方はつねに長くし、肋骨弓は腹部のラインに収めておく
- 腕の届く範囲は、胸椎を伸展し、上部肋骨を高くたわませることで広がる

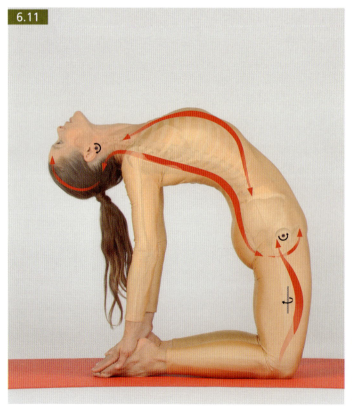

6.11

＜コーディネーション｜胸部と肋骨の後屈｜ラクダのポーズ（ウシュトラーサナ）＞　重要ポイント：後屈の姿勢と動きには、腹側の構造に伸張力と長さが必要である。とくに、鼠径部が開いて、胸椎と胸部に伸展力がなければならない。肋骨は全体の後屈に完璧に調和させる。

トレーニングの目的：胸郭を大きく伸ばして「心を開く」

医学的な姿勢分析：ラクダのポーズ（ウシュトラーサナ）

完全なラクダのポーズ

下腿をつけてひざまずく。脚を腰幅に開き、支えとして安定させる。足背を床につけて伸ばしておく。片手を恥骨 - 下腹部のあたりに置き、もう一方の手はみぞおち - 肋骨弓にあてる。骨盤を直立させ、肋骨弓を体内へ沈ませる。

- 胸骨と上部肋骨を可能なかぎり持ち上げ、上体を後方へたわませる。
- 頭部もいっしょに動かす。項部を長くしたまま後上方へ引いていく。上体が後屈する。

- 骨盤の丸まりを強める。膝と脛骨をさらに床に押しあてて長くし、しっかり根づかせる。この反対張力を受けながら、恥骨と寛骨を高く引き上げる。骨盤をやや前方へ押し出してもよい。股関節がより伸展する。大腿を垂直に立たせる。
- 腹部の張力が増すのが両手で感じられる。上側の手のおかげで、肋骨弓が上がりすぎずにすみ、骨盤のほうに定着したままになる。ウエスト部の後方は長さを保つ。

半分のラクダのポーズ

直立と上体の後屈を何度かトレーニングしたら、腕をだらりと垂らす。上体が後屈していれば、手が踵に届きそうになる。ここからはいくつかの可能性がある。

- 大腿を垂直にしたまま、骨盤をやや前方へ押し出し、膝を根づかせる。
- 腕の届く範囲はできるかぎり上部胸郭によって広げる。上部胸郭をさらに後方へ反らして、股関節を完全に伸展する。
- 柔軟性の高いひとであれば、すでにほぼ手が踵に届いている。ここではじめて腰部もたわませる。腹部の張力を保ち、腰部を長くしながら、脊柱全体に縦軸張力をきかせる。

- 場合によってはつま先だけを床につけて、踵を高くする。
- 手を踵につけることで、胸郭がさらに隆起する。
- 頭部の丸まりを維持し、項部は縦軸張力が働いてくぼんでいる。
- 呼吸テクニック：息を吐いて腹部の張力をきかせながら後屈していく。ポーズをキープして、静かに呼吸する。

応用：
- ヨーガブロックを使って、踵の代わりにそこに手をつく。

377

メディカルエラーパターン

円背が固まって突き出て、ウエスト部に安定性がない

　半分のラクダのポーズで、身体の中心が安定した状態で上体が後屈しない。代わりに、胸郭がウエスト部からまとまって後置し、腰部が折れ曲がる。肋骨弓は突き出て、ウエスト部の後方は圧縮する。腹部は力なく伸びきっている。胸郭の空間での位置は移動しているが、上部と下部の肋骨の位置関係に大きな違いがない。胸部というよりも腹部を開いている。また、項部が重力に負けて長さを保てないため、咽喉も大きく開いていることが多い。

　円背が固まって後方へ突き出ることには困った問題がある。能動的にコントロールして防がないかぎり、後屈するたびにこの姿勢が強まるのである。

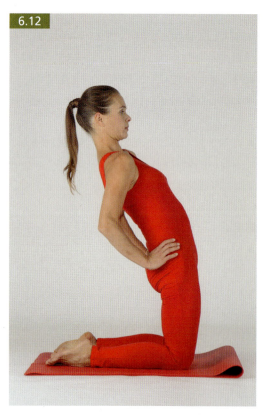

エラーパターン：胸郭が固まりのまま後置して中心が安定せず、前方も伸びて開かない。

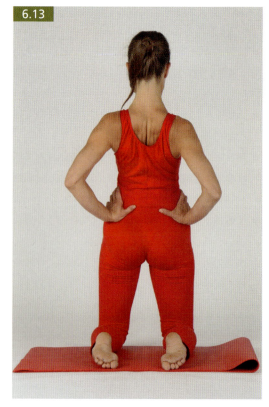

エラーパターン：肩甲骨を押しつけて胸部を突き出している。

トレーニングの目的：胸郭を大きく伸ばして「心を開く」

肩甲骨を押しつけて胸部を突き出している

　肩甲骨を後方で狭めて、胸骨を前方へまっすぐ押し出すというのは、よくあるエラーパターンである。この典型的な軍人式の「胸突き出し姿勢」は、ラクダのポーズなどの後屈にはまったく不要なものである。

　目指すべきは、身体感知に役立つイメージを育てることである。伸展・後屈を、水平に押し出す動きだと思ってはいけない。垂直に、また場合によってはねじりながら長さを出すことが必要である。前方へ押し出す動きは、脊柱にそって伸ばしつつ開く二方向の動きとは運動の性質が異なる。胸郭を突き出せば、必然的に肋骨弓も前方へ移動し、縦軸張力が失われる。そして、胸郭を正しく開くというこのトレーニングの意義と目的も失われるのである。

　胸部を突き出す姿勢は、肩甲骨筋によって脊柱を伸展しようとしている。解剖学的に見れば、これは決して許されない誤解で、ちょっとした間違いではすまない。肩甲骨筋は、広いV字の肩に必要なバランスをなくす。その上、深背筋は張力をだいたいでしか作れなくなり、分節の微調整ができなくなる。

メディカルテスト

胸郭は脊柱全体の後屈に統合されているか？

　大きなバランスボールの上に仰向けになる。なければ布団を丸めて使ってもよい。脊柱は受動的に全体後屈する。胸郭がどのように順応するかを観察し、感じとる。腎臓のあたりはゆるやかにボールになじんでいるか？　腰部の過前彎、ウエスト部の折れ曲がりを回避できるか？　肋骨の前面が開いている感覚があるか？　それとも、肋骨弓が突き出ているか？恥骨から舌骨まで、前方が十分に長くなっているか？　それとも、前方のどこかが短く感じられるか？

379

6 後屈：重力とのゲーム

詳しい解剖学：骨、関節、靭帯

胸郭の伸展：固まって動くか、広がって開くか

　ここでも棘筋をとり上げる（p.369）。棘筋の走行から、第9胸椎が後屈の頂点であると説明した。これは、たいていの予想よりも、またほとんどの場合で実際に行われている後屈よりも高い位置である。後屈を始める正しい個所は肩甲骨の先端あたりの高さであって、ウエスト部の後方ではない。もし後屈の開始点、支点、頂点を低い位置にしてしまうと、腰部が圧縮して過前彎になり、長く弧を描いた前彎にならない。胸郭はウエスト部から後方へ押しやられて反り返る。これでは胸郭が開かずに固まって動いていることになる。解剖機能的な観点をとり入れれば、運動を細かく可視化するのに役立つ。そうすることで、場合によっては危険ないつもの後屈が、「腰部が長く、ウエスト部が安定した機能的に無理のない上体後屈」に変わっていく。

　後屈の肋骨運動は、区別して観察する必要がある。肋骨はすべて上がるが、上部の肋骨になるほど大きく動き、下部になれば動きは少なくなる。「下よりも上、そして上が先！」と覚えておくとよい。胸郭は下方からそのまま持ち上げない。反対に、頂点から下には、骨盤のほうへ向かう張力がある。下方へ向かう腹筋の反対張力がなければ、胸郭は広がって開かない。

　決め手となるのは、開始時点の状況である。胸郭が習慣的に吸気位に固定し、肋骨弓が飛び出て、胸部も突き出され、ウエスト部が折れ曲がっているならば、まず前方を沈めることから始める。肋骨弓を腹部のラインにそわせ、下方へ安定させる。この「矯正」を行ってはじめて能動的に上方へ向かう反対運動にとりかかり、上部肋骨を高く回すことができる。スタートポジションの原理は、逆の場合も適用される。胸部が沈み込んで呼気位に固定し、腹筋がひどく短縮しているならば、肋骨弓を最初に上方へ矯正する。これが整ったところで下部胸郭を下方へ安定させて、肋骨の前方を広げていく。

メディカルアドバイス

後屈するときはつねに後方の長さも意識する！

　胸郭を開くには、身体の前面ばかりでなく後面も意識するとよい。最下部の浮遊肋骨をいかりとしてイメージし、尾骨とのつながりを感じる。浮遊肋骨はできるだけ後方に残し、なるべく前方に押しつけない。後下方から前上方にかけて逆曲線を作る。つまり、尾骨から浮遊肋骨を介して鎖骨領域まで曲線を張りわたらせる。長くて折れ曲がりのない腰部、細くて強いウエスト部をしっかり意識する。

トレーニングの目的：胸郭を大きく伸ばして「心を開く」

6.14

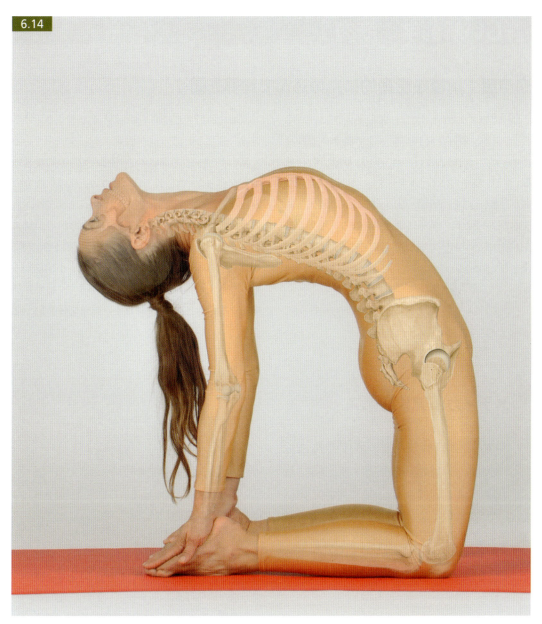

＜骨＞　後屈位で胸郭の腹側を開いて、肋骨の前方を広げる。

詳しい解剖学：筋肉

過伸展：両極を能動的に丸め込んで胸郭を開く

ヨーガのプラクティスでは、頭部を大きく反らせることがある。項部を最終可動域まで動かす過伸展はヨーガでは伝統的に行われており、呼吸、声、甲状腺、血流、集中力にエネルギーを与えてくれるものである。だからこそ、頸部と項部を機能的に最大後屈することがその後の結果には大事になる。項部を短く圧縮して折り曲げてしまうと、あらゆる面でよい結果をもたらさない。

深層を斜行する頸筋（斜角筋）が肋骨を挙上するのは、頭部と上部頸椎が固定ポイントになっているときだけである。そのため、頭部をやや丸めて長い項部を作ることを忘れてはいけない。この状態でのみ、斜角筋は上部肋骨を引き上げることができ、上方から胸郭を開く助けをする。もし項部が過前彎になっていれば、斜角筋の起始部と停止部が近づき、上部肋骨は挙上されなくなる。同様に、小胸筋からも肋骨挙上の働きが失われることが多く、肩甲骨が前方へ引かれているときにはその傾向が強まる。

メディカルアドバイス

伸展 - 回旋：らせん状にねじった後屈

肋間筋は、腹筋と頸筋が張る間にある。後屈の中心ポイントである。頭部と骨盤を丸めるだけでは、胸郭の前方は十分に開かない。後屈を小さくねじって行い、ねじった前屈と反復すると、肋間筋は本来の柔軟性をとり戻す。回転を加えることで、必要な前方の長さが最短で得られる。

ねじって斜めの張力を働かせると、神経系をうまくごまかすことができる。直線的に引っ張らないので、無理やり前方をこじ開けるような不快感が生じない。

後屈にねじりを加えて非対称に開けば、筋緊張がやさしく制御され、「心を守ろう」とする欲求がなだめられる。要するに、まずはねじりながら直立、次にねじりながら後屈を行う。対称の後屈にとり組むのはそのあとである。

トレーニングの目的：胸郭を大きく伸ばして「心を開く」

6.15

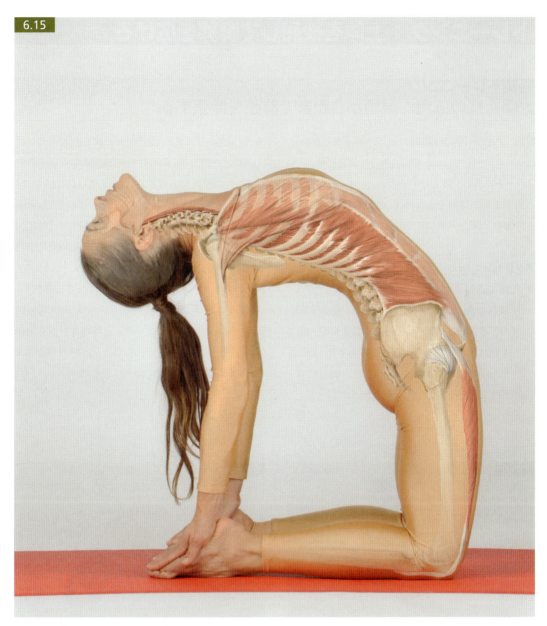

<筋肉> 屈曲位の胸筋を活性化させ、前方の肋骨を広げる。深頸筋の活性を保ち、胸横筋と肋間筋の両側に伸張性の負荷をかける。

トレーニング：上体を後屈して胸郭を広げる

感知トレーニング──
太陽礼拝の応用：頭頂から膝まで前面を伸張する

目的： 股関節、胸椎、胸郭の全体伸展を感じとる。

スタート： 深い「戦士のポーズ」(p.98)をとる。後方脚の下腿と足背を床につけ、前方脚は強めに曲げる。両手は床か骨盤にあてる。

アクション：

- 脊柱に縦軸張力を働かせ、項部を長くしたまま、伸展側の恥骨と寛骨を引き上げる。骨盤を深く沈めていき、股関節をいっそう伸展させる。曲げた大腿に腹部がつく。腹部をつけたまま、胸骨と上部肋骨を持ち上げる。顎に注意。胸骨でなく顎が上がりそうになるが、下げておく。

- 腹部をつけたまま、曲げた前方脚を伸展する。前屈になって、背部をきれいに丸まめる。後ろの股関節は伸展から解放され、今度は屈曲される。前の膝は曲がったままでもよい。それよりも腹部と大腿の接触を保つ。上体は気持ちよく曲げておき、頭部を垂らす。頭部と骨盤を丸めてC字曲線を作る。

- 深い戦士のポーズに戻る。丸めた骨盤を沈め、後ろの股関節を伸展する。骨盤をやや丸め込んで、胸椎を伸展していき、上部肋骨を持ち上げる。腹部の接触を忘れないこと。呼吸テクニック：前屈で息を吐き、後屈で息を吸う。

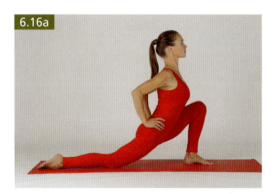 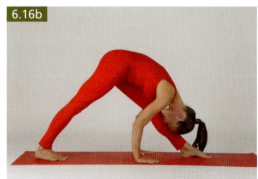

＜感知トレーニング＞　太陽礼拝の応用。a) 頭頂から膝まで前面を伸張する。b) 伸ばした前方脚が反対運動になる。前屈する。

トレーニングの目的：胸郭を大きく伸ばして「心を開く」

可動性トレーニング──長さのある胸椎伸展：小鳩のポーズ

目的：上部肋骨を開いて、ウエスト部の後方をできるだけ長くしたまま、鳩のポーズ（カポターサナ）の胸をトレーニングする。股関節の伸展を向上させ、殿部を伸張することで股関節の屈曲も行いやすくする。また、胸郭の回転可動性も高める。

スタート：横座りになる。左の殿部と坐骨結節を下にして楽に座る。両脚は平行に曲げておく。左脚の外側と右脚の内側を床につける。右脚を長く後方へ伸ばす。両手は前方の床につけておく。

アクション：
- 右の鼠径部が左の踵に近づくように骨盤を回す。左の坐骨結節と大腿が床から浮く。この坐骨結節を重りのように深く沈め、殿部のあたり一帯が強く伸張するのを感じる。必要に応じて、ヨーガブロックか毛布で殿部を補助する。
- 両手を床に押しあて、広げた肩の間に胸骨と上部肋骨を浮かび上がらせて上体を後屈させる。腹部の張力が高まり、肋骨弓が定着する。右の後方脚を床につけたまま股関節から長く引く。
- 左手を床から離し、右手を支えにする。右の下腿を高く上げ、膝を曲げて足底を後頭部へ向ける。
- 左手で右足、もしできれば脛骨をつかむ。腕の届く範囲は、しなやかに曲げた胸郭から広げる。肩関節を使わない。とくに肩甲骨を脊柱のほうへ寄せる動きは絶対に控える。支持側の肩を広げて、肋骨を伸展しながら回す。この回転と伸展を好きなだけ行う。肋骨弓を定着させる腹部の張力を保つ。

応用：左脚の姿勢を変えてもよい。左足の位置を右の鼠径部の下方、臍や胸骨の下方に変える。下腿が横一直線になるほど、右の殿部と梨状筋の伸張が強まる。

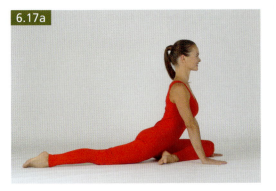 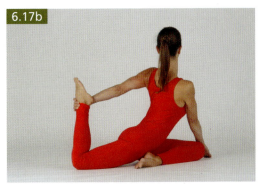

<可動性トレーニング> 小鳩のポーズ（カポターサナ）。a) 胸椎を伸展しながら腹壁を能動的に長くする。b) 胸椎を回転し、膝を曲げた応用。大腿直筋が強く伸張する。

安定性トレーニング──背筋群：前方の「留め具」の収縮を解く

目的：背筋を強化して、胸筋を広げる。胸筋は短縮して固い「留め具」になっていることが多い。

スタート：仰臥位。両手を頭部の後方で床につけて、体幹で大きな橋を作る準備をする。難しい場合は、大きなバランスボールを使う。床に置いて仰臥位になるか、壁にあてて寄りかかる。

アクション：体幹を持ち上げる。このとき、骨盤は坐骨結節で床との接触を保つ。踵を床に押しつける。頭部は背部のラインの延長線上。腰椎と胸椎を反らして伸展する。肘はできるだけ正中線のほうへ向かわせ、横に広げない。上腕が外旋したほうがしっかり支持される。10-12回くりかえす。仰臥位に戻って力を抜く。肩と胸郭が広く床についているか、感じとる。

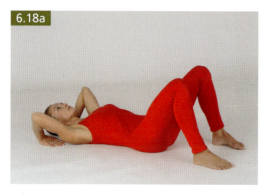 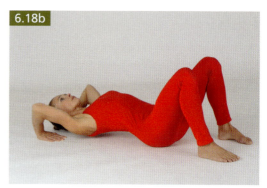

＜安定性トレーニング＞　背筋群：前方の「留め具」の収縮を解く。a) 仰臥位で始める。肘の幅は狭く。b) 体幹を持ち上げる。肩、頭部、骨盤は床につけておく。

トレーニングの目的：胸郭を大きく伸ばして「心を開く」

動的トレーニング──這う：進化史に命を吹き込む

目的：進化史的に重要な両生類の這う姿勢をとって胸郭を可動化する。円背に最適。非対称に行うことで脊柱側彎症に効く。

スタート：伏臥位。片脚を曲げる。両腕を曲げて頭部の前方で前腕を床につける。

アクション：

- 這う：まずは実際に一周這ってみて、感覚とリズムをつかむとよい。それから、すべりにくいマットの上で「移動せずに」這う。
- 左腕で引く：右脚を曲げておいて、左腕を前方へ引く。右腕は頭部の近くに置いたまま。両方の前腕を床に押しつけ、前方に伸びた左の前腕のほうへ体幹を引く。このとき、上部胸郭を床から持ち上げ、左腕のほうへ回す。胸郭を上げて回すとき、右の前腕で補助する。
- 右脚で押す：今度は、曲げた右脚を使う。右脚で体幹を前方の腕のほうへ押す。
- 左右を交代する：右脚を伸ばし、左脚を曲げる。右腕を前方へ伸ばし、今度は右腕で引く。注意：肩を前方へ引いたり、上げたりしない。広げた肩甲骨の下方で肋骨を回す。

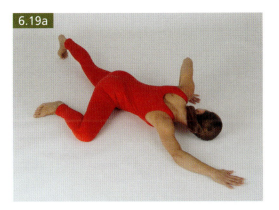 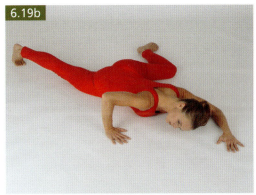

<動的トレーニング> 這う：進化史に命を吹き込む。左腕で引いたあと(a)、右脚で押して、左右を交代する(b)。

6　後屈：重力とのゲーム

日常トレーニング──見上げる：項部を折り曲げずに長くする

目的： 縦軸張力をきかせて脊柱の折れ曲がりのない過伸展を根づかせる。

スタート： 直立位。公園や森などで行う。骨盤と頭部をしっかり直立させておく。

アクション： 高くて立派な木の樹冠を見ようとする。あるいは、乗車中に信号が変わるのを待ちながら高い建物や星空を眺める。上を見るときに、ただ単に頭部を項部へ投げ出さない。それよりも、項部を長くしたまま頭部を後上方へ引くとよい。動きは胸椎に伝わり、胸骨が持ち上がる。いわば眼と心を上げて、上を見る。骨盤はやや丸まったまま、能動的に対置することで中心を維持する。

トレーニングの目的：負荷なく腕を遊ばせる— 正しい位置での安定性と可動性

トレーニングの目的：
負荷なく腕を遊ばせる──
正しい位置での安定性と可動性

コーディネーション

肩を広げて沈め、
腕を自由に動かす

重要ポイント

- 骨盤としっかり立つ足を土台として感じる
- 脊柱を両極から長くする
- 体幹中心の安定性：下部肋骨は骨盤のほうへ
  根を下ろす。胸郭をウエスト部から後傾させない
- 胸骨の存在感：腕の挙上は胸部から行う。胸の
  あたりが開く
- 腕を高く上げながら、肩を沈めて広げる。つまり、
  下方から支えられる
- 最後に腕が上体を後屈させる

6.20

＜コーディネーション｜後屈で腕と遊ぶ｜半月のポーズ＞
重要ポイント：腕を頭上へ上げて後屈するには、下方
から上方へ向けて作っていく必要がある。足でしっか
り立ち、中心を安定させ、脊柱に縦軸張力をきかせる。
腕の挙上時、体幹は安定し、肩が広がっている。足底
から指先までが曲線張力で引かれる。

医学的な姿勢分析：半月のポーズ（アンジャネーヤーサナ）

半月のポーズは、太陽礼拝で最初に出てくる伸展のポーズである。幹が安定し、枝が動く木をイメージしよう。腕を動かす前に、脊柱を中心軸として感じる。骨盤、頭部、胸骨を直立させる。

そこから腕を横に上げていく。風のエアクッションを運ぶように重みのない動きで行えば肩は下がる。最初は腕を水平まで持っていく。これで胸部と肩が広がる。こうして広がった状態から腕をさらに上げていき、肩は胸郭に落ち着かせておく。上下の両極性を体感しよう。肩を沈め、尾骨を下方へ引き、踵を床に沈め、腕と胸骨は上へ向かって浮かぶ。

腕と遊ぶ：息を吸いながら腕を上げる。息を吐く逆のパターンも試してみる。吸気時のほうが上方に軽やかさが生まれる。呼気時は下腹部が満たされ、下方の重心がよりはっきりと感じられる。

腰部が過前彎になったり、胸郭が後置したりしないで、どのくらい高く腕を上げられるか試してみる。最初は身体を直立させておいて、あとから後屈を加える。この順番を守る。腕を挙上すると、腰部は折れ曲がりやすくなる。

腕を大きなＶの字に高く上げ、腰部をしっかり安定させてから、後屈を始める。腕を後上方へ引いて垂線よりも傾ける。腋窩が完全に開いて長く伸展し、上部肋骨は縦にスペースが増えて、さらに上がって広がる。腕を上げる代償に腰部が折れ曲がってはいけない。上級編：空を支えるように腕を突っ張る。肩は低くしたまま。この動きでいっそう胸郭が広がり、胸椎が伸展し、呼吸が上部まで入り込むのを感じる。

メディカルエラーパターン

中心が軸から外れ、脊柱と体幹が不安定になる

腕を動かし始めると、下部の脊柱もいっしょに動いてしまい、「中心からずれ落ちる」。腕の挙上で下部脊柱が不安定になる。ほとんどの場合、胸郭が後置し、加えて骨盤が過前彎の方向へ前傾する。要するに、後屈の典型的なエラーパターンが強まるのである。そのため、最初は直立位でトレーニングして、後屈はあとで加える。

下背部の不安定は、胸郭と肩が固まりぎみのひとによく見られる問題である。ある種のスポーツでは、この傾向がより強まる。セーリングはその顕著な例で、長い時間、僧帽筋にぶら下がったような姿勢でいることで、背部を後方へ引いて押しつけている。これでは中心の力が働かず、胸腰移行部が不安定になって痛みが生じる。

トレーニングの目的：負荷なく腕を遊ばせる―正しい位置での安定性と可動性

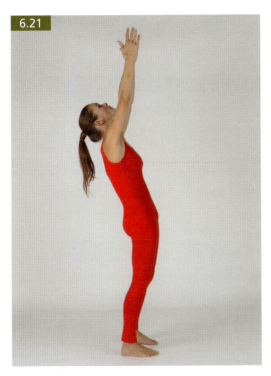

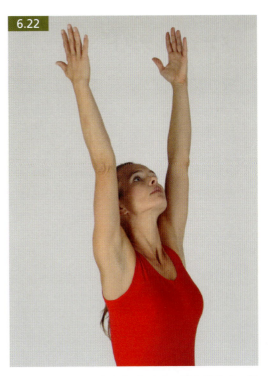

エラーパターン：肋骨、胸椎、肩関節の可動性が足りないために、胸郭が後置している。その結果、中心が軸から外れ、体幹の安定性がない。

エラーパターン：腕を上げるときに肩を前上方へ引いて胸部を狭めているため、広がりが続かない。

腕を動かすことで胸が締めつけられて狭まり、広がりが続かない

　よくあるエラーパターンでは、上肢帯が手と逆の方向ではなく同じほうへ動く。たとえば手を前方へ伸ばせば、肩も前方へ向かう。正しいパターンでは、手が前方へ動けば、肩が後方へ向かって安定する。エラーパターンは根が深く、習慣化した日常の姿勢は意識されることが少ない。腕の長さが足りなければ、たちまち肩が突き出され、腕を上げようとすれば、肩もいっしょに引き上げられる。手を背部へ回すと、すぐに肩が後方へ持っていかれる。

　肩は体幹骨格と体肢骨格をつなぐ大変な位置にあり、落ち着かない生活を送っている。上肢帯ばかりが使われれば、肩関節の出番は減る。上肢帯が動きまわることで、肩関節の運動力が奪われてしまう。そして、球関節であるはずの肩から三次元の可動性が失われる。レールの切り替えのように腕が動くことになる。現代人はおそらく脚よりも腕を使うことのほうが多い。手-腕-肩の協調運動がおかしいと、その健康が害される。項部の凝り、頭痛、肩の障害が起こる。

391

6　後屈：重力とのゲーム

メディカルテスト

肩の成熟度テスト──肩甲骨が安定し、肩関節が動いているか？

身体を直立させ、片手を背部へ回して手背を反対側の肩甲骨にあてる。空いているほうの腕を動かす。肩甲骨がいっしょに動くか、手で確認する。きちんと安定していれば、腕を水平まで（横でも前方でも）動かしても、肩甲骨はほぼいっしょに動かない。水平を超えると、肩甲骨の先端が腋窩のほうへ回る。

今度は腕をゆっくりゆっくり上げていく。最初は横、次に前方で行う。何度か試してみる。

腕を挙上する最初の刺激で、すぐに肩が上がったり前方へ引かれたりするか？　肩や胸部が狭くなるか？　それとも、肩関節での腕の動きと、肩甲骨の動きの違いを区別できるか？　腕を動かしながらも、肩を力まずに下げて広げられるか？

今度は手を肩の端に置く。僧帽筋はやわらかいままか？　それとも、腕を少しでも動かすとたちまち緊張するか？

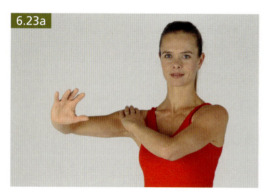 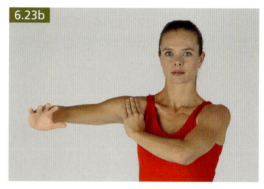

メディカルテスト：a）腕を動かしても肩甲骨が安定している。運動は肩関節で行われる。b）腕を少しでも動かすと、肩甲骨もいっしょに動く。運動は肩の球関節から上肢帯へ移っている。長期にわたると凝りの痛みが起こり得る。

詳しい解剖学：骨、関節、靭帯

腕を動かすには、まず胸部を開く

　空間に自由に伸ばす腕は、私たちに飛翔という昔からの夢を思い出させる。鳥類やコウモリには人間のように鎖骨があるが、私たちと同じ哺乳類の四つ足動物（やクジラ）には鎖骨がない（なくなっている）。胸鎖関節は人体で唯一の腕と体幹をつなぐ骨である。鎖骨は間合いをとる役割をし、胸部を開き、人間では腕、鳥類では翼の間隔を保つ。すなわち、胸部が開き、鎖骨と肩が広がった状態が上肢運動の協調した姿なのである。ゲーテは解剖学の著作で、胸骨のことを脊柱と同じように「胸柱」と記した。後方で直立する脊柱と相関するものとして胸骨は前方で直立している。

　腕は肩で安定し、肩は体幹の「ドラゴンの張力」（p.258）で安定する。

● 腕を動かす前の最初の刺激として、縦軸張力を作る。「肚」に根を張って骨盤を安定させ、項部を長くして頭部を直立する。
● それから肩を横に広げる。小胸筋が鎖骨領域を広げ、肩甲骨が外らせんに沈む最大のところまで行う。
● 以上で、腕と手の行為に向かう準備が整う。

　腕を翼のように広げたり頭上へ上げたりすると、上部肋骨も側方や上方へ引かれる。上肢運動は、いってみれば「心を開く」効果がある。胸郭を直立し、腕を大きく動かす相互作用は、さまざまなヨーガトレーニングや日常で意識的に活用することができる。たとえばコブラのポーズでは、上体を繊細に区別して後屈することで腕の運動範囲が拡大する。できなければ腕は大きく動かない。

腕を上げて肩を下げる：反対運動を区別する

　腕と肩の反対運動には、腕を動かしながらも肩甲骨を後・下・外の外らせんへ制限なく安定させる必要がある。この状態であれば上腕骨頭が関節内で自由に全方向へ回り、一方で、肩甲骨は頼もしいいかりとして働くことができる。腕を前方へ上げると肩が後方に残り、上方へ持っていけば肩は下方にとどまる。これもすべて肩甲骨が外らせんになっていればこそである。

　上肢帯はゆるやかにしておく必要がある。筋肉に力を入れて固めたり、腕の挙上時に後方へ押しつけたりしない。上肢帯はつねに安定して柔軟であるべきで、上肢運動ですぐに動いたり、動きすぎたりするのはよくない。関節窩には上腕骨頭を安定したいかりとしてつなぐ役割がある。腕の運動範囲が一定を超えると、自動的に肩甲骨も動き始める。腕を高く上げれば、肩甲骨の先端は腋窩のほうへ回り、関節窩の位置が最適になって、上方へ向かう運動と行動のスペースが腕に与えられる。

6 後屈：重力とのゲーム

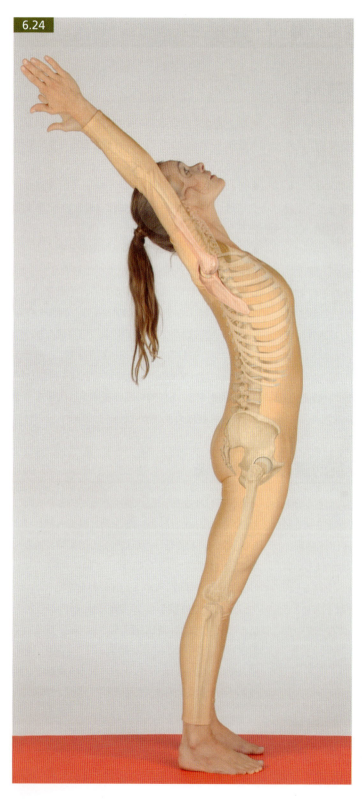

6.24

<骨> 肩の球関節原理と腕のらせん原理のおかげで立体的に自由に行動できる。

トレーニングの目的：負荷なく腕を遊ばせる―正しい位置での安定性と可動性

らせん原理：肩関節の三次元のねじり

クローズドチェーンで固定した腕の伸展・支持機能では、肩甲骨と上腕骨のそれぞれが外らせんへ向かっていることが重視される。

オープンチェーンでフレキシブルに腕を動かす場合は、肩甲骨が外らせん、上腕骨が内らせんという原理が働く。肩関節で骨頭と関節窩を逆方向にねじる動きである。上腕骨の「内らせん」では、骨が内側へ回り（内旋）、いくらか前方へ向かい（前方挙上）、やや広がる（外転）。わかりやすい例をあげよう。腕を前上方へ上げ始めるとたちまち腋窩に空気の入るスペースができる。上腕は体幹に寄りそうのではなく、空気を挟んだように広がる。腕の安定はクレーンのように空圧で守られる。

肩関節で
三次元のねじりが行われると何がよいのか

- 最初は肩関節の可動性が最適化され、のちに最大化する。腕の運動範囲が拡大する。固まった肩関節を三次元かつ繊細に可動化できる。
- 肩関節の運動を区別できるようになる。本当に上腕骨頭を回しているのか、それとも肩甲骨といっしょに振り回しているのかがわかる。
- 上腕骨頭が中心軸にすえられる。軸をとらえた上腕骨頭はやや内旋しており、後方を向く。この位置を保てていれば、腕を固定して伸展・挙上したときにはじめて上腕が外旋し、しっかりと軸をとらえる。

上腕骨頭を軸にすえる：正しい方向へ回し、すべらす

肩で多い不良姿勢は、2か所で同時に起こっている。肩全体が前上方へずれ出る一方で、垂らした腕の上腕骨頭もまた前上方へずれている。腕を動かす前の状況としてふさわしいものではない。骨頭が機能的に軸をとらえることは、肩関節の可動性と健康の第一条件である。骨頭のセンタリングには、回転とすべりの2つの要素がある。

- まず上腕が内旋・外転して腋窩に「小さなエアクッション」ができ、骨頭が回転する。
- 2つめのすべりの要素は、骨頭を後下方へ沈める動きである。このすべりが加わってセンタリングが完成する。腋窩の「エアクッション」のイメージは、すべりにも用いることができる。上腕骨頭が「後下方へ沈み、エアクッションに入り込む」のである。

395

メディカルアドバイス

ダンスの経験がなくてもバレエのように腕を浮かす

多くのひとが（ヨーガインストラクターも含めて）、交通整理の警官のように腕を直線的に挙上する。肩関節は直線的に動かすこともできるが、これでは肩を広げたまま適切にセンタリングするのは大変で、本来の三次元の回転・すべり運動を行うほうがずっとよい。そのため、腕の挙上時は、腋窩にエアクッションを作って、やわらかく弧を描きながらバレエのように腕を浮かすトレーニングをする。

内旋刺激で軽く肘が開くことで、上腕骨頭が回転・すべりながら沈むのを利用する。肩関節の奥で軸をとらえる刺激が生じ、肩がさらにゆったりと広がる。無理のない力が生まれる。重力に逆らって腕を上げるのではなく、ふんわりと上方へ浮かべるのである。バレエで見られるような重みのない軽やかで優雅な動きを行う。

詳しい解剖学：筋肉

肩関節の刺激センター：しっかり下げて、張力をきかせる

機能的な回転方向は、解剖学的に定まっている。これは骨のねじれ角、関節靭帯の走行、筋肉の数と配置による。股関節では骨が前捻している。肩関節はこの逆で、骨自体が後捻している。回転方向は骨と筋肉で同じである。肩関節の筋肉を数・筋力で総合的に見ると内旋のほうへ向かっている。これもまた股関節と逆である。股関節では外旋が明らかに優位で、屈筋、伸筋ともに外旋の働きをする。

肩関節を軸に持ってくる筋肉は、上方と前方にある。上腕骨頭を力強く覆う回旋筋腱板（ローテーターカフ）は、複数の筋肉と腱でできている。そのうちの2つが、関節のセンタリングに重要である。「上方」から働くのが棘上筋で、「前方」からは肩甲骨の内側に付着する強い筋肉、肩甲下筋が作用する。両筋肉はともに後下方へ向かう回転・すべりの刺激を上腕骨頭に与える。細かな重要ポイント：肩関節が中心からずれ、上腕骨頭が前方へ出ると、棘上筋は必然的に関節のセンタリングを行わなくなる。筋の作用軸が回転ポイントの後方になり、肩関節を沈めずに外旋させてしまう。

らせん回路筋である上腕二頭筋も同じ働きをする。腱の走行により上腕二頭筋は骨頭を内側へ回しながら、後下方へ押しつける。関節をセンタリングする働きは、何かをつかみ、腕を曲げて口へ運ぶという肘の典型的な動作を見るとわかる。肘は軽く前方へ向かい（前方挙上）、外側へ動く（外転）。体幹から大きく走行する筋肉、つまり広背筋と大胸筋にも同様の働きがあり、支持位の腕を肩関節で後下方へ引く。肩の筋肉すべてが完璧に連係したすばらしい機能である。肩の単関節筋、腕の二関節筋、体幹と腕をつなぐ筋群が、一体となって作用している。肩関節は、後下方へ向かって機能的に軸をとらえる。こうして体幹の側方で安定することで、三角筋が腕を三次元のあらゆる方向へ動かせる。

軸から外れる原因：残っているのは、筋肉が軸から外れる問題である。これを解くことなしにセンタリングは成功しない。第一にあげられるのが、棘下筋である。この筋は肩甲棘の下方から起始し、上腕骨頭の後面まで斜めに走行する。肩関節でもっとも強力な外旋筋で、たいていは慢性的に硬直、短縮している。これは肩関節が外旋位のまま前方へ出ているからである。肩甲骨と上腕外面が寄りそったような状態になっている。丸まった肩の後方にくぼみが見られることが多いが、ここは本来、軸にすえられた骨頭で満たされるべき個所である。棘下筋をゆるめて、後方に骨頭のスペースを作ってやる必要がある。自由に動けるスペースがなければ、骨頭がすべって回ることができない。

6　後屈：重力とのゲーム

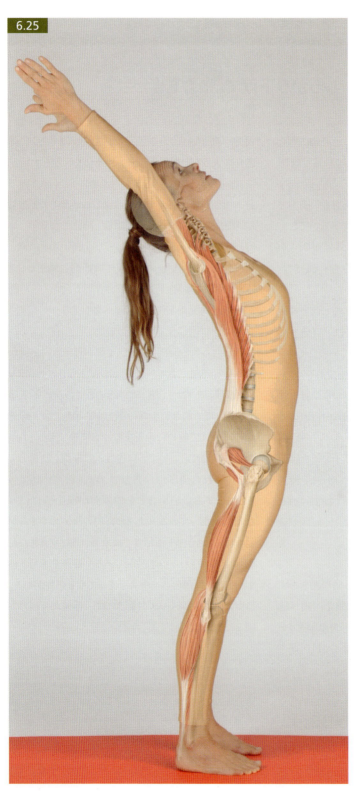

6.25

＜筋肉＞　細分化された肩筋群のおかげで立体的に自由に行動できる。1．関節の近くのローテーターカフ。棘下筋が緊張すると、上腕が力強く外旋する。棘上筋は上腕骨頭を下げる。2．三角筋が活性化している。上腕三頭筋の長頭腱が肩関節の外旋を助け、肩甲骨の関節窩を骨頭の下方へ引く。3．体幹筋が動いて肩を下方へ安定させる。これは腕を頭上へ上げた場合を含む支持位で行われる。

トレーニングの目的：負荷なく腕を遊ばせる―正しい位置での安定性と可動性

肩のインピンジメントでは、骨頭と肩峰の間で棘上筋の腱や滑液包が挟み込まれる（肩峰下滑液包炎）。棘上筋が緊張すると、腱は骨頭を下方へ押して軸にすえ、あとに続く外転のスペースを作る。もし棘上筋がまともに機能しなければ、下方への回転軸が安定せず、三角筋が骨頭を引き上げ、上方の肩峰に押しあてる。骨と骨がぶつかる間に、腱が挟まれる。これは痛い。棘上筋腱は、肩関節でもっとも酷使される腱である。最初は痛みをともなう腱炎が起こり、それから石灰化し、縦に裂け、最終的には腱が断裂する。

メディカルアドバイス

肩関節が軸をとらえると、痛みと腱損傷から守られる！

インピンジメント（上腕骨頭と肩峰の間で腱が挟まれ、痛みが生じる状態）を予防するには、肩関節のセンタリングが欠かせない。この部分には2つの腱が走行している。上腕二頭筋の長頭腱と棘上筋腱である。そのため、骨頭と肩峰の間にスペースがなくてはならない。肩甲骨が外らせんへ向かい、上腕骨頭が中心に来ていれば、関節にスペースとバランスが生まれる。関節のバランスをとり戻すには以下に注意する。

- 縦軸張力をきかせて脊柱を直立する。胸郭には可動性がある。

- 肩を広げる。肩甲骨を後外側の外らせんへ向かわせる。
- 肩関節で上腕骨頭を沈め、すべらせ、回しながら、軸にすえる。
- 腕を軽く上げ、中心軸が沈むのをよりはっきりと感じとる。クレーンと同様に、長い先端（腕）が上がると、短いほうの終端（骨頭）で重心が下がる。
- 運動と反対運動を意識して感じとる。手を前上方へ動かすと、肩が後下方へ向かう。
- 機能的なセンタリングを行う筋肉が活性化していれば、腕を日常で自由に使え、軸から外れることもない。

手作業をやや内旋位で行うと、肩関節のセンタリングが促される！

日常で手作業するときはたいてい、手は見える位置にあり、身体の中心のいくらか前方に来ている。手が外側へ向かった場合のみ、上腕は外旋する。肩関節のセンタリングを実践するには、日々の作業がうってつけである。意識して関節内で骨頭を後方へすべらせ、肘を軽く開いて内旋させよう。そして、手作業をするときには、後方にも注意を払う。肩を広げ、脊柱の状態を意識し、短縮して凝った外旋筋をゆるめるようにする。

トレーニング：肩を広げ、腕を浮かせ、心を開く

感知トレーニング──肩関節のセンタリング：軽く内旋する

目的： 内旋をともなうすべり運動でセンタリングが促されるのを感じとる。これは外旋位では基本的に難しい。センタリング刺激を受けると腕が「ひとりでに」上がろうとするのを感じとる。

スタート： 直立座位。右手を左の骨頭の前方にあてる。母指を鎖骨のカーブの下方、四指を骨頭のふくらみに持ってくる。

アクション：
- 左手をウエスト部に置いて、トレーニングのために肩関節を前方へ突き出させておく。ふくらみの増減を指で確かめる。骨頭のふくらみを指で後方へ押し戻す。どのくらい戻せるか？　その後、右手を後方の肩甲骨に持っていく。どういう状態になっているか？
- 今度は左腕を肩関節で内旋させる。手掌と前肘部を身体のほうへ向ける。ふくらみが消えるか増えるか、ここでも指で確かめる。内旋位の上腕骨頭を指で後方へ押す。どのくらい動くか？　肩甲骨はどうなっているか？　肩関節のセンタリングが向上することで腕を上げやすくなるのが感じとれるか？

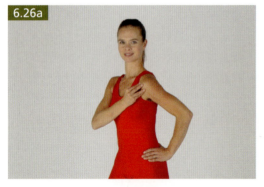 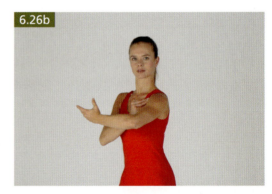

＜感知トレーニング＞　肩関節の回旋。内旋位の関節を軸にすえる。a) 開始肢位：左手をウエスト部に置いて、左の肩関節を前方へ突き出させておく。b) 手を口に運ぶときの動きで上腕を内旋させ、肩関節を軸にすえ、上腕骨頭を後下方へすべらす。

トレーニングの目的：負荷なく腕を遊ばせる―正しい位置での安定性と可動性

可動性トレーニング――バレエの腕：軽やかさの表れ

目的：肩関節をすべらせながら回すトレーニングをする。前方の刺激センターを活性化し、短縮した後方の筋肉をゆるめる。

スタート：直立位。右腕をだらりと垂らし、左手を右の上腕骨頭にあてる。

アクション：

- 右肩を前上方へ引き、骨頭を突き出させる。そのまま腕を上げる。最初は前方、次に横へ。どのくらい動くか？ 肩甲骨が「いっしょに動いて」、腕の挙上を「助けよう」とするのを感じるか？
- 次に、左手の指を右の骨頭の刺激センターに押しあてる。母指を鎖骨の外端に、四指を骨頭のふくらみに置く。三角筋前部を母指のほうへ引き寄せながら、骨頭のふくらみを後下方へ押す。右の上腕が軽く開いて内旋すれば、正しくできている。腕を動かす準備が整う。
- 腋窩に小さな「エアクッション」があり、刺激センターが活性化した状態で、右腕を上げる。前方の指で上腕を後下方へ沈めながら、回転・すべりの運動を行う。重要：後方をゆるめること！ 肩甲骨の端と上腕の間にスペースができるのを感じとる。
- 右腕を下ろし、またふんわりと浮かすように上げる。何度もくりかえす。手の動作範囲が三次元で拡大する。腕を頭上、横、後方へ動かしながら、機能的なセンタリングを維持する。

応用：

- 比較のために、交通整理のような直線的な動きも行う。
- 両腕を同時に動かす。

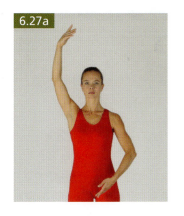

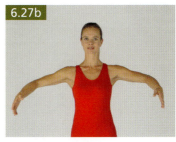

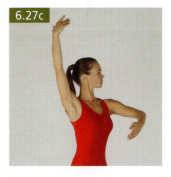

＜可動性トレーニング＞　バレエの腕：軽やかさの表れ。a) 左右の腕を交代し、軸をとらえながら挙上する。b)、c) 応用。

401

安定性トレーニング──
腕を頭上へ上げる：腋窩を開き、胸骨を直立させる

目的： 腕を高く上げるために、大胸筋と広背筋の体幹-腕の筋肉を長くして、機能的に安定させる。胸郭と肩甲骨を可動化し、肩を広げて腕を自由に大きく動かす。

スタート： 小さめのランジのポーズで、肋木などのぶら下がり器具の前に立つ。ない場合はドア枠や窓枠を使う。

アクション：

- 右を支持脚にする。右の後方脚は股関節と膝関節を伸ばしておく。左の前方脚は曲がっている。右手で頭上の水平な横木をつかみ、骨盤を直立させる。
- 左手は右の腋窩をつかむ。肩甲骨の端に外側から四指で触れる。母指は後腋窩ヒダの内側にあて、やさしく押し込んで、軟部をマッサージしてゆるめる。これによって肩甲骨と上腕の間がさらに長くなる。
- 胸郭を左へ回す。右側の胸郭が前方に来て、ねじった小さな上体後屈になる。腰部を過前弯にせず、中心を維持する。左手で上部肋骨の回転をアシストする。母指で腋窩ヒダに長さを与え、四指で肩甲骨下方の肋骨を前方へ引いて回す。何度も小さくくりかえす。
- 横木を引いたり、枠に手を下方から押しあてたり、ただ触れさせておいたりする。さまざまに変えながら、何度も小さくくりかえす。腕から体幹へ力が移行し、またその逆も行われるのを感じる。

応用： 手をどこにもあてず、フラメンコのように行う。誇らしげに顔を上げ、腕と胸部をつなげておく。ゆるやかな後屈位へ回り、身体をスイングしてまた戻る。左手も空けておき、左腕をいっしょに踊らせてもよい。

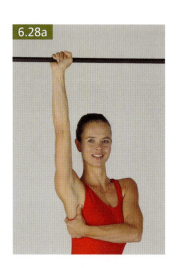
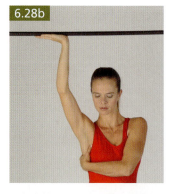
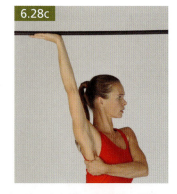

＜安定性トレーニング＞　頭上へ上げた腕の安定性。a) 母指で軟部をマッサージする。b) 肩甲骨下方の肋骨を四指でアシストする。c) 胸骨と肋骨を左へ回し、肩甲骨の安定を保つ。

トレーニングの目的：負荷なく腕を遊ばせる―正しい位置での安定性と可動性

動的トレーニング――ねじった半分の橋：高い橋のポーズの準備

目的：胸郭と肩甲骨を可動化する。このポーズで肩関節を最大外旋させ、肩甲骨を外らせんへ向ける。

スタート：仰臥位。左脚を長く伸ばし、右脚は膝を曲げて立てて置く。右手を頭部の横で床につけ、指を骨盤のほうへ向ける。橋のポーズへ身体を起こそうとするような状態。手掌、または少なくとも指を床につける。

アクション：

- 左手で右肘をつかみ、骨盤や頭部の方向へ下げたり上げたりする。肩甲骨が上下に押され、いっしょに動くのを感じる。次に手で肘を身体の中央へ近づけたり、離して開いたりする。ここでも肩甲骨がいっしょに動くのを感じる。最後に鍋をかきまぜるように肘を回す。
- 左手で右肘を胸部のほうへひねって向け、そのまま頭上へ持っていく。これで上腕が非常に強く外旋し、肩の関節包が張って、肩甲骨が外らせんへ向かう。すべらかに動くようになるまで何度もくりかえす。このトレーニングは、肩で橋を作る大事な準備である。橋のポーズでは、両手を頭上につき、指を骨盤のほうへ向け、手掌を床にあてる。
- これで右手をしっかり床について支えられるようになった。指は骨盤のほうへ向けておき、右肘はできるだけ広げない。ここから右手で身体を横に起こしていく。胸郭を小さく回し、右の胸部を前方回転させる。骨盤もいっしょに回ろうとし、右側がやや床から持ち上がる。身体の左側のほうが下になっている。最初は回転を少しだけにして、徐々に増やしていく。回転するたびに一度、ねじりのない仰臥位に戻る。
- 最後にやさしく力を入れて回転し、身体の左側を下にする。右の手足は床についたままにすること！　腰部を過前彎にせず、肋骨弓を突き出さない。
- 反対側も行い、左右交互に何度もくりかえす。
- 上級者はこのあとで高い橋のポーズに挑戦してもよい。

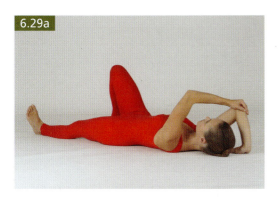 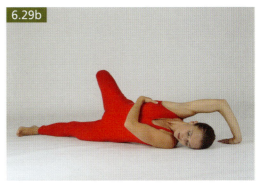

<動的トレーニング>　ねじった半分の橋。高い橋のポーズの準備。a) 橋のポーズに向けて胸郭と肩を可動化する。b) 体幹を左へ回す。空いているほうの左手で肋骨弓を矯正し、過前彎にならないようにする。

6 後屈：重力とのゲーム

日常トレーニング——
Tシャツを脱ぐ：複雑に腕を動かしながら体幹を安定させる

目的：日常で複雑に腕を動かしながら、脊柱の姿勢をコントロールする。

スタート：直立位。

アクション：Tシャツを脱ごうとする。シャツは軽いので、力は必要ない。腋窩に空気のスペースを作って肘を広げ、Tシャツの下方をつかむ。少しずつ脱ぎながら、脊柱に注意する。胸郭が後置したり、腰部が過前彎になったりしてはいけない。肩に注意する。前上方へ突き出さず、項部は力まずに長さを保つ。3つめに、肩関節に注意する。軸をとらえながら後・下・外へ回ってすべる。

応用：手を大きく伸ばして、物をとったりしまったりする。手の届く範囲は、肩を突き出すことで広げない。それよりも胸郭をいっしょに動かす。回したり伸ばしたりして、胸郭を広げる。

404

アーサナ＆ヨーガの流れ

後屈のセットトレーニング：静的‐動的、まっすぐ‐ねじって

ヨーガの流れ：高いコブラのポーズ（ブジャンガーサナ）から、上を向く犬のポーズ（ウールドヴァ・ムカ・シュヴァーナーサナ）

目的：腰部を長くして腰椎を安定させる。殿部、腹部、骨盤底が力を発揮する。項部を長くして頸椎を安定させる。胸椎を後屈位にたわませる。支持する肩を広げる。

スタート：伏臥位。前頭を床につける。腕の位置は変更可能。

アクション：

- 意識的に骨盤をやや丸める。腰椎が長くなるのを感じる。
- 下方の長さと力を保ちながら、項部を長くしたまま前頭を床から持ち上げる。頭部を後上方へ引く。
- 頭部を引くことで、胸骨と上部肋骨も持ち上がる。背筋の中央が緊張して、胸椎の伸展が強まる。肩甲骨を後方に押しつけない。
- 臍と肋骨弓は床に落ち着かせておき、上部胸郭を後屈する。手にはまだ荷重をかけない。何呼吸かステイする。
- 息を吐きながら意識的に腹部に張力をきかせ、手あるいは前腕を床に押しつけて、やや前方へ引く。
- 腹部の張力を利用し、息を吸いながら上体をさらに上げ、恥骨だけを床に残す。腰部に不快感や痛みが生じた場合は、そこで縦軸張力が維持できていないことを表している。

- 何呼吸かステイする。頭部を丸めて引き、項部を長く反らせる。
- ゆっくりと床に戻る。胸郭を肋骨1対ずつ下ろしていき、できるだけ前方で床につける。これでいっそう長さが加わる。

上を向く犬のポーズ（ウールドヴァ・ムカ・シュヴァーナーサナ）に続く：

- 伏臥位で両手を肩の下方に置く。恥骨と胸骨をいくらか引き寄せて、腹部を緊張させる。足趾を床に強く押しあてる。
- 息を吸いながら、張力による安定を感じる。息を吐きながら身体を高く上げ、手と足だけを床に残して支える。
- 骨盤を床のほうへ沈め、腹部、骨盤底、殿部の張力で安定させる。胸郭を上腕の間で後屈位にたわませる。足趾は床を押し続ける（チャトゥランガ・ダンダーサナ）。
- 腹筋・頸筋連結の伸張性張力を利用して顎を持ち上げ、項部を反らせる。頭部はやや丸め込んだまま。何呼吸かステイする。
- 最初に顎を下げ、腕を曲げて伏臥位に戻る。胸骨と上部肋骨を長くして床に置く。

6　後屈：重力とのゲーム

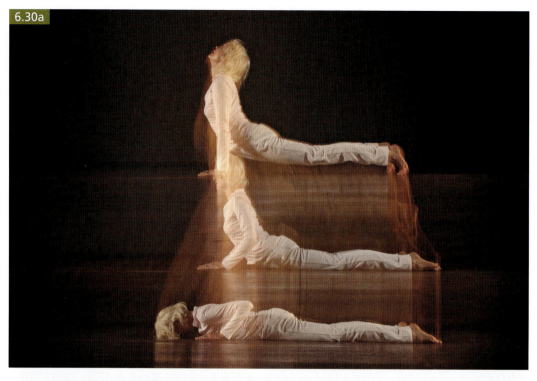

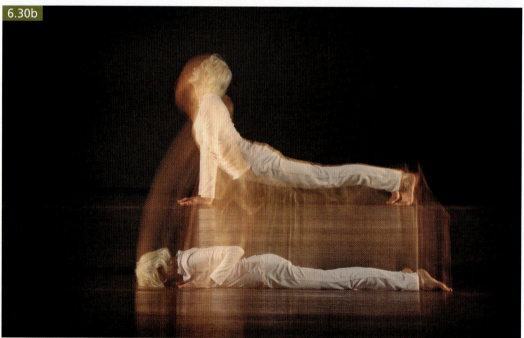

ヨーガの流れ：a) 高いコブラのポーズ（ブジャンガーサナ）から、上を向く犬のポーズ（ウールドヴァ・ムカ・シュヴァーナーサナ）へ。b) 板のポーズ（チャトゥランガ・ダンダーサナ）から、上を向く犬のポーズへ。膝は床につけておいてもよい。

コブラのポーズの応用：

● ねじったコブラのポーズ。右へ回転する場合、右耳を長く高く引いて肩から遠ざける。左の胸部は床に近づく。

● 腕の姿勢を変える。手を肩の下方に置いて、上腕を外旋させる。典型的な支持腕の姿勢。あるいは、手を頭部の前方に置き、腕を曲げて菱形にする。上体をしっかり上げて、腕を伸展する。もしくは、腕を支持に使わず、空中で水平に横へ広げて、広い肩を作る。あるいは、腕を後方へ伸ばして、指を足のほうへ引く。できるだけ肩甲骨を後方に押しつけない。または、片腕を前方で頭上へ上げながら、反対側の脚を長く引いて持ち上げる。

● 呼吸で遊ぶ。息を吸いながら身体を高く上げ、吐きながら下げる。もしくは、その逆を行う。

● 雄のコブラのポーズ：手を肩の下方に置き、息を吸いながら身体を高く上げる。雌のコブラのポーズ：手を頭部の前方に置き、腕を菱形にする。深く息を吸い込んでから、次にシーという音とともに息を抑えて吐きつつ身体を高く上げる。

6　後屈：重力とのゲーム

ヨーガの流れ──半分の弓のポーズと、弓のポーズ（アルダ・ダヌラーサナとダヌラーサナ）

目的：大腿と骨盤を反対運動させて、鼠径部をしっかり開く。腕を引いて胸部を大きく開く。できるだけ肩の広がりを保ち、なるべく後方に押しつけない。

スタート：伏臥位。腕を体幹の横に置く。

アクション：

- 骨盤の力を作り、腰部を長く安定させる。
- コブラのポーズ（p.405）のように上体を床から持ち上げる。
- 膝を曲げる。腕を最初は横へ広げて、そこから大きく弧を描いて後方へ持っていく。
- 手で足首か脛骨をつかんで、腕を外旋させる。
- 骨盤をさらに丸め込みながら、大腿を床から引き上げる。大腿と骨盤の反対運動によって股関節が強く伸展する。
- 脚を引くことで、上体がより上がって開く。項部は長いまま。
- 肩甲骨をあまり後方に押しつけない。肩甲骨の間にはできるかぎり多くのスペースを残し、代わりに上部肋骨を上方へ回すようにする。上腕骨頭をできるだけ軸にすえておく。

アシスト：

自分で行う場合：下腿にヨーガベルトを巻きつけて、手でぴんと張り、身体を引いて後屈する。

他者によるアシスト：パートナーが片手を前方の胸部に、もう一方の手を後方の肩甲骨の間にあてる。前方では挙上を、後方では胸椎の伸展をアシストする。

応用：

- 腕を外旋ではなく内旋させる。足首を持つ手の向きを逆にする。
- ねじった弓のポーズ：片側の下腿のみを上げ、同側または反対側の手でつかむ。
- 木馬：弓のポーズで前後に揺れる。

アーサナ&ヨーガの流れ

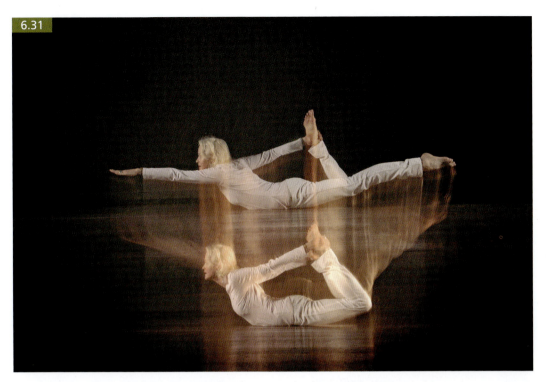

6.31

ヨーガの流れ：半分の弓のポーズと、弓のポーズ──アルダ・ダヌラーサナとダヌラーサナ。

ヨーガの流れ──ダンサーのポーズ：
立位における半分の弓のポーズ(ナタラージャーサナ)

目的：前ページのトレーニングと同じ。アドバイス：片足立ちで、地面を「押しやる」ように意識して立つ。上げた脚の股関節を下げない！

スタート：直立位。

補助具：セラバンド。

アクション：

● セラバンドを両手で持ち、片脚を曲げて後方へ持ち上げ、輪になったバンドの中央に足背をかける。

● 支持脚の上方で骨盤を中心軸にすえ、直立させる。

● 腕を高く頭上へ上げ、セラバンドをぴんと張る。

● 曲げた遊脚を後方でさらに高く上げる。その際、骨盤を脊柱過前彎のほうへ傾けないことが大事である。遊脚の寛骨を前方でいっそう引き上げながら、股関節を最大伸展させる。

● バンドを張ったまま腕を頭部の後方へ引く。肩の伸展が強まる。胸部がより開く。空気を胸部に吸い込む。

● バンドの張力を利用して、遊脚をもう少し上げる。脊柱が折れ曲がることなく過伸展した後屈になる。

応用：

● セラバンドを使わないダンサーのポーズ：遊脚の足を同側の手でつかむ。腕が背部に回るので、上腕骨頭ができるだけ軸をとらえるよう、とくに注意する。上腕が内旋しているときと外旋しているときでは、どちらがポーズをとりやすいか試してみる（足を内側からつかむ、または外側からつかむ）。

● 曲げた脚をもっと後方へ引いて、高く上げる。腰部が過前彎に折れ曲がらずに股関節を伸展できているかに大きな注意を払う。腕が張力となって働くことで胸部がさらにたわんで、上体の後屈が強まる。空いているほうの腕を高く伸ばすと、肋骨がいっそう持ち上げられて胸部が開く。

アーサナ＆ヨーガの流れ

6.32

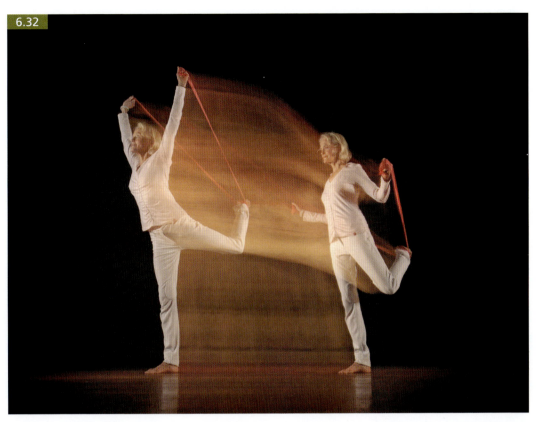

ヨーガの流れ：ダンサーのポーズ──ナタラージャーサナ。立位における半分の弓のポーズ。セラバンドを使ったダンサーのポーズ。

6　後屈：重力とのゲーム

ヨーガの流れ──高い橋のポーズ（ウールドヴァ・ダヌラーサナ）

目的：脊柱を均等な逆Ｃ字曲線にし、胸郭の前方を開く。腹部よりも胸部を天井へ向けて大きくたわめる。鼠径部と肩が極めて大きく開く。

スタート：仰臥位。足を腰幅に開いて、股関節の近くに置く。手を頭部の横に置き、指を足のほうへ向ける。

アクション：

- 骨盤を力強く丸め込み、息を吐きながら手と足を床に押しつけて、上体を持ち上げる。まだ完全には身体を上げず、頭部の中央を床につけておく。1呼吸ステイする。
- また息を吐きながら、腕と脚を同時に伸ばす。
- 両膝はできるかぎり平行にそろえておく。
- 両肘も平行にし、広げない。
- 骨盤を強く丸めたままにする。
- 項部をゆるめて、頭部を垂らす。
- 空中で中央の胸椎過伸展をさらに強め、上部胸郭を胸骨といっしょに天井と頭部のほうへたわませる。
- 何呼吸かステイしてから、ゆっくりと床に戻る。

アシスト：

自分で行う場合：ヨーガバンドを大腿に巻きつけ、骨盤を直立させる殿筋の力をアシストする。両手を段差かヨーガブロックに乗せる。

他者によるアシスト：

- パートナーが両肘を引き寄せて平行にする。上腕が外旋する。
- パートナーが頭部側に立ち、実施者の上背部に手をあてて、そこから胸部を前方と頭部のほうへたわませる。
- パートナーが2人の場合：1人が実施者の骨盤をまたいで立ち、腸骨稜にヨーガベルトを巻きつけて骨盤を引き上げ、上体から遠ざけて腰部を長くする。もう1人は肩甲骨の下に回したベルトを引き、上体を上げて骨盤から遠ざける。実施者の身体が高く上がり、それぞれの方向へ引かれる。

応用：片脚を上げる。

アーサナ＆ヨーガの流れ

6.33

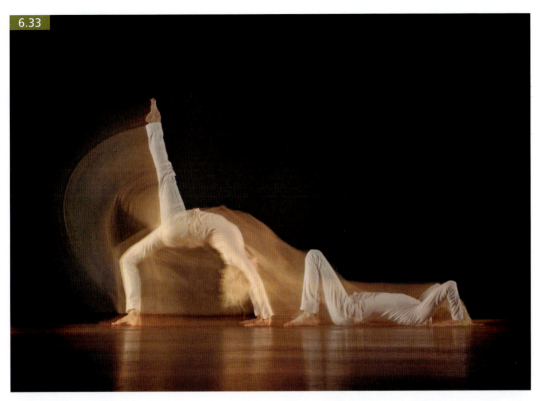

ヨーガの流れ：高い橋のポーズ（ウールドヴァ・ダヌラーサナ）。下背部を長くし、上部胸郭を十分にたわめる。写真は、片脚を上げた応用。

6 後屈：重力とのゲーム

ヨーガの流れ——
犬のポーズから戦士のポーズI（ヴィーラバドラーサナI）

目的：鼠径部を開いたり閉じたりする動きを切り替える。腕で支持したり、腕を解放して自由に遊ばせたりする。肩を広げる。戦士のポーズの最後では、全身で逆曲線を描く。後ろの足から、大きく開いた鼠径部、脊柱全体、高く伸びて頭部の後方へ引き上げられた腕まで。

スタート：下を向く犬のポーズ(p.270)。

アクション：

- 犬のポーズで右脚を上げる。
- この脚を右手の横もしくは両手の間に振り下ろす。
- 骨盤を低く沈め、左の鼠径部を伸展させる。
- 骨盤を低く沈められるほど、胸骨が上方へ回転し、胸椎が伸展できる。指先だけを床につけ、上方をさらに伸展する。軽く後屈した深い英雄のポーズになる。
- 項部を長くする。

- 両手を床から離し、ゆっくりと身体を起こして、戦士のポーズ（ヴィーラバドラーサナI）になる（p.98）。
- 腕を横に上げ、大きく弧を描きながら頭上へ伸ばして、腋窩を完全に開く。肩は広げて深く。
- 左の鼠径部で股関節が強く伸展するのを感じる。後方脚と腰部を長くする。
- 後屈を始める：高く伸びた腕を後上方へ引いていく。腋窩がいっそう開き、誇り高い戦士の胸部がさらに上方へ反る。
- このとき、骨盤を強めに対置する必要がある。恥骨と寛骨を前上方へ引く。
- 手を床に戻し、前方脚を後方へスイングして、下を向く犬のポーズに戻る。
- 脚を交代する。

アシスト：

他者によるアシスト：犬のポーズで上げた脚を、パートナーが鼠径部から長く引く。英雄のポーズでは、上腕を外側、耳のほうへしっかり回す。

414

アーサナ＆ヨーガの流れ

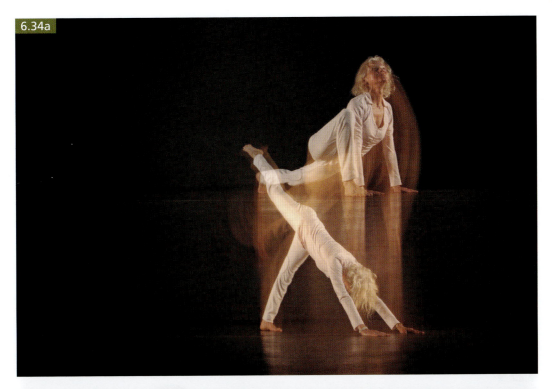

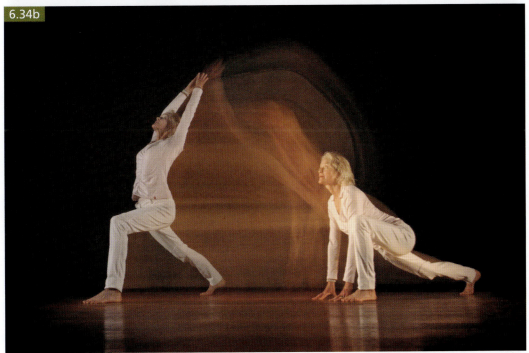

ヨーガの流れ：a) 犬のポーズ（アド・ムカ・シュヴァーナーサナ）から、b) 戦士のポーズⅠ（ヴィーラバドラーサナⅠ）へ。

ヨーガインストラクターへの
アドバイス

コブラのポーズ（ブジャンガーサナ）

　本章の具体例として、ここでは「後屈」に関する重要なアーサナをひとつ取り上げる。どうすれば生徒に正しく教えられ、姿勢を判断できるかを学ぶ。

語源： ブジャンガ「ヘビ」

　ブジャンガーサナは、乳児が最初に身につける能力を想起させる。伏臥位から頭部を難なく上げ、あたりの世界を探索する。大昔からの運動である。このアーサナでは、頭部と骨盤の伸張張力を維持しながら、脊柱を重力に反して最大に後屈させる。正しく行えば、深層と浅層の背筋群が活性化する。胸郭が伸張し、脊柱がしなやかになる。

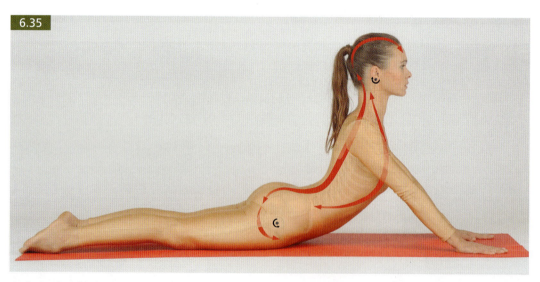

6.35

コブラのポーズ（ブジャンガーサナ）

ヨーガインストラクターへのアドバイス

言葉によるキューイング（バーバルキュー）

- 伏臥位になり、前頭を床につける。
- 手は顔の横で、指球と顎が並ぶ位置。
- 骨盤を軽く丸め込み、恥骨下部をしっかり床に落ち着かせる。
- 左右の踵は離しておき、母趾同士はつける。踵を外側へ沈める。この脚の姿勢で、大殿筋が弛緩する。同時に、股関節を介して腸腰筋がプレストレッチされる。背筋群を単独で活性化することを学び、殿筋がゆるやかなままか、ときおりチェックする。
- 骨盤をしっかり床につけておく。骨盤から腋窩までを大きく伸張して長くする。
- 頭部で何かを前方へ押し出すようなイメージで、項部を伸ばす。
- 横軸を中心に頭部をやや丸めたまま持ち上げる。項部を圧縮させない。
- 胸骨を前方の鼻のほうへ大きく伸張する。
- 鎖骨と上部肋骨を上げる。胸椎を身体の中心のほうへ吸い込むようなイメージ。深背筋の活性化を強める。腕にはまだ荷重をかけない。背部の肩甲骨を広げる。
- 胸郭の側方を伸張して長くする。肋間筋のあたりが開いて、広がりが出る。
- 胸骨をさらに前方へたわめる。
- 恥骨下部はずっと床につけておく。
- ここで腕の力を使って、胸骨を上腕の前方へ引き出す。

- 注意：肘を横に傾けないこと。肘は体幹に近づけ、いくらか床のほうへ向ける。上腕が外旋する。前鋸筋の活性化を保持して、肩甲骨を外らせんに向かわせる。
- 項部の長さを保つ。腕をどんどん伸ばしていく。このとき、足のほうへ引かれる脚の抵抗に反しながら、胸椎をいっそう内に吸い込ませて、胸骨を上腕の前方へ持っていく。
- 恥骨はつねにつけておき、殿部はできるだけ弛緩させたままにする。
- 手で床を身体のほうへ引き寄せる。
- 頸部を長くして、頭部を天井のほうへ大きく伸ばす。
- トレーニングの応用：最終肢位でも肘を軽く曲げておく。肘関節の過伸展を防ぐ。
- 注意：下背部と項部を圧縮させない。痛みを感じたときは、後屈をやわらげる。無理はせずに、動かすべきところをトレーニングする。
- 最終肢位では、前上方への張力でポーズがまとめられている。脊柱は縦軸張力のもとバランスよく後屈へたわめられている。
- このポーズを何呼吸かキープする。それから上体を肋骨1対ずつゆっくり下ろしていき、できるだけ前方で床につける。こうすることで、獲得した長さが守られる。
- ポーズを解いて伏臥位に戻る。

417

6 後屈：重力とのゲーム

姿勢を判断する

目的：解剖学・医学の観点を取り入れる。

どこを見るか：
脊柱がバランスよく後屈しているかに注目する。

全体を判断する：姿勢は頭をもたげたコブラのように長く伸びて見えるか？　それとも、張りがなく縮こまっているか？

頭部から骨盤のコーディネーションを横から見て判断する

- 項部と腰椎が長く弧を描いたカーブを作っているか？　頭部と骨盤の極は、後屈位でも横軸を中心に軽く前方へ丸まっているか？　できていればすばらしい！　もしできていない場合は、頸椎や腰椎が折れ曲がって、可動性の低い胸椎の代わりをしていることがわかる。
- 最大後屈しても胸椎に円背が残っているか？　胸骨は床のほうへ沈んでいるか？　姿勢を整えるポイントは、頸椎と腰椎の後屈をゆるめて、胸椎をたわめること。
- もしくは、胸郭が大きく前方へたわみ、上腕のラインより胸骨が出ているのが見えるか？　これは胸椎の可動性が優れていることの目印である。
- 殿部は強く緊張しているか？　初心者の場合、これは見逃す。上級者になれば、殿部の緊張は必要なくなるし、ないほうがよい。脊柱の後屈で働くのは、深層と浅層の背伸筋である。背部からの力が十分でないときに、殿筋もいっしょに働く。
- 体側は長く伸張しているか？　骨盤から胸部のあたりでは、腹帯に似た腹横筋が身体を支え、後屈位の中心を安定させる手助けをしている。

股関節の全体伸展を横から見て判断する

- 腰部は圧縮して見えるか？
- 仙骨の下端のほうが下部腰椎よりも高いか？　骨盤が腹側へ傾いて、臍が恥骨のほうに沈むのは、股関節の伸展が足りないせいである。股関節の屈筋（腸腰筋や大腿直筋など）が最大にしなうことができなければ、腰部はバランスよく後屈しない。後屈すると最初は大殿筋が反応する。腸腰筋の拮抗筋で、力強い股関節伸筋である大殿筋が、股関節の前方を開く。ただし、大殿筋には外旋筋としての機能もあるので、大腿を外側へ回す動きもする。すると、腸腰筋の停止部、つまり大腿骨の後内側が床のほうへ回り、股関節をまたいで腸腰筋があまり伸張しなくなる。そのため、上級者であるほど、大殿筋を緊張させないで股関節を完全に伸張することが重要になるのである。

ヨーガインストラクターへのアドバイス

肩-体幹の安定性を横から見て判断する

● 肩は耳くらいの高さにあるか、それともしっかり耳から離れているか？　腕の間に体幹が沈んで肩が上がっていると、頸部がまったく、もしくはほぼ見えない。

● 肘が過伸展しているか？　肘関節の靭帯に頼った状態である。腕は伸展するが、伸展しすぎてはいけない。肘が過伸展しても、必要な腕の長さが得られなくなる。

肩-体幹の安定性を前から見て判断する

● 鎖骨は肩関節の間で長く弧を描いて水平なラインを作っているか？　それとも、胸骨が床のほうへ沈んで、鎖骨の内側端(胸鎖関節)も引き込んでいるか？　この場合、鎖骨は前から見るとV字形になって、肩が上がっている。支持位の肩甲骨の安定した外らせんが失われている。

● 胸部は広がって開いて見えるか？

● 腹部は張りがなく垂れ下がっているか？　それとも、能動的に持ち上がって見えるか？　後者であれば、腹直筋が伸張しながら働き、バランスのよい後屈位でブレーキの役割をして内臓を支えている。

419

参考文献

Ayres AJ. **Bausteine der kindlichen Entwicklung**. 2. Aufl. Heidelberg: Springer Verlag; 1992

Dethlefsen T. **Seminar „Esoterische Psychologie"**

Du¨rckheim K. **Hara**. 9. Aufl. Mu¨nchen: Otto Wilhelm Barth Verlag: 1981

Edda - Götterlieder, Heldenlieder. Berlin: Askanischer Verlag; 1943

Feldenkrais M. **Der Weg zum reifen Selbst**. 2. Aufl. Paderborn: junfermann-Verlag; 1999

Feldenkrais M. **Bewußtheit durch Bewegung**. Frankfurt: Suhrkamp; 1978

Fritsche H. **Der große Holunderbaum**. Göttingen: Burgdorf Verlag: 1982

Kant 1. **Kritik der reinen Vernunft**. Hamburg: Felix Meiner Verlag; 1956

Kapandji IA. **Funktionelle Anatomie der Gelenke**. Stuttgart: Ferdinand Enke Verlag; 1985

Marcuse H. **Der eindimensionale Mensch**. Berlin: Luchterhand Verlag: 1967

Nietzsche F. **Also sprach Zarathustra**. 2. Aufl. Berlin: Walter de Gruyter Verlag; 1971

Rolf IP. **Rolfing**. Mu¨nchen: Heinrich Hugendubel Verlag; 1989

Schmitt JL. **Atemheilkunst**. 5. Aufl. Frankfurt: Humata Verlag; 1969

Steiner R. **Allgemeine Menschenkunde**. 2. Aufl. Dornach: Rudolf Steiner Verlag; 1990

索引

C字曲線　345

あ

アド・ムカ・シュヴァーナーサナ　240,
　271, 285-287, 298-301
アド・ムカ・ヴリクシャーサナ　294,
　295
アルダ・サーランバ・サルヴァーンガー
　サナ　347
アルダ・ダヌラーサナ　373, 408,
　409
アルダ・ハーラーサナ　347
アルダ・マツィエンドラーサナ　211,
　212, 226, 227, 234-237
アンジャネーヤーサナ　360, 390
椅子のポーズ　67
板のポーズ　275, 288, 289, 405,
　406
上を向く犬のポーズ　283, 290,
　291, 405, 406
牛の顔のポーズ　243, 326
ウシュトラーサナ　376, 377
ウッティタ・パールシュヴァコナーサナ
　158, 159
ウトゥカターサナ　67
ウパヴィシュタ・コナーサナ　322,
　323
ウールドヴァ・ダヌラーサナ　412,
　413
ウールドヴァ・ムカ・シュヴァーナーサナ
　283, 290, 291, 405, 406
エルボースタンド　296, 297

か

開脚座位　322, 323
開脚立位　283, 336
回転伸張位　228, 229
カポターサナ　385
カルナピーダーサナ　347
木のポーズ　92, 112-126, 152,
　153, 162-165
子どものポーズ　338
コブラのポーズ　364, 405-407,
　416
ゴムカーサナ　243, 326

さ

サイドプランク　292, 293

座位の前屈　343, 351
座位のねじりのポーズ　211, 212,
　226, 227, 234-237
サマスティティ　87-90
下を向く犬のポーズ　240, 271,
　285-287, 298-301
ジャーヌ・シールシャーサナ　343,
　351
シャラバーサナ　361, 373
鋤のポーズ　347
スプタ・コナーサナ　353
戦士のポーズI　414, 415

た

高い橋のポーズ　412, 413
ターダーサナ　13, 59, 78, 87-90,
　162
ダヌラーサナ　408, 409
ダンダーサナ　324, 326, 355
チャトゥランガ・ダンダーサナ　275,
　278, 288, 289, 405, 406
長座位　355
杖のポーズ　324, 326

な

内側広筋感覚　65
ナタラージャーサナ　410, 411
ナーヴァーサナ　352
猫のポーズ　244, 245
ねじった三角のポーズ　232, 233
ねじった半分の弓のポーズ　373,
　408, 409
ねじったピラミッドのポーズ　231
能動的に体側を伸ばすポーズ　158,
　159

は

パシュチモッターナーサナ　304, 307,
　354, 355
バッタのポーズ　361, 373
鳩のポーズ　385
バーラーサナ　338
バラドヴァジャーサナ　230
パリヴリッタ・トリコナーサナ　232,
　233
パリヴリッタ・プラサーリタ・
　パードゥッターナーサナ　231
パリプールナ・ナーヴァーサナ　352

パールシュヴァ・カルナピーダーサナ
　347
パールシュヴァコナーサナ　232, 233
バレエのプリエ　66
半月のポーズ　360, 390
ハンドスタンド　294, 295
ビダラーサナ　244, 245
ピンチャ・マーユーラーサナ　296,
　297
ヴァシシュターサナ　292, 293
ヴィーラバドラーサナI　154, 155,
　414, 415
ヴィーラバドラーサナII　156, 157
フェンシングのポーズ　156, 157
ブジャンガーサナ　364, 405-407,
　416
プラサーリタ・パードゥッターナーサナI
　283
プラサーリタ・パードゥッターナーサナ
　336
プリエ　66
ヴリクシャーサナ　92, 112-126,
　152, 153, 162-165
ペンチのポーズ　304, 307, 354,
　355
ボートのポーズ　352

ま

マカラーサナ　228, 229
マリーチャーサナ　351

や

山のポーズ　13, 59, 78, 87-90,
　162
弓のポーズ　408, 409
ヨーガのプッシュアップ　278
横座りのポーズ　230

ら

ラクダのポーズ　376, 377
ランジのポーズ　154, 155
立位における半分の弓のポーズ
　410, 411
ロウソクのポーズ　347

著者

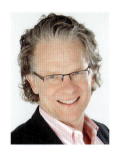

クリスチャン・ラルセン医学博士　スパイラルダイナミックの共同創始者。スイス・チューリッヒにあるスパイラルダイナミック医療センターの所長。

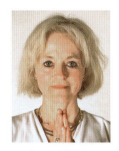

テーダ・ファン・レッセン　ドイツ・ハンブルクで哲学、ドイツ語学、教育学を、米国コロラド州ボルダーで舞踊と運動を学ぶ。1984年より（育児休暇をはさみながら）ヨーガのレッスンやフィットネス分野の業務に従事。現在はピラティス、ヨーガ、腰痛フィットネスを教え、スパイラルダイナミックやオステオパシーを用いた自然療法師として活動。スパイラルダイナミックの経験者に指導を行う。

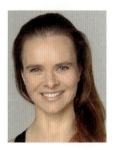

エヴァ・ハーガー＝フォルステンレヒナー　法学を学ぶ。スパイラルダイナミックの専門家で講師、元ダンサーであり、スパイラルダイナミック・メディカルヨーガの講師となった最初のヨーガインストラクター。オーストリア・ザルツブルクにあるヨーガのためのスパイラルダイナミック・センターを夫と共に運営する。

著者：

クリスチャン・ラルセン
（Christian Larsen）

テーダ・ファン・レッセン
（Theda van Lessen）

エヴァ・ハーガー＝フォルステンレヒナー
（Eva Hager-Forstenlechner）

監修者：

木村 慧心（きむら・けいしん）

1947年群馬県前橋市生まれ。1969年東京教育大学理学部卒業。スワミ・ヨーゲシヴァラナンダ大師より聖名（ギヤーナ・ヨーギ）を拝受して得度し、ラージャ・ヨーガ・アチャルヤ（阿闍梨）となり、ラージャ・ヨーガ指導を開始。現在、ヨーガや内観法をもとにヨーガ療法士養成講座等の研修会、講演活動等に従事。鳥取県米子市在住。著書に『実践ヨーガ療法』、『ヨーガ療法とストレス・マネージメント』（いずれもガイアブックス）など多数。
○一般社団法人日本ヨーガ療法学会理事長
○一般社団法人日本アーユルヴェーダ学会理事
○日本ヨーガ・ニケタン代表
○日本ヴィヴェーカナンダ・ヨーガ・ケンドラ代表
○一般社団法人日本統合医療学会業務執行理事
○米子内観研修所所長　等役職多数。

翻訳者：

長谷川 早苗（はせがわ・さなえ）

独日翻訳者。国内外のドイツ語学校で10年ほど学ぶ。翻訳のほか、通訳やドイツ語教師としても活動。訳書に『筋筋膜トリガーポイントポケットアトラス』（ガイアブックス）など。

Medical Yoga professional
人体らせん原理とハタヨーガの融合
メディカルヨーガ
現代人の抱える心身の不調に真に応えるヨーガの叡智

発　　　行　　2017 年 3 月 10 日
発 行 者　　吉田　初音
発 行 所　　**株式会社 ガイアブックス**
　　　　　　〒107-0052 東京都港区赤坂 1-1-16　細川ビル
　　　　　　TEL.03 (3585) 2214　FAX.03 (3585) 1090
　　　　　　http://www.gaiajapan.co.jp

Copyright for the japanese edition GAIABOOKS INC. JAPAN2017
ISBN978-4-88282-982-9 C3047

落丁本・乱丁本はお取り替えいたします。
本書を許可なく複製することは、かたくお断わりします。
Printed in China